get it 轻知

小病食疗一本通

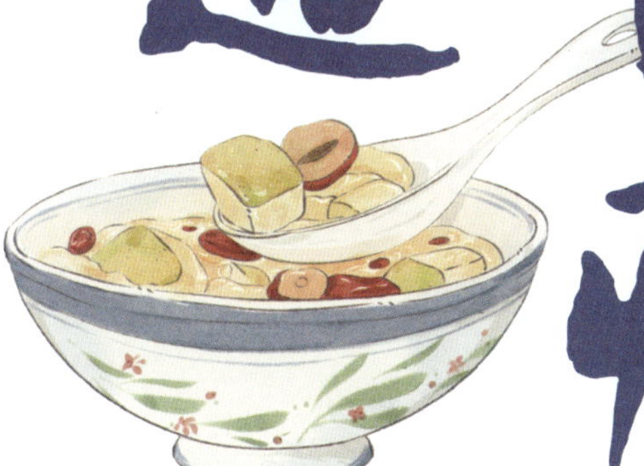

杨力 编著

中国轻工业出版社

图书在版编目（CIP）数据

小病食疗一本通 / 杨力编著 . -- 北京：中国轻工业出版社，2025.9. -- ISBN 978-7-5184-5608-6

Ⅰ. R247.1；TS972.161

中国国家版本馆 CIP 数据核字第 20256MH918 号

责任编辑：程　莹　　责任终审：高惠京　　设计制作：悦然生活

策划编辑：付　佳　程　莹　　责任校对：朱燕春　　责任监印：张京华

出版发行：中国轻工业出版社（北京鲁谷东街 5 号，邮编：100040）

印　　刷：北京博海升彩色印刷有限公司

经　　销：各地新华书店

版　　次：2025 年 9 月第 1 版第 1 次印刷

开　　本：710 × 1000　1/16　印张：12

字　　数：200 千字

书　　号：ISBN 978-7-5184-5608-6　定价：58.00 元

邮购电话：010-85119873

发行电话：010-85119832　010-85119912

网　　址：http://www.chlip.com.cn

Email：club@chlip.com.cn

242080S2X101ZBW

前言

小病「小治」的妙法

小病，就是指身体出现的一些小毛病，比如吃饭不香、睡眠不安、浑身无力、大便秘结、腰酸背痛……其实，小病“小治”即可，不必“大动干戈”！

“小治”最有效的办法就是食疗。食疗是中医养生的常见方法。自古以来，中国人就喜欢用食疗调养身体，“药食同源”这种独特的健康观念一直影响着中国人。男女老少的多种小病皆可通过食疗调理。

这本《小病食疗一本通》指导读者通过食疗对身体出现的各种小病进行有效调理，从而达到身体健康又舒适的目的。让我们的厨房成为健康的“调理房”，让我们成为自己健康的调理师。

我们一定要管好我们的厨房，管好我们的嘴，这样才能管好我们的健康。

最后，祝我们都健康长寿！

2025.3.5.北京

厨房里的食疗调理师

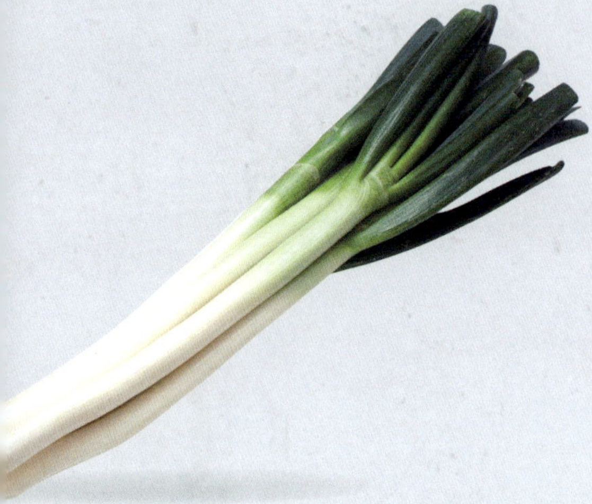

大葱 感冒前后少不了

性味归经　性温味辛，归肺、胃经
功效　发表，通阳，解毒
超灵验食疗方
葱白粥·解表散热首选
葱白萝卜水·调理久咳不愈

大蒜 大蒜是个宝，常吃身体好

性味归经　性温味辛，归脾、胃、肺经
功效　温中行滞，解毒，杀虫
超灵验食疗方
葱姜蒜汤·散风寒效果佳
蒜汁·降脂解腻

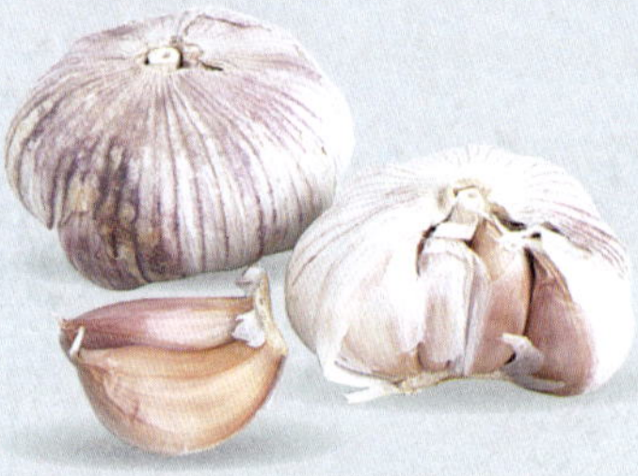

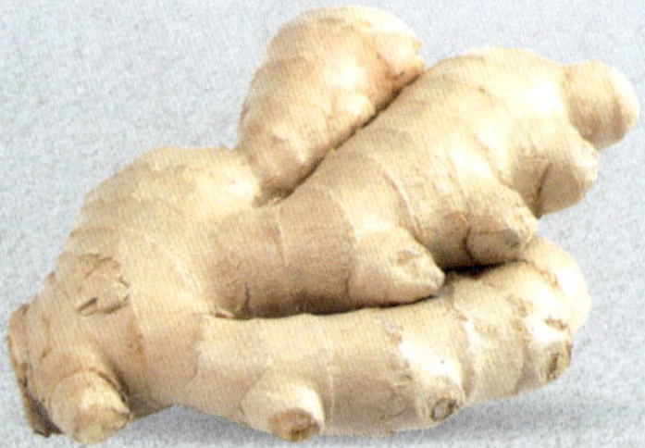

生姜 冬吃萝卜夏吃姜，不用医生开药方

性味归经　性微温味辛，归肺、脾、胃经
功效　解表散寒，降逆止呕，化痰止咳
超灵验食疗方
姜汁·防中暑、止呕吐
驱寒姜枣粥·解表散寒，温中暖血

薄荷 解头痛、利咽肿、止肤痒

性味归经　性凉味辛，归肺、肝经

功效　疏散风热，清利头目，利咽透疹，舒肝行气

超灵验食疗方

薄荷洋甘菊茶 · 清热去火

荸荠薄荷饮 · 清利头目，缓解晕车症状

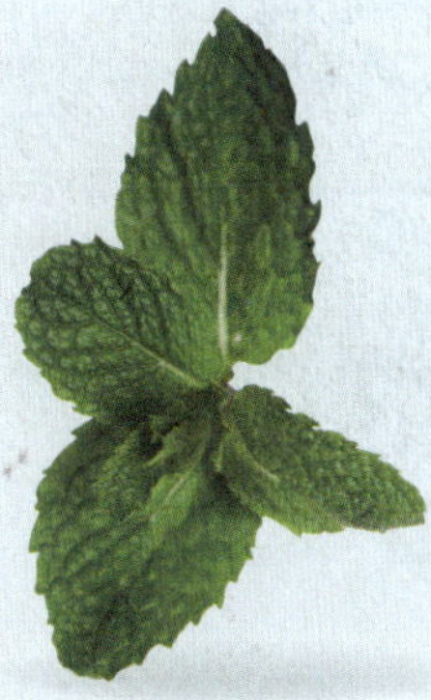

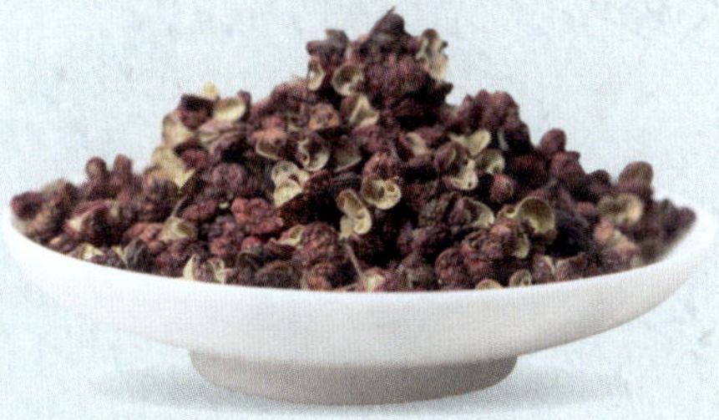

花椒 补肾壮阳调经痛

性味归经　性温味辛，归脾、胃、肾经

功效　温中止痛，除湿止泻，杀虫止痒

超灵验食疗方

花椒梨 · 缓解感冒后咳嗽声重

干姜花椒粥 · 祛湿散寒，温中止痛

白胡椒 胃寒胃痛不要怕

性味归经　性热味辛，归胃、大肠经

功效　温中散寒，下气止痛，开胃，解毒

超灵验食疗方

白胡椒羊肉汤 · 温中助阳，散寒止痛

白胡椒鸡蛋茶 · 调理受寒引起的虚火牙痛

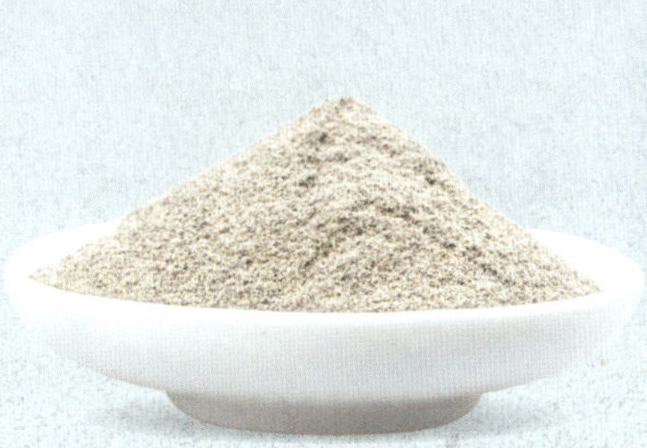

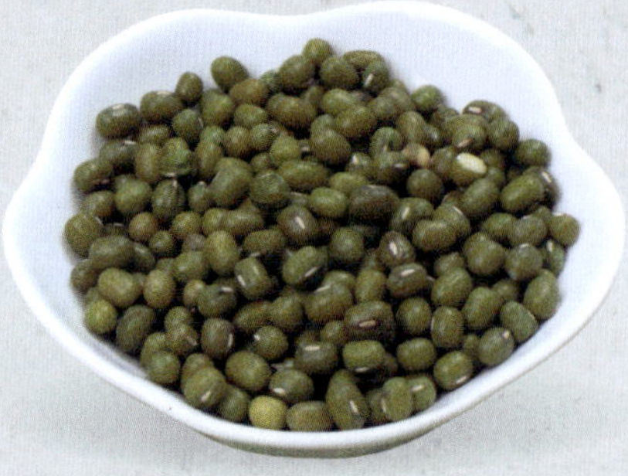

绿豆 夏天一碗绿豆汤，解毒去暑赛仙方

性味归经　性凉味甘，归心、胃经

功效　清热，消暑，利水，解毒

超灵验食疗方

苦瓜绿豆冰糖饮 · 清热解暑

海带绿豆汤 · 清热利水

红豆 利脏腑，祛毒又滋补

性味归经　性平味甘、酸，归心、小肠经

功效　利水消肿退黄，清热解毒

超灵验食疗方

鲤鱼红豆汤 · 利水消肿

红豆薏米粥 · 化痰利湿，理气消脂

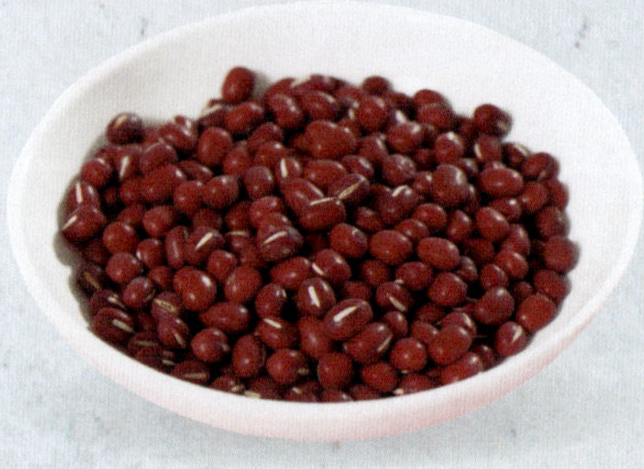

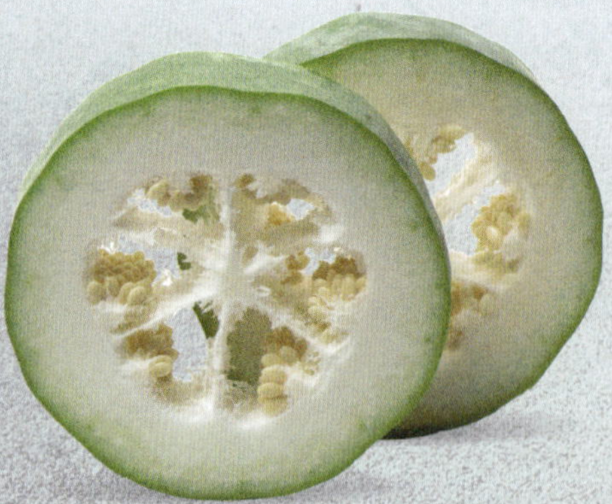

冬瓜 利水消肿不用愁

性味归经　性凉味甘、淡，归肺、大肠、小肠、膀胱经

功效　利尿，清热，化痰，生津，解毒

超灵验食疗方

荷叶冬瓜粥 · 祛湿清热

冬瓜汤 · 护肾利尿，降脂减肥

山药 **气短体虚弱，煮粥加山药**

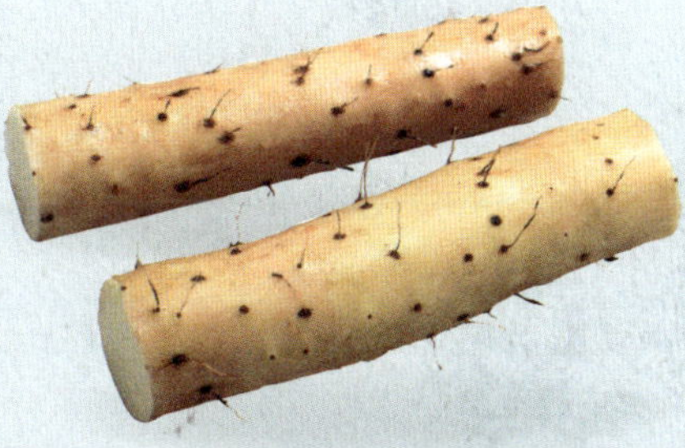

性味归经　性平味甘，归脾、肺、肾经

功效　补脾，养肺，固肾，益精

超灵验食疗方

板栗莲子山药粥 · 调补心脾

莲子山药红枣粥 · 改善脾虚不运导致的肥胖

白萝卜 **萝卜就热茶，郎中改行拿钉耙**

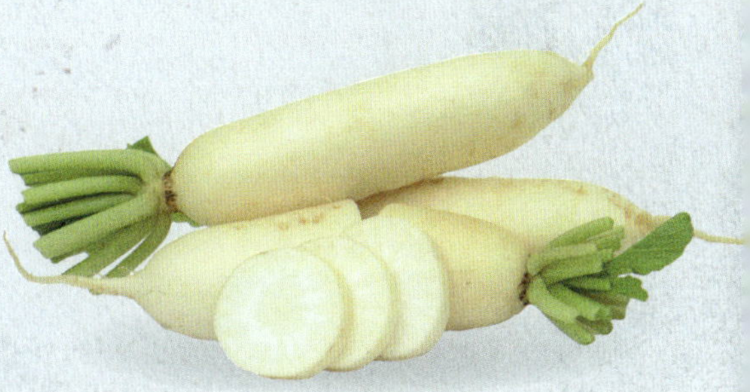

性味归经　性凉味甘、辛，归肺、胃经

功效　消食，下气，化痰，利尿

超灵验食疗方

姜丝白萝卜汤 · 缓解风寒感冒

蜂蜜白萝卜汁 · 理气消食

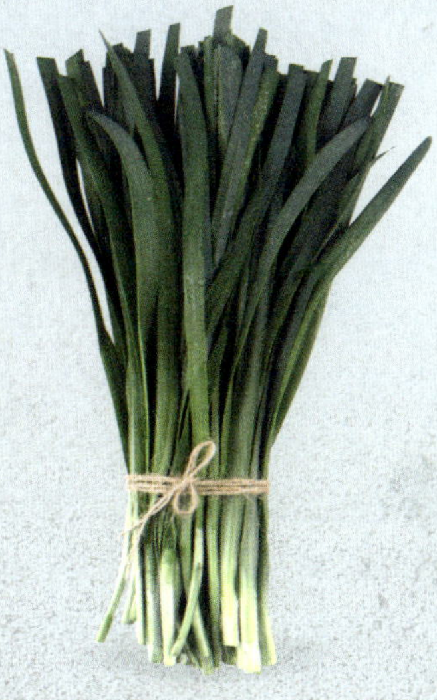

韭菜 **补肾暖膝腰**

性味归经　性温味辛，归肾、胃、肝经

功效　补肾，温中，行气，散瘀

超灵验食疗方

核桃仁炒韭菜 · 补肾壮阳，改善遗精

韭菜籽饼 · 补肾止遗

目
CONTENTS
录

第1章 难缠病痛惹人烦，对症食疗一扫光

第2章 小儿常见病不用慌，食疗方来帮大忙

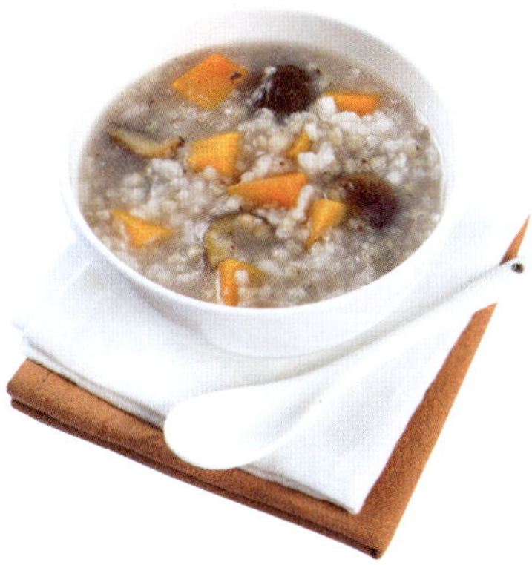

第3章 老人常见病食疗，远离药罐子、安享晚年

第4章 内调食养方，解决女性常见困扰

第5章 男性常见病食疗，精力足、肾不虚、身体棒

第6章 不同体质食疗，吃出饱满精气神

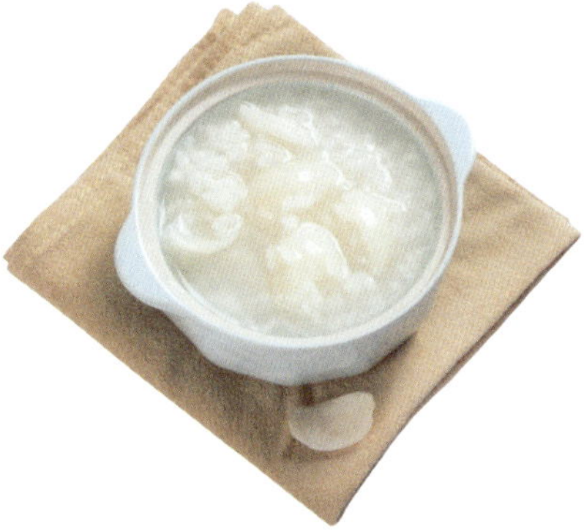

第7章

四季养生食疗，顺应时令除病痛

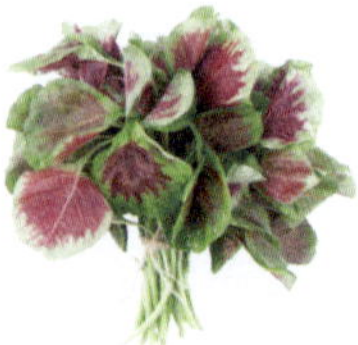
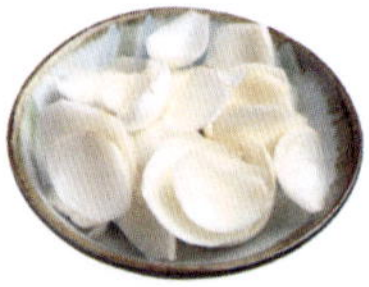
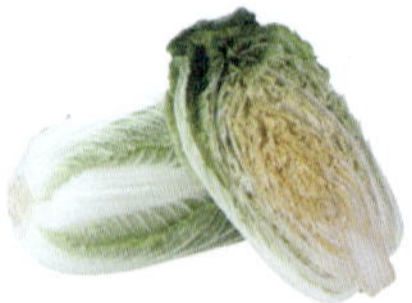
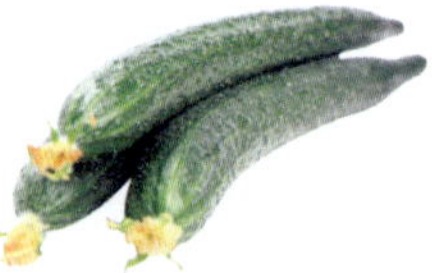

第1章

难缠病痛惹人烦，对症食疗一扫光

身体疲劳

多吃养心补气、健脾益肾的食物

现代人常处于压力之下，连续的紧张工作、熬夜、干重体力活、运动过度等，都可能让身体感到疲劳。感到疲劳时可适当多吃些养心补气、健脾益肾的食物，如黄芪、桂圆、白果、莲子等。

推荐食材

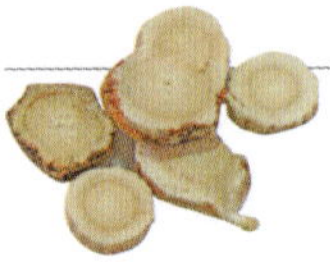

黄芪
补气升阳
益卫固表

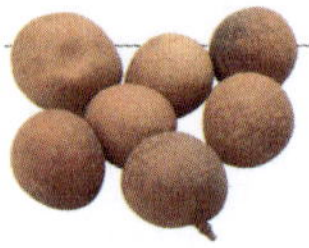

桂圆
补气养血
改善睡眠

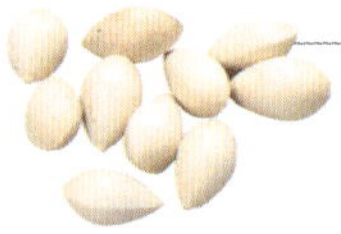

白果
养心安神
缓解疲劳

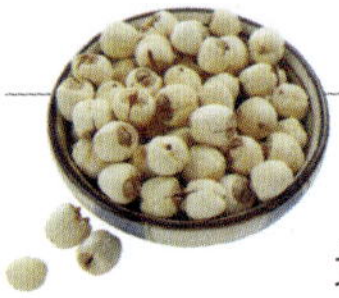

莲子
补益心脾
增强免疫力

小偏方大功效

川芎党参药汁泡脚解乏

取川芎、党参各 40 克，放入清水锅中煮 15 分钟，把药渣过滤掉，然后把药汁倒入泡脚盆中。先熏蒸双脚，待水温下降后泡洗双脚。每晚临睡前熏泡双脚，可缓解身体疲劳。

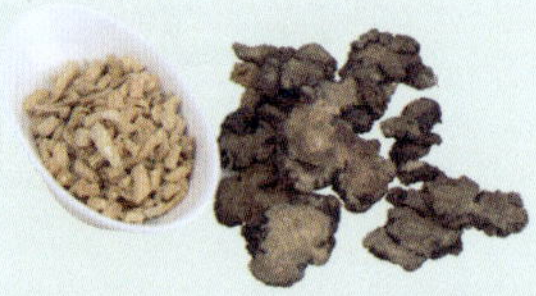

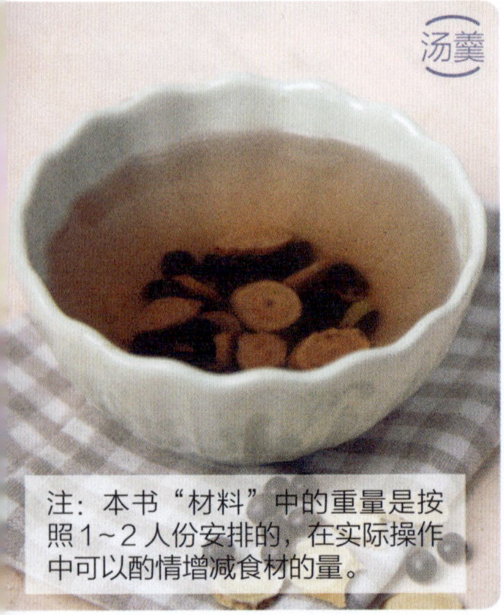

注：本书“材料”中的重量是按照1~2人份安排的，在实际操作中可以酌情增减食材的量。

黄芪黑豆汤

补益肺气，改善肺气虚

材料 黄芪30克，黑豆60克。

调料 盐适量。

做法

1 黄芪洗净，切片；黑豆洗净，浸泡一晚。

2 锅中加适量清水，放入材料煎汤，最后加盐调味即可。

用法 喝汤吃豆，每日2次。

功效 黄芪可补气升阳；黑豆可润肺养阴。二者搭配煮汤可改善肺气不足所致气短懒言、神疲乏力等。

温馨提示 神疲乏力、脾胃虚弱、盗汗、水肿者宜用黄芪；内有积滞、阴虚阳亢、疮疡初起或溃后热毒尚盛者不宜用。

枸杞桂圆茶

消除疲劳，改善心气虚

饮品

材料 桂圆肉干品、枸杞子各10克，红枣10枚，莲子20克。

调料 红糖少许。

做法

1 桂圆肉、红枣、枸杞子、莲子洗净；莲子用水浸泡4小时。

2 上述材料一同放入锅中，倒入适量清水，大火烧沸，转小火煎煮至莲子软烂，最后加红糖调味即可。

用法 代茶频饮。

功效 桂圆、红枣均是补血、补气的佳品。莲子可补脾益肾、养心安神；枸杞子可补肾养肝。这款饮品益精壮阳、可补元气，适合气血不足、体虚乏力者饮用。

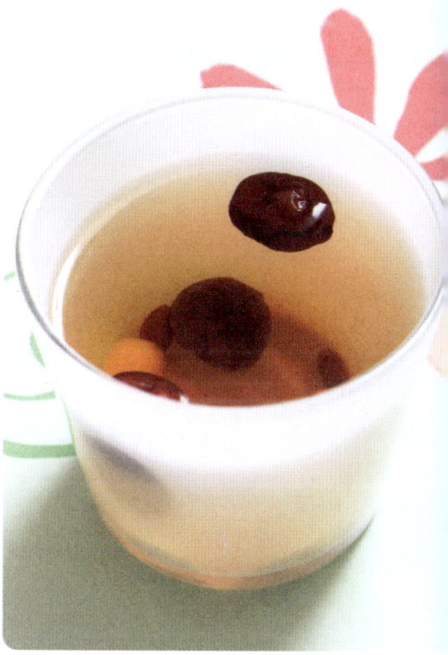

白果莲子陈皮粥

温补脾肾，培元纳气

粥膳

材料 白果5个，莲子15克，陈皮5克，糯米100克。

做法

1 白果去果衣、除心，在沸水里焯5分钟，去除其苦涩味；莲子、陈皮洗净；糯米洗净，浸泡4小时。

2 锅内倒入适量清水烧开，放入白果煮30分钟，放入莲子、陈皮、糯米，煮至莲子软烂即可。

用法 每日1次。

功效 白果可润肺养心，补气滋阴；莲子可养心固肾；陈皮可健脾开胃。三者搭配糯米煮粥食用可补益脾肾，缓解疲劳，很适合工作压力大、生活节奏快的人。

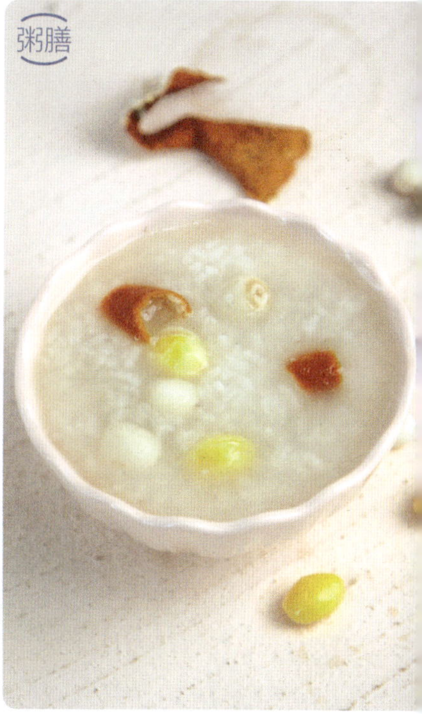

眼睛干涩

多吃养肝护眼、滋阴补脾的食物

现代人的生活离不开电子产品，用眼时间也越来越长。加上用眼习惯不良，人们常常会出现眼睛干涩、视力下降等问题。此时可适当吃些养肝明目、滋阴健脾的食物，如枸杞子、胡萝卜、猪肝等。

推荐食材

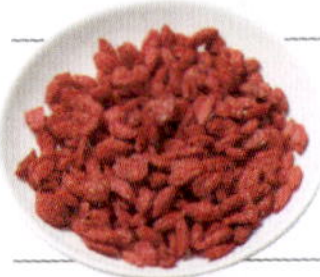

枸杞子
养肝明目
滋阴补肾

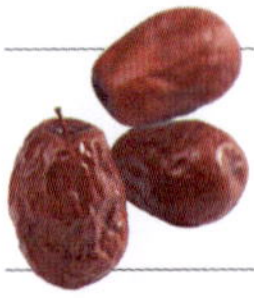

红枣
补气血
缓解眼睛疲劳

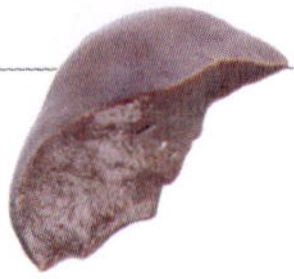

猪肝
养血滋阴
养肝明目

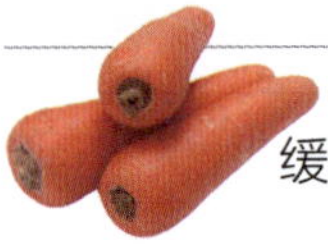

胡萝卜
缓解夜盲症和干眼症

小偏方大功效

按揉睛明穴 缓解眼干眼涩

睛明穴位于目内眦内上方眶内侧壁凹陷中。用两手食指指尖点按睛明穴 36 次，按时吸气，松时呼气，然后轻揉睛明穴 36 次，每次停留 2~3 秒。按揉睛明穴可以改善眼周气血供应，从而缓解眼睛疲劳和干涩。

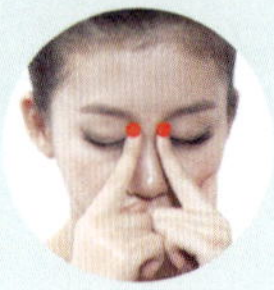

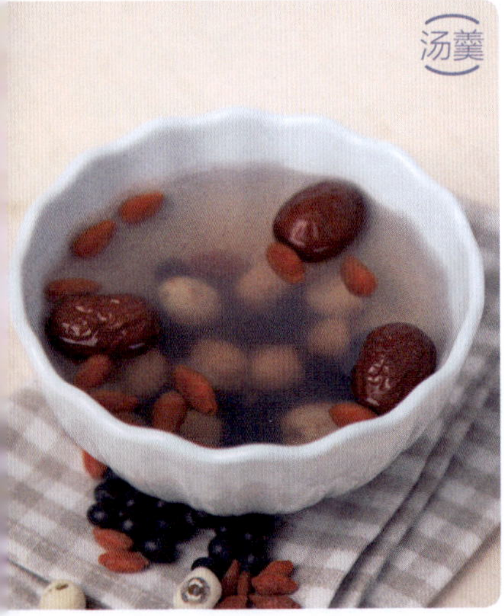

书生养眼汤

下心火，护眼

材料 黑豆 100 克，红枣 4 枚，莲子 10 克，枸杞子 20 克。

做法

1 莲子、黑豆洗净，浸泡 4 小时；红枣、枸杞子分别洗净。

2 将上述食材放入锅中，加入适量清水煮沸，再煮 20 分钟即可。

用法 每周 1~2 次。

功效 黑豆可明目健脾，滋肾益阴；枸杞子补肝肾、明目；莲子养心健脾；红枣补血养血。这款汤补肝养脾，下心火，且味道可口，是护眼食疗的佳品。

陈皮红枣茶

缓解眼睛干涩、疲劳

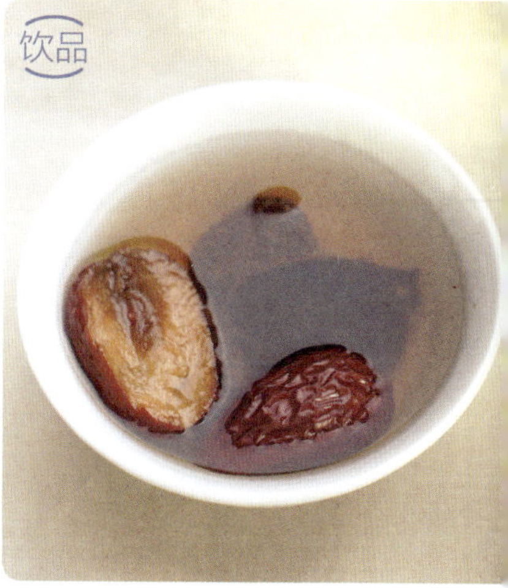

材料 陈皮10克，红枣3枚。

做法

1 红枣洗净，去核，切两半；放入铁锅内，炒至微焦。

2 加入洗净的陈皮，倒入适量水煎15分钟。

用法 趁温热代茶饮。

功效 陈皮可理气调中，燥湿化痰；红枣可健脾益气。这款饮品很适合春天出现眼干眼涩、口干舌燥时饮用。

桑葚猪肝粥

改善肝肾亏虚导致的视力下降

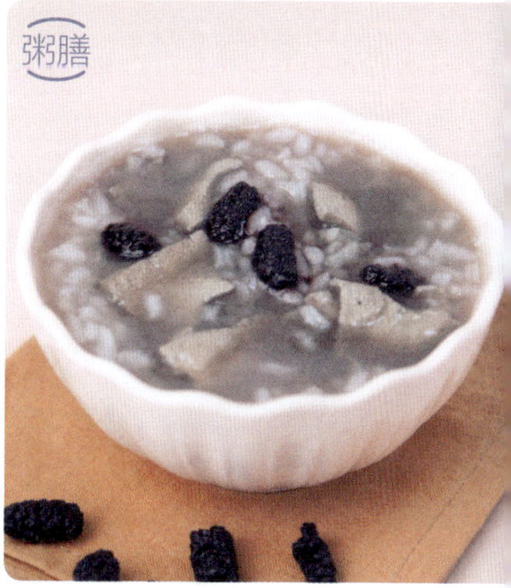

材料 大米、猪肝各100克，桑葚15克。

调料 盐适量。

做法

1 大米淘洗干净；桑葚洗净，去杂质；猪肝洗净，切薄片。

2 锅内倒入适量清水，放入大米烧沸，再加入桑葚和猪肝片，转小火慢慢熬煮至米粒熟烂，加入盐拌匀，再稍焖片刻即可。

用法 每日1小碗。

养肝胡萝卜粥

缓解视疲劳

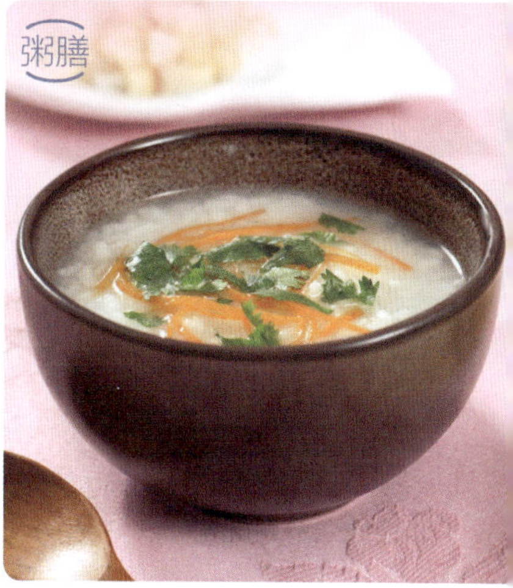

材料 胡萝卜、大米各100克。

调料 姜末5克，盐3克，胡椒粉1克，香菜末10克。

做法

1 大米洗净；胡萝卜洗净，去皮，切丝。

2 锅中加入适量清水煮沸，放入大米烧开，转小火煮20分钟，加入姜末、胡萝卜丝继续熬煮至粥稠，加盐和胡椒粉调味，撒上香菜末即可。

用法 每日1碗。

头痛

多吃平肝养心、镇痛安神的食物

面对焦虑、压力、疲劳等状况时，人们常常会有头晕、头痛的症状。经常头痛的人可适当吃些平肝息风、镇痛安神的食物，如桂圆、天麻、参须、藿香等。若头痛症状持续或加重，应及时就医。

推荐食材

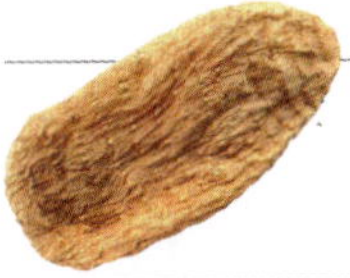

天麻
平肝潜阳
息风止痛

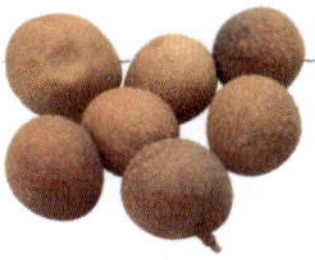

桂圆
补气养血
改善睡眠

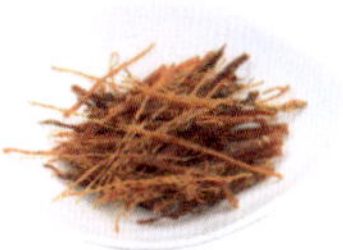

参须
补气生津
安神定悸

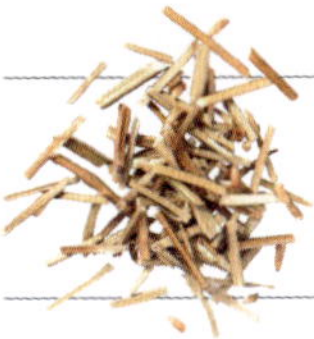

藿香
解暑发表
缓解头痛

小偏方大功效

白萝卜冰片汁滴鼻可缓解头痛

白萝卜含天然芥子油，可帮助缓解偏头痛；冰片可开窍醒神、清热止痛。取白萝卜300克，冰片少许。白萝卜洗净，切块榨汁，将白萝卜汁加热至30~40℃，放入冰片溶化。如左侧头部疼痛，将汁滴入右鼻孔；如右侧头部疼痛，将汁滴入左鼻孔。

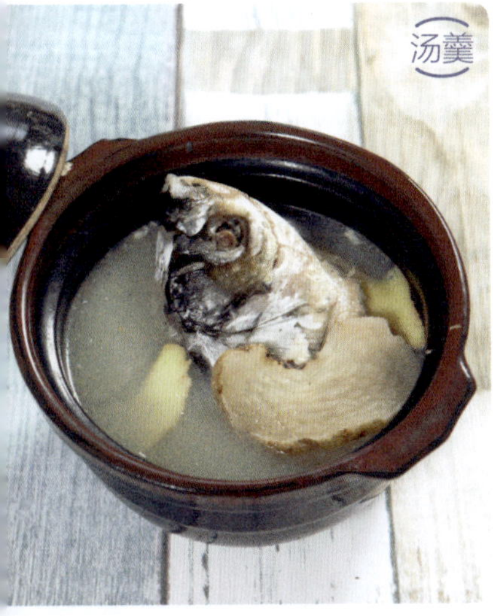

汤羹

天麻鱼头汤

适用于肝阳上亢引起的眩晕头痛

材料 天麻10克，鲢鱼头1个。

调料 料酒5克，盐2克，姜片少许。

做法

1 天麻洗净浮尘；鲢鱼头去鳞除鳃，洗净，沥干水分，从下颌部剖开。

2 锅中倒油烧至五成热，放入鱼头两面煎至微黄。

3 将鱼头盛入汤锅中，加入天麻、姜片、料酒和适量清水，煮至鱼头熟透，加盐调味即可。

用法 每周2次。

温馨提示 阳亢头痛者宜用天麻；津少阴虚者不宜用。

参须红枣鸡骨汤

适用于气血亏虚引起的头痛

材料 鸡骨架 500 克，红枣 5 枚，参须 10 克。

调料 盐、料酒各适量。

做法

1 鸡骨架洗净，剁块，入沸水焯烫，冲去血水备用；红枣浸泡片刻，洗净，去核；参须洗净。

2 将鸡骨架块、参须、红枣、适量清水一起放入锅内，大火烧沸，加入料酒，转小火炖 40 分钟，加入盐即可。

用法 每周 2 次。

功效 参须可益气生津；红枣可补气养血；鸡肉可补虚劳。这款汤可帮助缓解气血亏虚所致头痛、气短、心悸等症状。

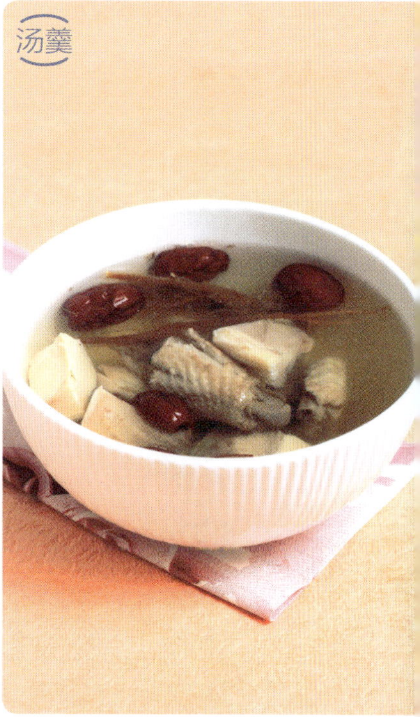

藿香茶

提神醒脑

材料 藿香叶 15 克。

做法 将洗净的藿香叶放入杯中，冲入沸水，盖上盖子闷泡约 8 分钟即可。

用法 代茶饮。

功效 藿香味辛，性微温，可化湿、解暑、发表，帮助提神醒脑，缓解外感暑湿、发热、头痛等症状。

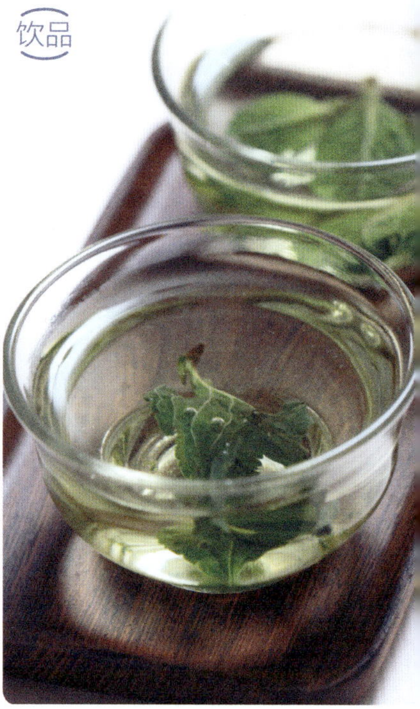

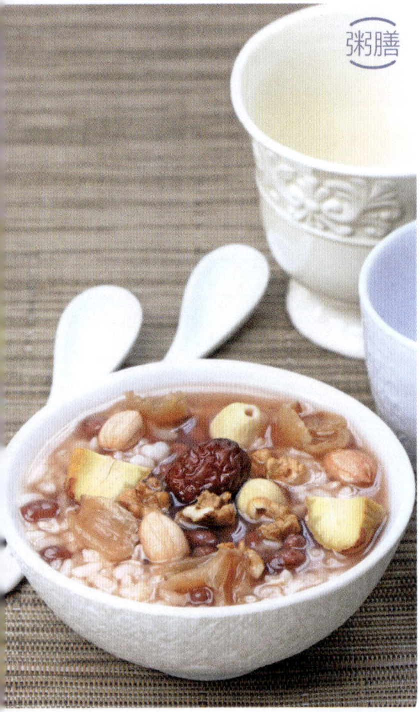

桂圆莲子八宝粥

补血安神，缓解头痛

材料 糯米30克，红枣5枚，薏米、花生仁、核桃碎、板栗块、莲子、红豆各10克，桂圆肉15克。

做法

1 糯米、薏米、红豆、红枣、莲子洗净，浸泡4小时。

2 锅中加适量清水煮开，放入薏米、红豆、莲子，大火煮开后转小火煮30分钟；放入糯米、花生仁、红枣、桂圆肉、板栗块，用勺子搅匀，大火煮开后转小火煮20分钟，加入核桃碎即可。

用法 每日1碗。

功效 桂圆、莲子、红枣、红豆都有安神益心、养血的功效。糯米、薏米、花生仁、板栗可以健脾补虚，核桃仁健脑益智。这款粥不仅美味，而且养心安神。

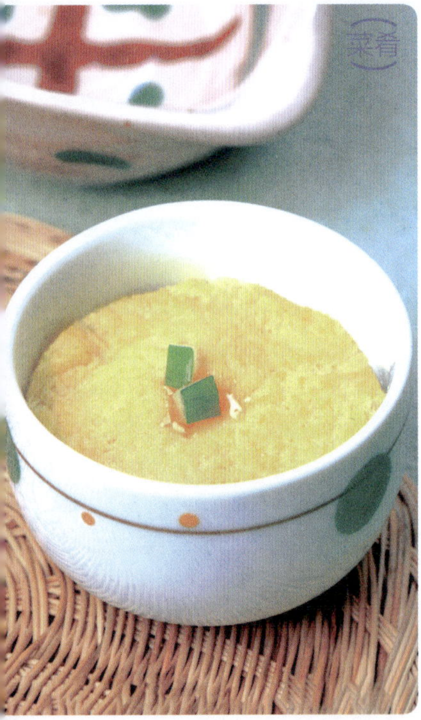

天麻蒸鸡蛋

镇痛安神

材料 鸡蛋2个，天麻10克。

调料 盐、香油、葱花各适量。

做法

1 鸡蛋打入碗内；天麻洗净烘干，打成细粉。

2 将天麻粉、盐放入鸡蛋液中，加适量清水搅匀。

3 将盛鸡蛋液的碗置于蒸笼内，大火蒸3分钟左右，再用中小火蒸5分钟，加香油调味，撒上葱花即可。

用法 每周3～4次。

功效 天麻可息风止痉，祛风通络，搭配鸡蛋蒸食可补虚通窍、镇痛安神。

睡眠不佳

多吃养心安神、益气助眠的食物

现代生活中，很多人有入睡困难、睡眠不深、易惊醒、多梦等睡眠不佳的表现。睡眠不佳可通过适当多吃养心安神、益气助眠的食物来改善，桂圆、小麦、人参、百合等都是不错的选择。

推荐食材

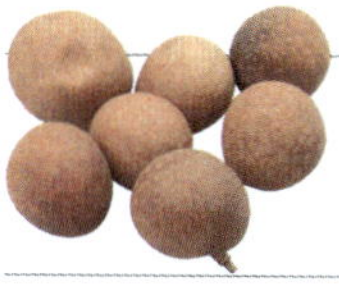

桂圆
补气养血
改善睡眠

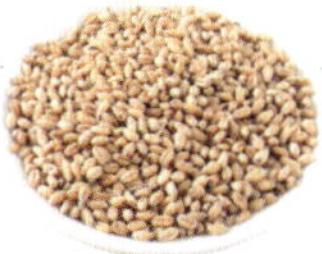

小麦
补气生津
安神定悸

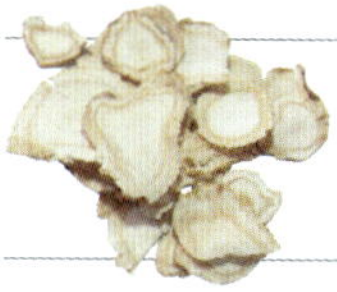

人参
补气养血
养心安神

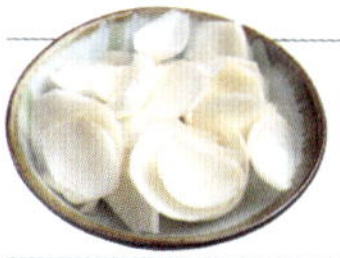

百合
滋阴润燥
清心安神

桂圆莲子八宝汤

养心安神，改善睡眠不佳

材料 桂圆肉30克，芡实50克，薏米40克，莲子、百合、沙参、玉竹各20克，红枣5枚。

调料 冰糖适量。

做法

1 薏米洗净，浸泡4小时；其他材料洗净待用。

2 锅中放入芡实、薏米、莲子、红枣、百合、沙参、玉竹，加入适量清水，大火煮沸后转小火慢煮1小时，再加入桂圆肉煮15分钟，加入冰糖调味即可。

用法 每日1碗。

汤羹

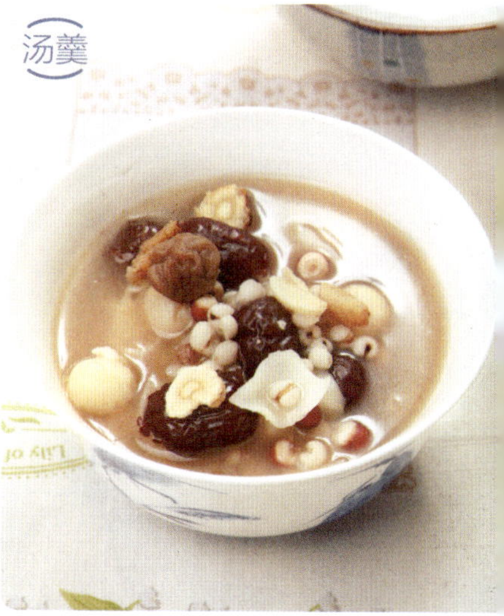

小偏方大功效

推擦心包经
安神助眠

心包经从胸走手，从乳侧走手臂内侧中线，到中指尖中冲穴结束。推擦时取坐姿，右手臂置于右腿上，手心向上，用左手掌根推擦右手臂的心包经，往返5~10次，以右手臂产生温热感为度，再用相同的方法推擦左手臂的心包经。推擦心包经可养心安神。

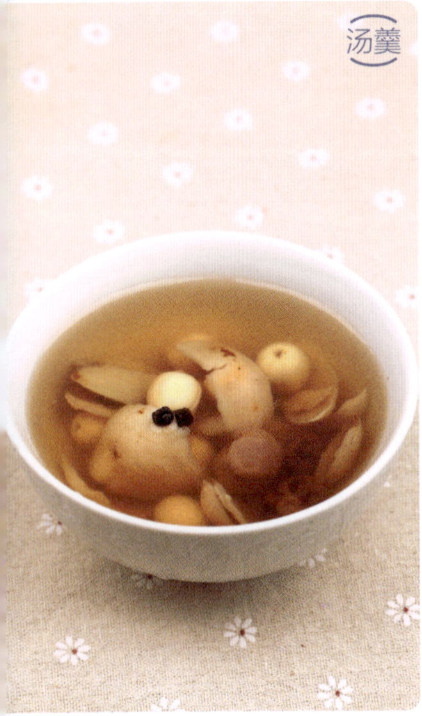

莲子百合桂圆汤

补益心脾，养血安神

材料 干百合、莲子、桂圆肉各10克，五味子5克。

做法

1 干百合洗净，泡软；其余材料洗净待用。

2 将上述材料放入锅内，加入适量水，煮至食材软烂，焖5分钟即可。

用法 每晚1碗。

功效 百合可养阴润燥、养心安神；桂圆可补益心脾；莲子可益气安神；五味子可补肾宁心。搭配煎汤可改善睡眠不佳、心悸、神经衰弱等症状。

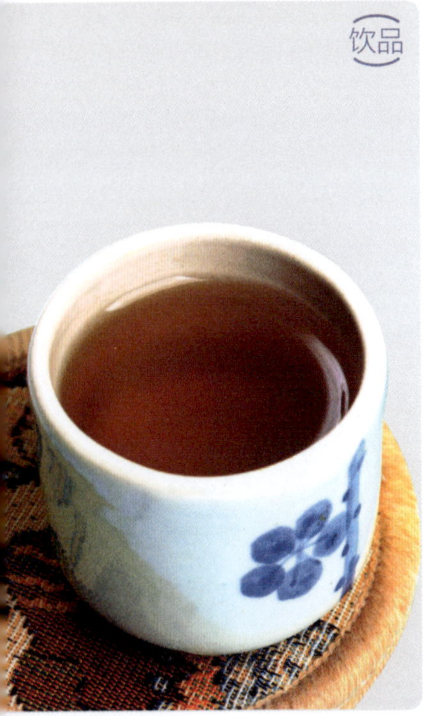

人参桂圆茶

安养精神，促进睡眠

材料 人参10克，桂圆肉30克，茯苓、莲子、柏子仁各8克。

调料 蜂蜜适量。

做法

1 人参洗净浮尘，放入砂锅中，加入没过人参的清水，浸泡30分钟；桂圆肉切块；其他材料洗净。

2 将装有人参的砂锅置于火上，放入桂圆肉、茯苓、莲子、柏子仁，大火烧开后转小火再煮15~20分钟，滤渣取汁，凉至温热，加蜂蜜调味即可。

用法 代茶频饮。

功效 人参可“补五脏、安精神、定魂魄、止惊悸、除邪气、明目、开心、益智”。搭配桂圆煎茶可大补元气，改善睡眠不佳。

红枣浮小麦饮

改善气血不足导致的失眠多梦

材料 红枣5枚，莲子10克，浮小麦15克。

做法

1 红枣洗净，去核，切成小块；莲子、浮小麦洗净。

2 将莲子、红枣与浮小麦放入砂锅中，加入适量清水，大火煮沸后转小火煮20分钟即可。

用法 每晚睡前喝一碗，连喝7天。

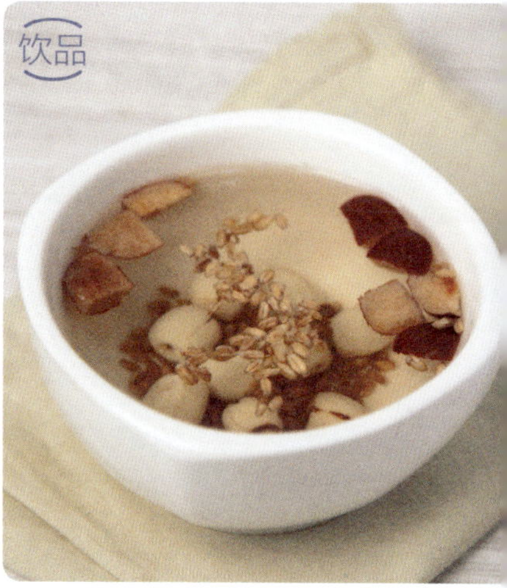

红糖小米粥

安神助眠

材料 小米、大米各50克，红糖、百合各10克。

做法

1 小米、大米淘洗干净；百合洗净。

2 锅中倒入大米、小米和适量清水，大火烧沸后转小火熬煮至米粒熟烂，加入百合稍煮，加红糖搅匀，拣出百合即可。

用法 每日1碗。

功效 小米可健脾胃、养心安神；大米可调中和胃、除烦；红糖可益气养血。这款粥可滋阴养血，镇静安眠。

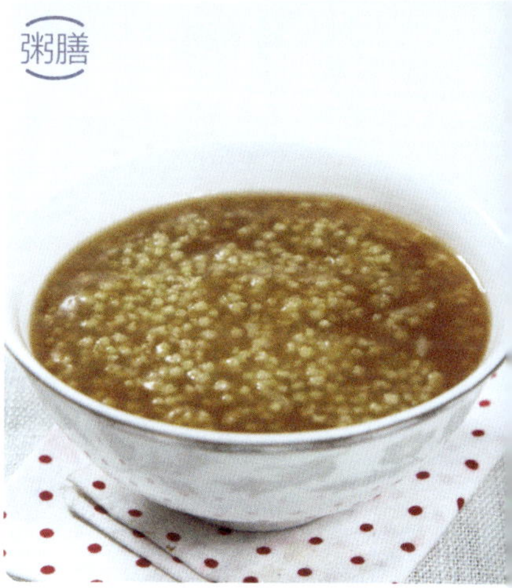

羊肉枸杞麦仁粥

补血养心

材料 小麦仁100克，羊肉80克，茯苓、莲子、枸杞子各10克。

调料 料酒、葱花、姜末各少许，盐、胡椒粉各适量。

做法

1 羊肉洗净，切丁；枸杞子、小麦仁洗净；莲子、茯苓洗净，加水煎汁，取汁备用。

2 锅中放入小麦仁、清水和药汁煮15分钟，加入料酒、葱花、姜末、羊肉丁、枸杞子煮5分钟，加盐、胡椒粉调味即可。

用法 每周2~3次。

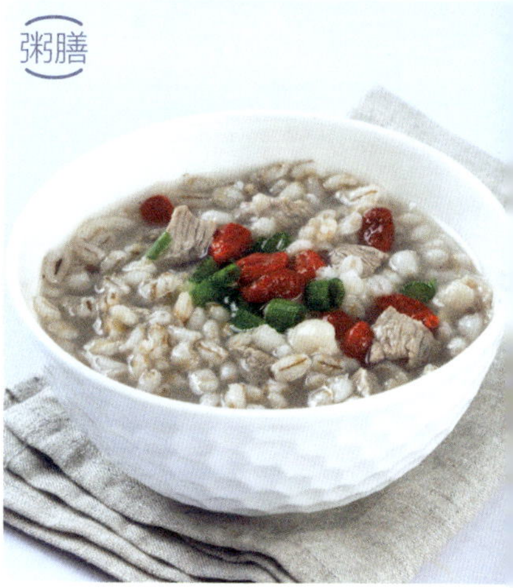

食欲不振

多吃健脾开胃、消积导滞的食物

几乎每个人都遇到过食欲不振的情况，如不想吃饭、一吃就饱，甚至还会出现呕吐、厌食等症状。改善食欲不振可适当多吃些健脾开胃、促进消化的食物，如山楂、玉米、冬笋等。

推荐食材

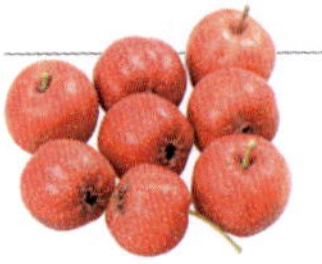

山楂
健胃消食
提振食欲

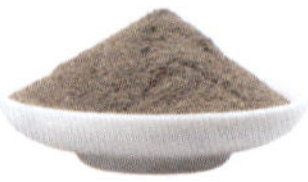

胡椒粉
健脾开胃
促进消化

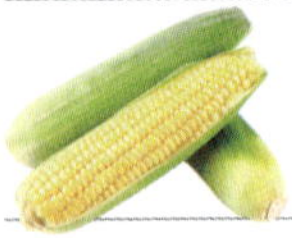

玉米
促肠胃蠕动
助消化

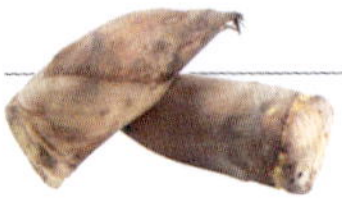

冬笋
开胃健脾
改善食欲不振、消化不良

小偏方大功效

莱菔子贴中脘穴
改善积食、胃口差

将莱菔子装在纱包里，睡前贴在中脘穴（位于上腹部，脐中上4寸，前正中线上）处，对食欲不振、腹胀、便秘等消化系统疾病的调理效果较好。也可用指端或掌根按揉中脘穴2~5分钟。

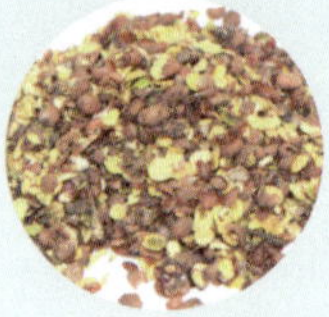

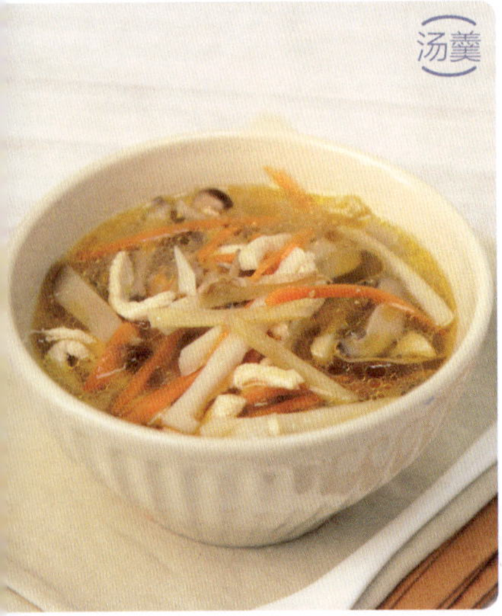

鸡肉笋丝汤

开胃通便

材料 鸡肉100克，冬笋丝80克，胡萝卜50克，干香菇2朵。

调料 盐、姜丝、料酒、香油、胡椒粉各适量。

做法

1 鸡肉洗净，切丝；冬笋丝煮熟；胡萝卜洗净，去皮，切丝；香菇洗净，泡发，切丝。

2 锅中倒油烧至六成热，煸香姜丝，放入胡萝卜丝煸熟，烹入料酒，倒入适量清水煮沸，放入鸡丝、冬笋丝、香菇丝煮3分钟，加入盐、香油、胡椒粉调味即可。

用法 每周2~3次。

酸辣汤

开胃促食

材料 猪里脊100克，水发木耳20克，胡萝卜30克，鸡蛋1个。

调料 姜末、盐、胡椒粉、醋、水淀粉各适量。

做法

1 猪里脊、木耳、胡萝卜分别洗净，木耳撕小朵，其余切丝，放入沸水中焯烫；鸡蛋打入碗中，搅匀。

2 锅中倒油烧热，爆香姜末，再放入肉丝、木耳、胡萝卜丝炒熟，加入胡椒粉、适量清水煮沸，倒入蛋液煮沸，再用水淀粉勾芡，盛起前加盐、淋上醋即可。

用法 每周2~3次。

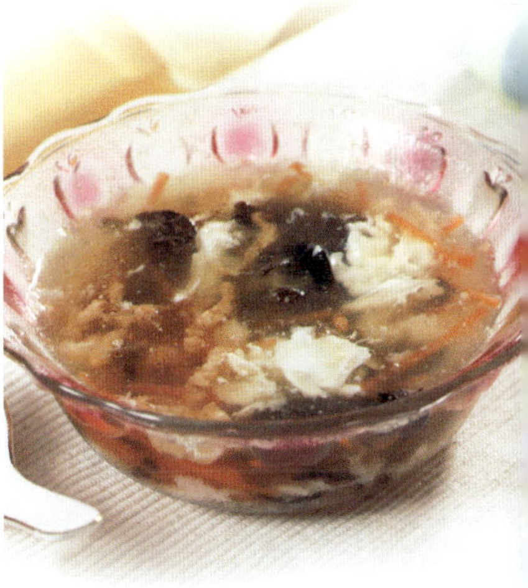

水果藕粉羹

益胃生津

材料 藕粉15克，苹果、雪梨、菠萝各50克，葡萄干10克。

做法

1 各种水果洗净后去皮，切丁；藕粉加入适量温水调成糊。

2 锅中加入适量水，放入水果丁、葡萄干，烧开后煮2~3分钟，用藕粉糊勾芡，至羹黏稠即可。

用法 每日1碗。

功效 藕粉可健脾开胃，搭配苹果、雪梨、菠萝等不仅酸甜美味，而且生津开胃、促消化的作用更强，对脾胃虚弱、食欲不振的人很有益处。

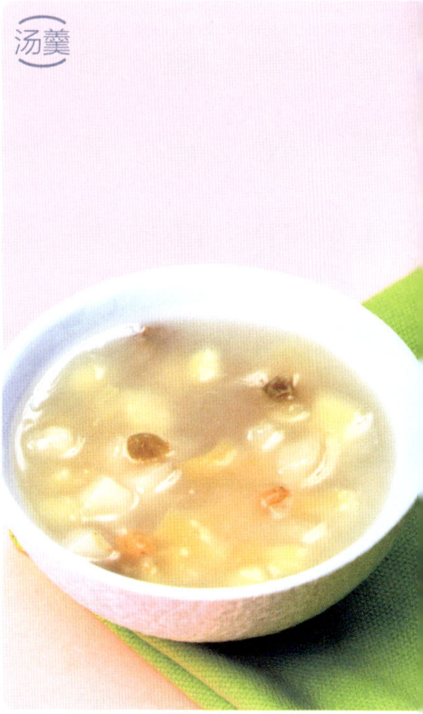

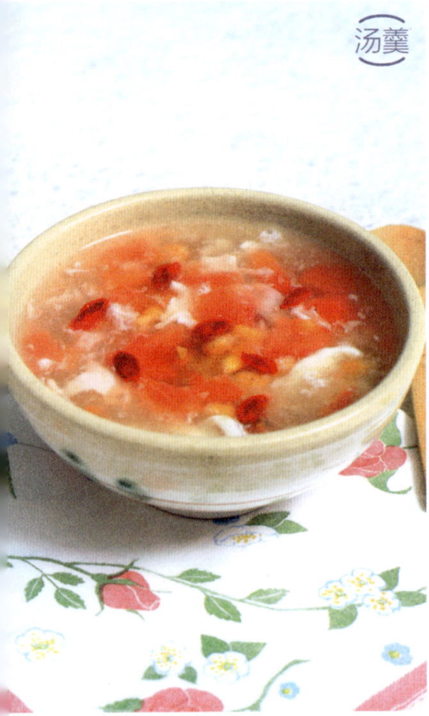

番茄枸杞玉米羹

增强食欲

材料 玉米粒200克，番茄50克，枸杞子10克，鸡蛋1个。

调料 盐、香油、水淀粉各适量。

做法

1 玉米粒洗净；番茄洗净，去蒂，切块；枸杞子洗净；鸡蛋取蛋清打匀。

2 锅中加入适量水，倒入玉米粒煮沸，转中小火煮5分钟，放入番茄块、枸杞子烧开，用水淀粉勾芡，加入鸡蛋清搅匀，加盐，淋入香油即可。

用法 每日1碗。

功效 玉米可促进肠胃蠕动，预防便秘；番茄可开胃生津；枸杞子和鸡蛋可补虚益气。这道汤羹酸甜可口，开胃消脂，对食欲不振有较好的食疗作用。

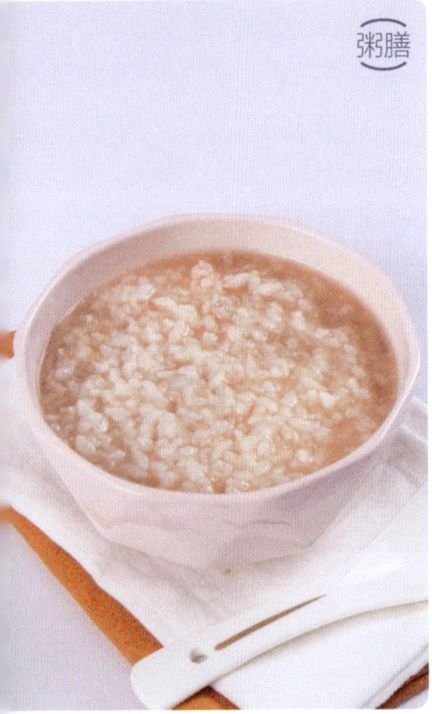

茯苓山楂粥

促进消化

材料 山楂（去核）20克，茯苓10克，大米100克。

做法

1 大米洗净，浸泡30分钟；山楂、茯苓洗净，加适量清水，小火煎煮30分钟，去渣取汁。

2 锅内加适量清水，倒入药汁烧开，加入大米，大火煮沸后转小火慢慢熬煮30分钟左右即可。

用法 每日1次。

功效 山楂有消食化积的功效，能开胃促消化；茯苓有健脾行气的功效。这款粥很适合食欲不振、脘腹胀满、消化不良的人食用。

感冒

风寒感冒宜散寒解表

感冒主要分为风寒感冒和风热感冒两种。风寒感冒的典型症状是流清涕、恶寒、无汗、身体疼痛等。适当吃些发汗解表、温中散寒的食物可帮助缓解，如生姜、葱白、紫苏叶、红糖等。

推荐食材

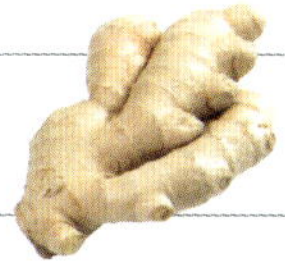

生姜
解表散寒

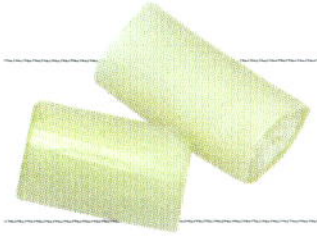

葱白
发汗解表

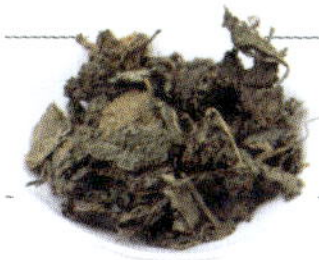

紫苏叶
解表散寒

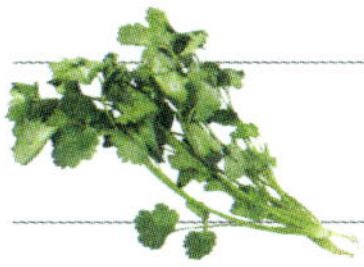

香菜
发汗透疹

风热感冒需辛凉解表

风热感冒的典型表现为发热、汗出不畅、鼻塞、涕浊、口干口渴、咽喉红肿疼痛、痰黄黏稠等。风热感冒患者可适当多吃些辛凉清淡的食物，如薄荷、菊花、白菜、白萝卜、梨等。

推荐食材

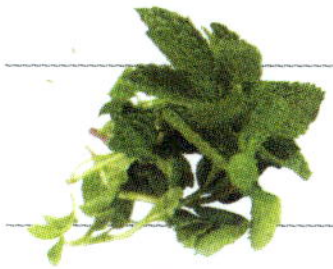

薄荷
疏散风热

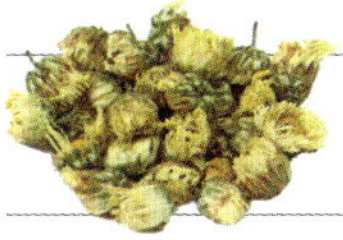

菊花
清热解毒

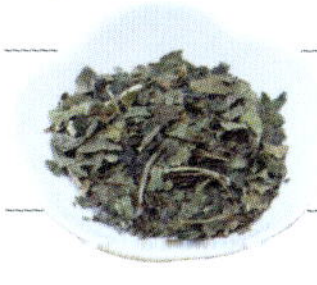

桑叶
疏散风热

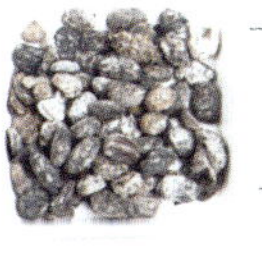

淡豆豉
宣发郁热

小偏方大功效

按揉大椎穴
调理外感风寒

用食指按揉颈后的大椎穴（位于后正中线上，第七颈椎棘突下凹陷处）5~10分钟，以皮肤发热发红为度。

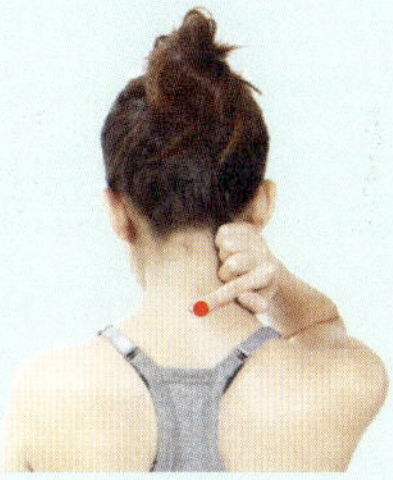

按压风池穴
调理风热感冒

双手抱拢头部，用双手食指指腹按压两侧的风池穴（位于枕骨之下，胸锁乳突肌上端与斜方肌上端之间的凹陷处）约1分钟，以感到局部发热、浑身轻松为止。

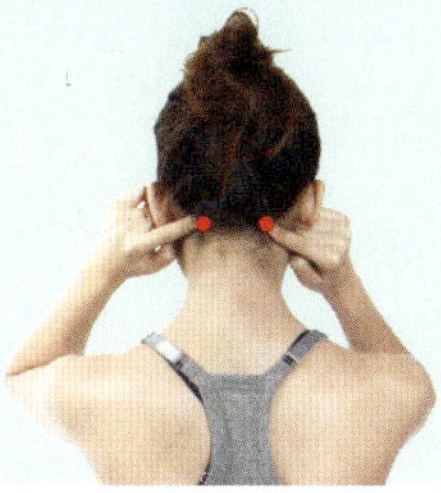

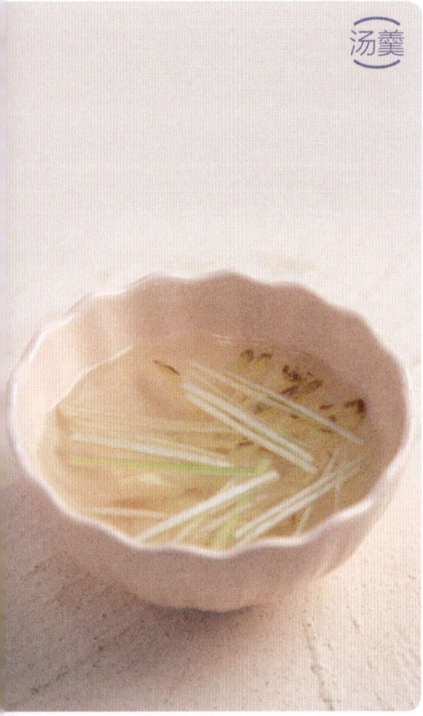

葱姜蒜汤

散风寒效果佳

材料 生姜、大葱、大蒜各10克。

做法

1 生姜、大葱洗净，切丝；大蒜洗净，去皮，切片。

2 将上述材料一起放入锅中，加适量水煮开即可。

用法 每日1~2次，至感冒症状缓解为止。

功效 大葱、生姜、大蒜都有发汗解表、祛风散寒的功效。三者搭配煮汤，有散风寒的作用，可帮助减轻感冒症状。

温馨提示 平时炒菜适当放些大葱、生姜、大蒜，也能给身体驱寒。

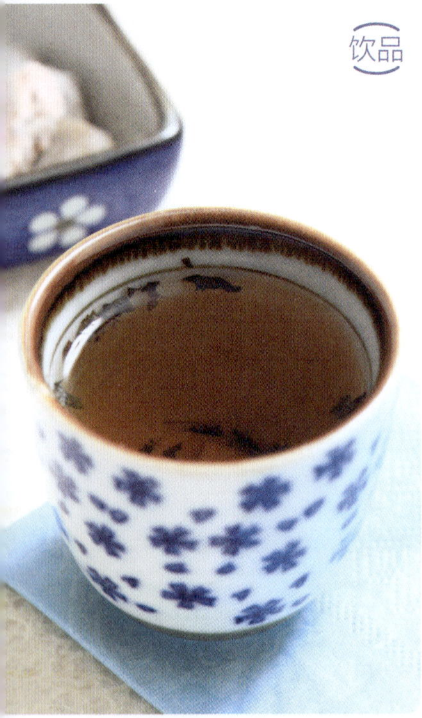

姜糖苏叶饮

疏散风寒，温中止呕

材料 紫苏叶、生姜片、红糖各5克。

做法 将洗净的紫苏叶、生姜片、红糖放入杯中，冲入沸水，盖上盖子闷泡约3分钟即可。

用法 代茶饮。

功效 紫苏叶味辛，性温，能散寒解表，行气和胃。紫苏叶与生姜、红糖搭配，可以帮助发散风寒，很适合因外感风寒而头痛鼻塞者。

驱寒姜枣粥

解表散寒，温中养血

材料　鲜玉米粒50克，鲜豌豆30克，红枣6枚，大米100克，姜片15克。

做法

1 大米、鲜豌豆、鲜玉米粒分别洗净；红枣洗净，去核。

2 锅内加适量清水烧开，加入大米，大火煮开后转小火煮10分钟，加入姜片、红枣、鲜豌豆与鲜玉米粒煮20分钟即可。

用法　感冒初期，每日1碗，趁热食用，食用后可盖被发汗。

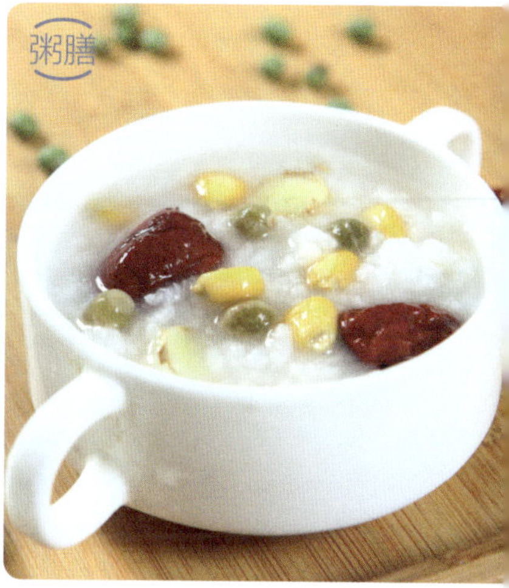

神仙粥

祛风寒

材料　葱白6根（带葱须的效果更好），生姜7片，糯米30克。

做法　将上述材料洗净，放入锅中，加适量清水，熬煮成粥即可。

用法　趁热食用，风寒感冒初期每日食用。

功效　葱和姜都有散寒、发汗、通经络的功效。神仙粥可调理由风寒引起的头痛、浑身乏力、酸软及发热的症状。

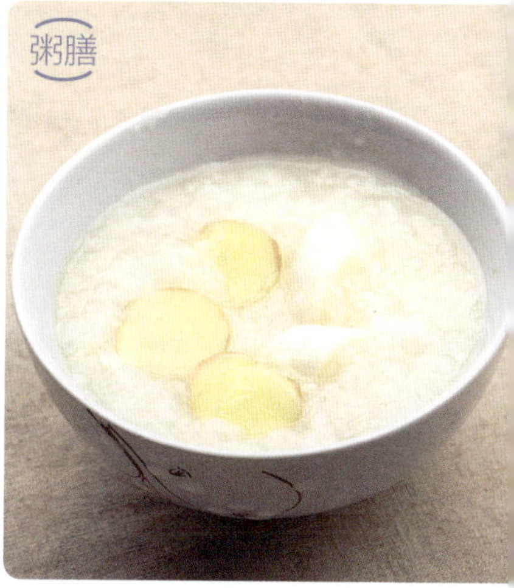

乌鸡糯米葱白粥

祛风寒

材料　乌鸡腿1只，葱白段30克，糯米80克。

调料　盐2克。

做法

1 乌鸡腿洗净，切块，焯水后捞出，沥干；糯米洗净，浸泡1小时。

2 将焯水后的乌鸡腿块放入锅中，加适量清水，大火煮开后转小火煮15分钟，放入糯米煮30分钟，加入盐调味，放入葱白段焖片刻即可。

用法　趁热食用，食用后盖被发汗。一般连服2~3日即可。

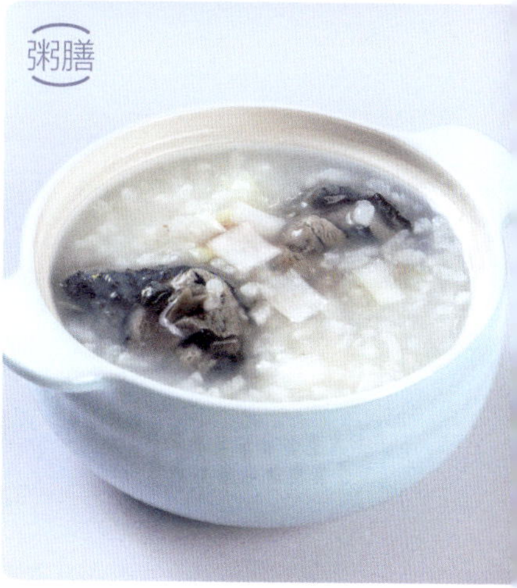

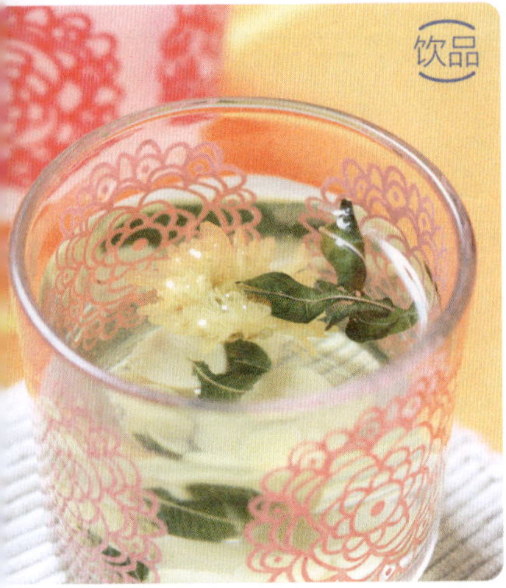

桑菊杏仁茶

散风清热

材料 干菊花5朵，桑叶、甜杏仁各6克。

调料 冰糖适量。

做法 将所有材料洗净，一起放入杯中，冲入沸水，盖上盖子闷泡约8分钟，放入冰糖调匀即可。

用法 代茶饮。

功效 菊花和桑叶都有散风清热、解毒消炎的功效，甜杏仁可润肺止咳。这款饮品适合外感风热咳嗽者。

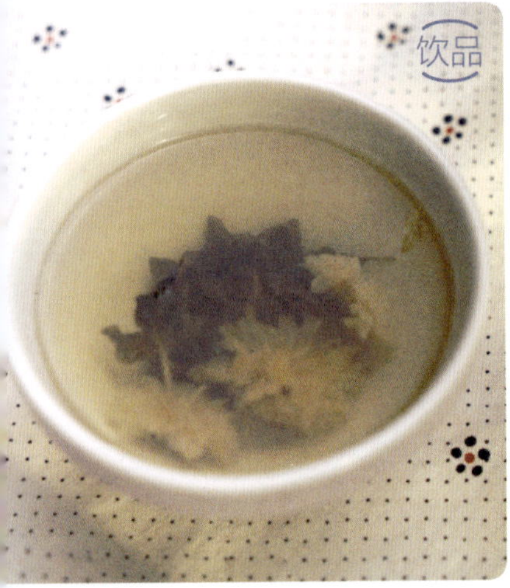

菊花薄荷饮

疏风清热

材料 菊花5克，薄荷叶6克，淡豆豉3克。

做法 菊花、薄荷叶、淡豆豉洗净，放入锅中，加入适量清水，煮开后再煎煮5分钟即可。

用法 饭后半小时左右饮用。

功效 这款饮品可对抗风热邪气，退热。

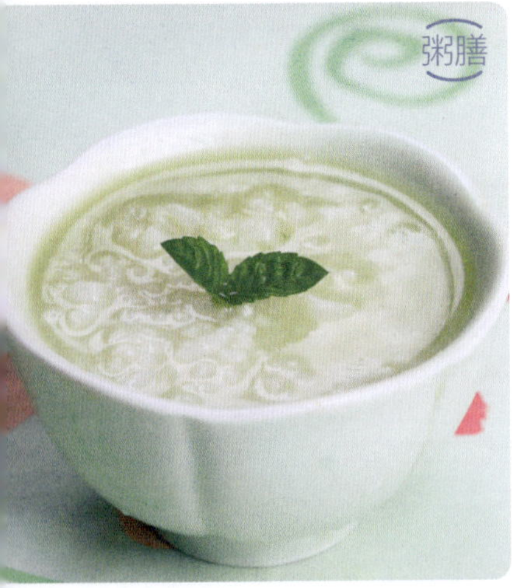

薄荷粥

疏散风热，清利头目

材料 薄荷叶10克，大米80克。

调料 冰糖5克。

做法

1 薄荷叶洗净，沥干；大米淘洗干净。

2 锅内放入大米、适量清水煮沸，用小火慢慢煮至米烂粥稠，加入薄荷叶、冰糖，煮至冰糖化开，搅匀即可。

用法 吃早餐或晚餐时空腹温热食用。

功效 薄荷有疏散风热、清利头目、疏肝行气的功效。此粥可调理风热感冒，特别适合风热感冒初期的患者食用。

发热

外感发热宜驱邪

外感发热是因外邪（风、寒、暑、湿等）侵袭体表，导致卫气郁闭、正邪相争而引发的体温升高。风寒型发热（恶寒重、无汗）可用生姜红糖水辛温解表；风热型发热（发热重、咽痛）可用金银花菊花茶辛凉解表；暑湿型发热（头重胸闷）可用藿香正气水消暑化湿。调养期间宜清淡饮食，多饮温水，充分休息。若高热不退，需及时就医。

推荐食材

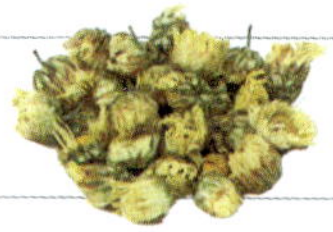

菊花
疏散风热

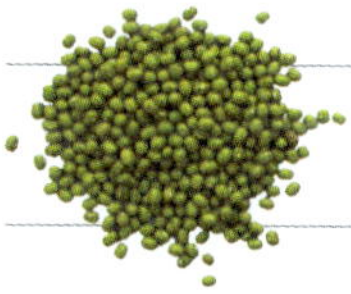

绿豆
清热解毒

积食发热要消食化积

当发生积食时，食物在脾胃中停滞不化，会使脾胃的运化功能失常，导致气血不畅，郁积生热。这时，最好吃些消食的食物，如山楂、胡萝卜等。

推荐食材

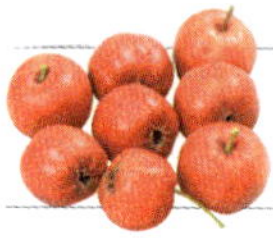

山楂
消食化积

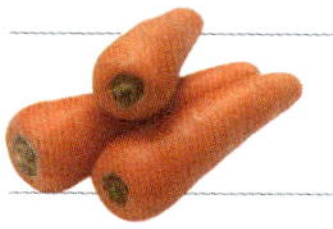

胡萝卜
养胃通便

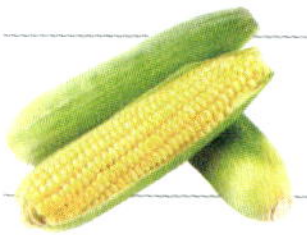

玉米
健脾消食

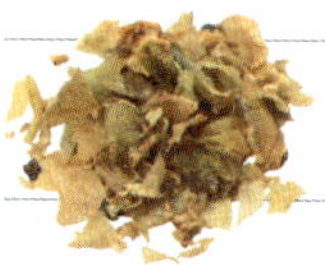

鸡内金
消食导滞

小偏方大功效

温水擦拭全身可退热

将衣物解开，用浸过温水的毛巾擦拭全身，重点擦拭颈部、腋下、肘部、腹股沟等皮肤皱褶处。温水擦拭全身可使血管扩张，将体热散出；另外，水气由体表蒸发时，也会吸收体热，帮助降温。

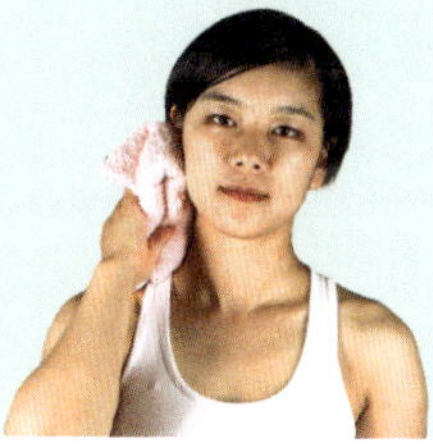

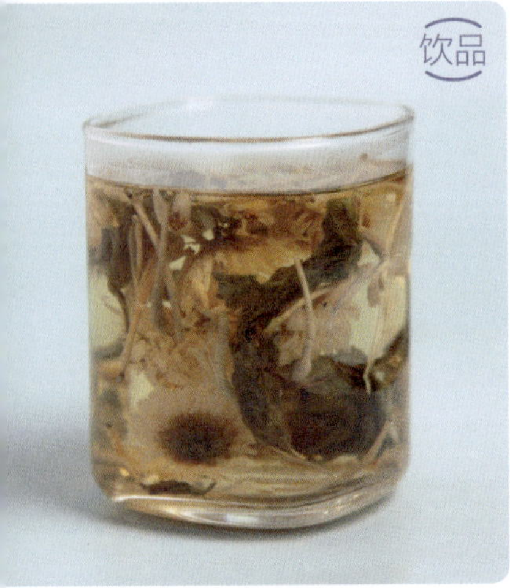

金银花菊花茶

疏散风热

材料 金银花、菊花各5克，薄荷叶3克。

调料 冰糖适量。

做法 将洗净的金银花、菊花放入杯中，冲入沸水，加盖闷泡5分钟，再放入洗净的薄荷叶闷泡2分钟即可。

用法 代茶饮。

功效 这款饮品可清热解毒、疏风散热，缓解风热感冒的发热、咽痛、头痛、目赤症状。

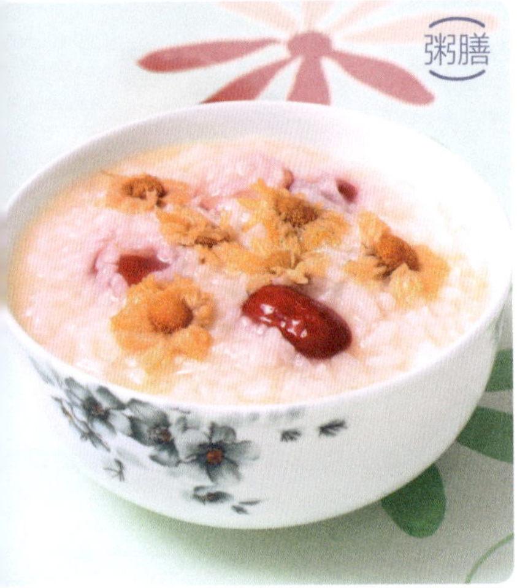

菊花粥

疏肝理气，解郁泻热

材料 大米100克，菊花10克，红枣4枚。

做法

1 红枣洗净，去核；菊花、大米分别洗净。

2 锅内加适量清水烧开，放入红枣、大米，大火煮开后转小火煮至粥黏稠，加入菊花煮10分钟即可。

用法 每日1次。

功效 菊花有疏风散热、清肝理气的功效，红枣可养血安神。这款粥有清热除烦的功效。

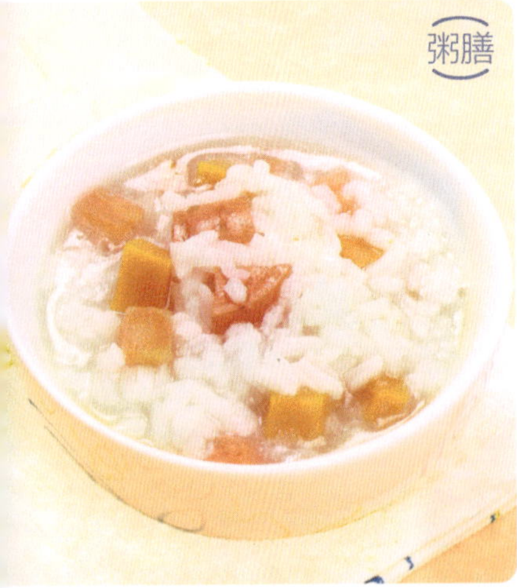

胡萝卜南瓜粥

调理脾胃，补充营养

材料 大米30克，南瓜丁、胡萝卜丁各10克。

做法

1 大米洗净，浸泡30分钟。

2 将大米、南瓜丁、胡萝卜丁倒入锅中，加适量清水，大火煮开，再转小火煮至粥熟即可。

用法 每日2次。

功效 胡萝卜和南瓜可健脾养胃，促进消化，为身体补充营养。

咳嗽

多吃清热润肺、化痰止咳的食物

每到秋冬季节，很多人的抵抗力会变弱，很容易患上感冒，引发咳嗽。这时不妨适当多吃些滋阴润肺、化痰止咳的食物，如白萝卜、雪梨、菊花、橘子等。

推荐食材

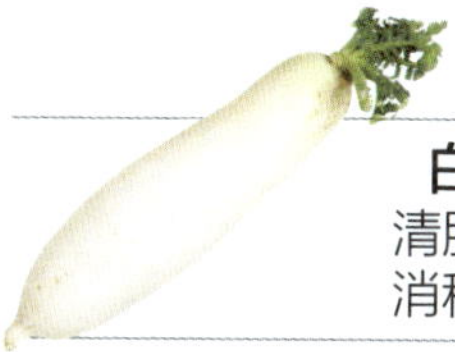

白萝卜
清肺化痰
消积下气

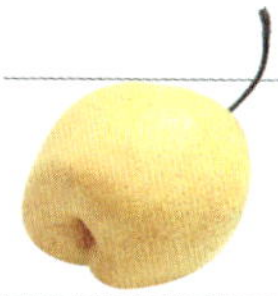

雪梨
生津止渴
化痰止咳

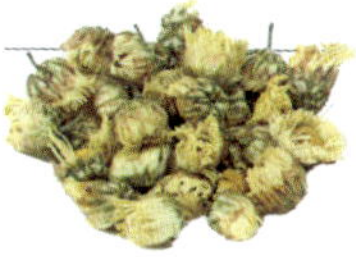

菊花
缓解干咳
减轻咽痛

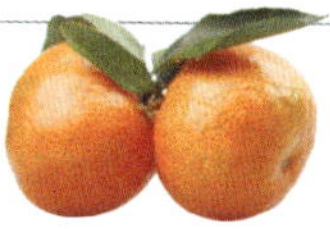

橘子
化痰止咳
生津润肺

蜂蜜白萝卜汁

顺气化痰止咳

材料 白萝卜500克。
调料 蜂蜜适量。
做法
1 白萝卜洗净，切小丁，放入榨汁机中榨汁。
2 将榨取的白萝卜汁倒入大杯中，加蜂蜜搅拌均匀即可。
用法 每日3~4小碗。

功效 白萝卜性凉，有清热化痰的功效；蜂蜜可清热润燥。二者制成汁可顺气化痰、润肺止咳，尤其适用于秋季燥咳、晨起咳痰等。

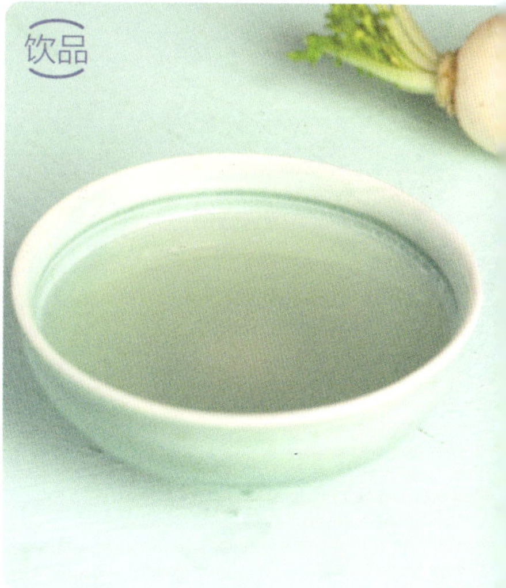

小偏方大功效

蒜片贴涌泉穴
止咳效果好

将大蒜切片贴到涌泉穴上，用创可贴固定，贴敷15~30分钟，以局部皮肤红润为度；有助于清热解毒、祛痰行气，以缓解咳嗽。

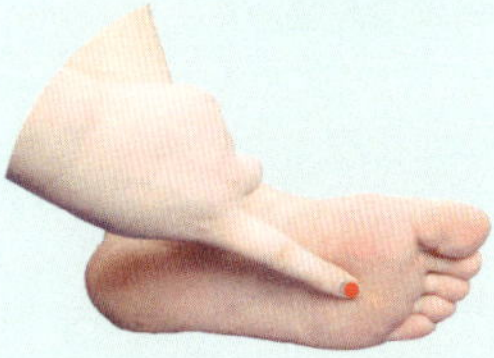

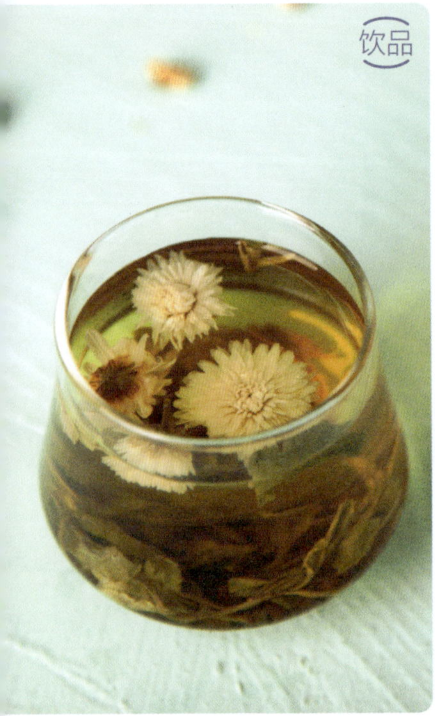

菊花绿茶饮

清肺平肝降火

材料 菊花3~5朵，绿茶2克。

调料 蜂蜜适量。

做法 将洗净的菊花和绿茶放入杯中，冲入沸水，加入蜂蜜，加盖闷泡3分钟即可。

用法 每次喝1杯，可以冲泡3~5次。

功效 菊花可清热排毒，清降肝火；绿茶可清热利咽。这款饮品可帮助缓解干咳、咽喉肿痛等。

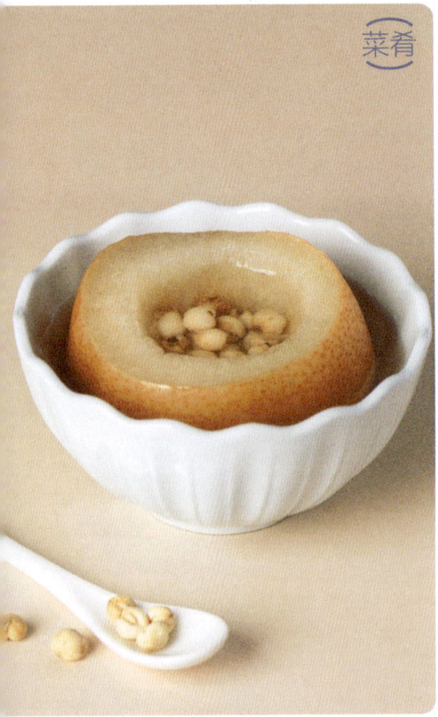

川贝冰糖炖雪梨

清肺化痰

材料 雪梨1个，川贝5克。

调料 冰糖3克。

做法

1 将雪梨洗净，从顶部切下梨盖，再用勺子将梨心挖掉，中间放入洗净的川贝和冰糖，加适量清水。

2 用刚切好的梨盖将梨盖好，用几根牙签将梨从上往下固定住。

3 将梨放在大碗里，上锅隔水炖30分钟左右，使整个梨成透明状。

用法 每日1次，连吃3日。

功效 川贝、雪梨、冰糖都有化痰止咳、清肺润燥的功效。川贝冰糖炖雪梨不仅可口，而且有助于调理因肺热或肺燥引起的咳嗽、痰多、声音嘶哑等症状。

百合雪梨饮

缓解感冒后咳嗽声重

饮品

材料 雪梨1个，鲜百合10克。

调料 冰糖适量。

做法

1 雪梨洗净，去皮除核，切成小薄片；百合洗净，掰成小片。

2 将百合片与雪梨片一起放入锅中，加适量水，大火烧开后转小火煮至百合片与雪梨片熟烂，放入冰糖煮化即可。

用法 每日2次。

功效 雪梨可润燥止咳、清肺养阴，百合可润肺生津，二者搭配，有助于缓解感冒后咳嗽声重、声音嘶哑。

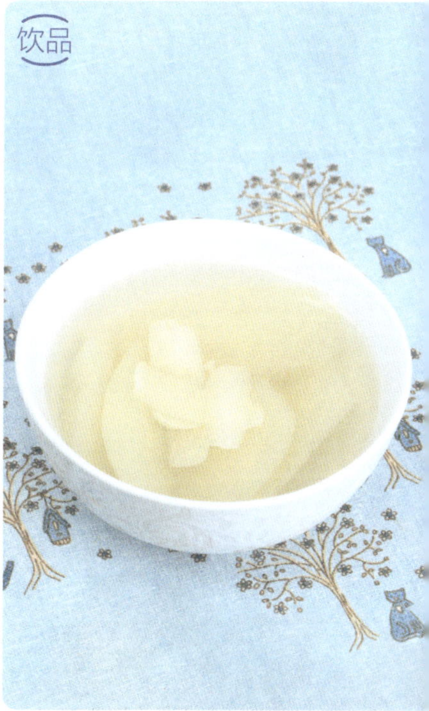

烤橘子

化痰燥湿

菜肴

材料 橘子1个。

做法

1 橘子洗净，擦干，放入烤箱中，用中高档火力烤10分钟左右。

2 烤至表面微焦，稍冷却，趁着温热剥开橘皮食用即可。

用法 每次吃1个，每日吃2次。

功效 烤橘子具有调理气血、化痰燥湿的功效，其不仅味道香甜，食用后还能缓解咳嗽等早期感冒症状。

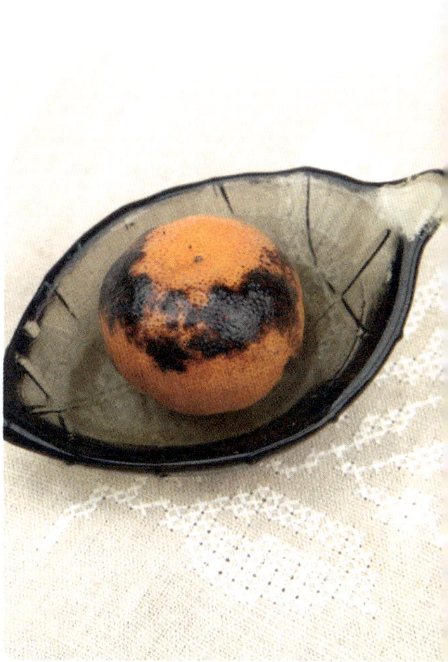

便秘

多吃润肠通便、益气养阴的食物

中医认为，便秘多为肠道积热、肠燥津亏、气血不足所致，出现便秘时可适当多吃些清热润肠、养阴生津、补益气血的食物，如香蕉、红薯、黑芝麻、松仁等。平时常喝润肠通便的汤粥，可缓解便秘。

推荐食材

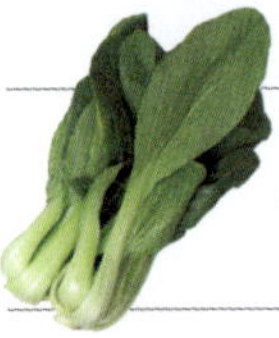

油菜
促进肠胃蠕动

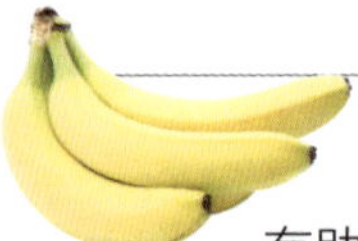

香蕉
预防便秘
有助于改善消化

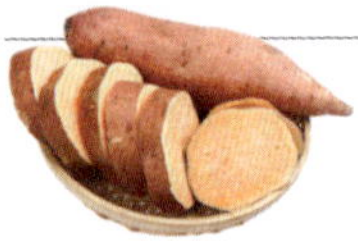

红薯
健脾胃
减脂通便

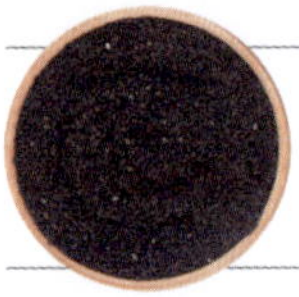

黑芝麻
补肝肾
润肠通便

小偏方大功效

摩腹可缓解便秘

摩腹能促进肠道蠕动，缓解便秘。摩腹要按照顺时针方向（肠道蠕动的方向）画圈按摩，每次3~5分钟。每日睡前按摩一次可促进肠道蠕动。

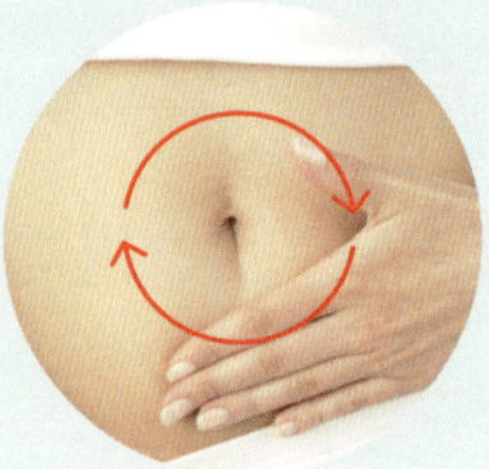

汤羹

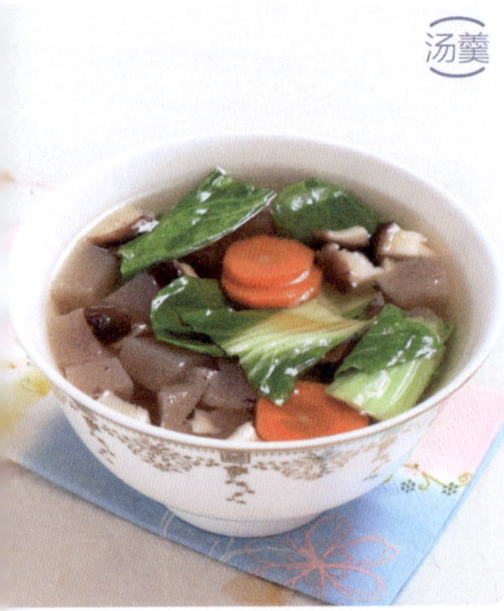

油菜香菇魔芋汤

通便排毒

材料 油菜200克，干香菇15克，魔芋、胡萝卜各50克。

调料 盐、蘑菇高汤、香油各适量。

做法

1 油菜洗净，切段；干香菇洗净，泡发（泡发香菇的水留用），去蒂，切小块；魔芋洗净，切块；胡萝卜洗净，切圆薄片。

2 锅中倒入蘑菇高汤和泡发香菇的水，大火烧开，放入香菇块、魔芋块、胡萝卜片煮至八成熟，放入油菜段煮熟，加盐调味，淋上香油即可。

用法 每周2次。

香蕉粥

清热生津，适用于热秘

材料 糯米100克，熟透的香蕉1根。

调料 冰糖适量。

做法

1 糯米洗净，浸泡4小时；香蕉去皮，切丁。

2 锅中倒入适量清水烧开，倒入糯米，大火煮沸后转小火煮至米粒熟烂，加香蕉丁煮沸，再放入冰糖，煮化即可。

用法 每日1次。

功效 香蕉是清热解毒、润肺滑肠的明星食物，搭配糯米煮成粥食用有助于清除体内的热毒，适用于伴有口臭、小便发黄症状的热秘。

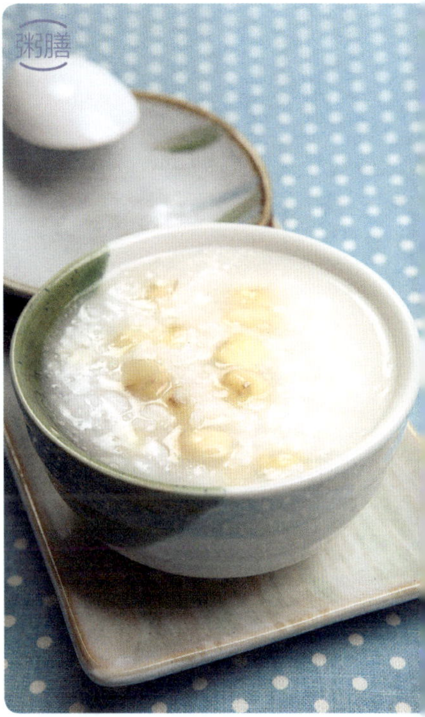

红薯粥

补气健脾，适用于气虚便秘

材料 小米100克，红薯200克。

做法

1 红薯洗净，去皮，切小块；小米淘洗干净。

2 锅中加入适量清水，放入红薯块，大火烧开后转中火煮至八成熟，放入小米，再煮20~30分钟即可。

用法 每日1次。

功效 红薯粥味道甘甜，可健脾益胃、补气润燥、通便，很适合气虚型便秘的人食用。

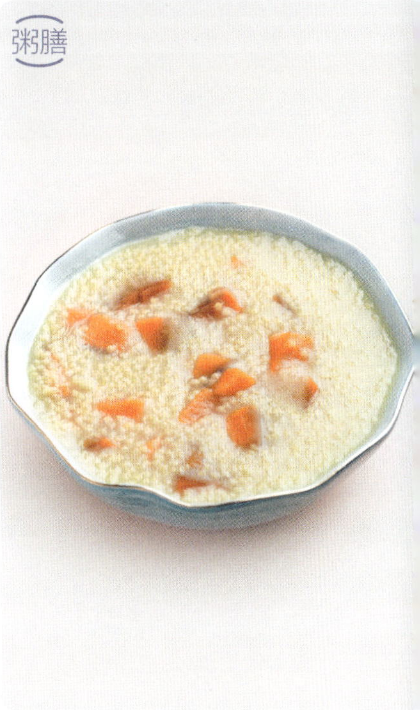

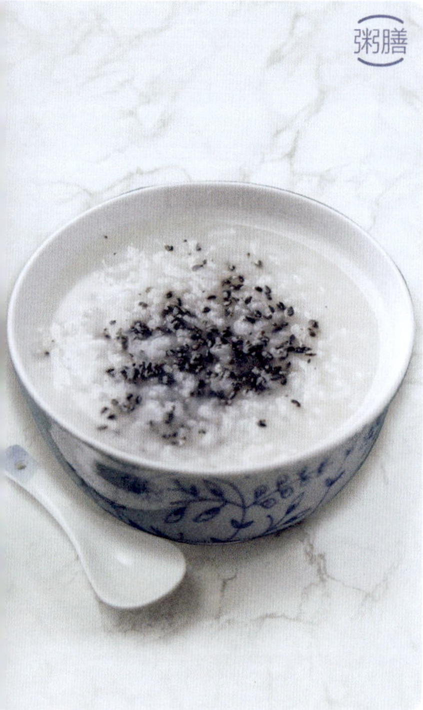

黑芝麻粥

补肾填精，适用于气血虚便秘

材料 大米150克，黑芝麻10克。

做法

1 黑芝麻洗净，炒香，碾碎备用；大米洗净。

2 砂锅中倒入适量清水，大火烧开后加入大米煮沸，转小火煮至八成熟，放入黑芝麻碎拌匀，继续熬煮至米烂粥稠即可。

用法 每日1次。

功效 黑芝麻不仅有补肾填精、强筋壮骨的功效，还可以润肠通便。黑芝麻粥很适合气血虚型便秘的人食用。

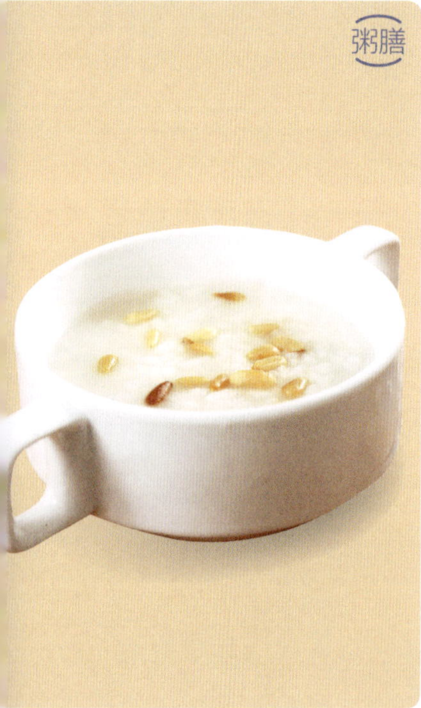

松仁粥

温肾补阳，适用于阳虚便秘

材料 大米100克，松子仁30克。

做法

1 松子仁洗净，沥干；大米淘洗干净，用水浸泡30分钟。

2 锅中倒入适量清水烧沸，放入松子仁和大米，大火煮沸后转小火煮至粥黏稠即可。

用法 每日1次。

功效 松子仁可补气温阳，滑肠通便；搭配大米做成粥食用可补中益气，润肠通便。松仁粥很适合阳虚型便秘的人食用。

痔疮

多吃清热解毒、润肠通便的食物

痔疮常发生在老年人、孕妇、久坐族、便秘或腹泻者身上，通常伴有疼痛、瘙痒、出血等症状。痔疮患者可适当多吃些清热解毒、润肠通便的食物，如木耳、无花果、黑芝麻、丝瓜等。

推荐食材

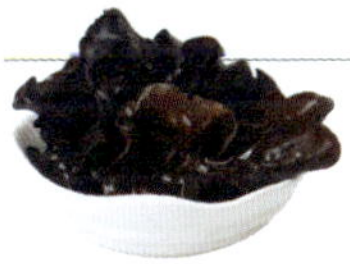

木耳
排毒补血
润肠通便

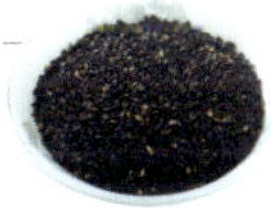

黑芝麻
补肝肾
润肠燥

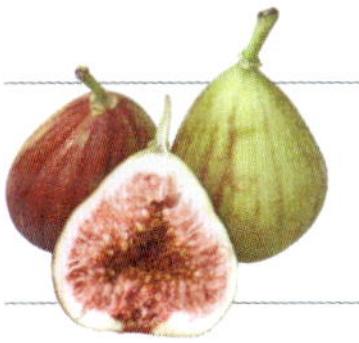

无花果
清热解毒
调理痔疮

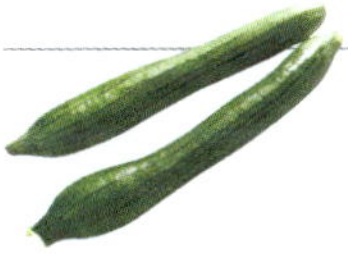

丝瓜
凉血解毒
润肠通便

小偏方大功效

温水坐浴帮助缓解痔疮引起的不适症状

温水坐浴可帮助缓解痔疮引起的疼痛、肿胀。将 38~40 ℃ 的清水倒入盆中（水深 5~8 厘米），臀部完全浸入 10~15 分钟，每日 2~3 次。坐浴结束后轻柔擦干，外涂药膏效果更佳。

耳芝饮

适用于内痔调理

材料 水发木耳、黑芝麻各 60 克。

做法

1 水发木耳、黑芝麻分别洗净，控干；取水发木耳、黑芝麻各 30 克，放入锅中小火炒香，盛出，放入剩下的木耳和黑芝麻，混匀。

2 每次取15克加水煮沸，关火闷15分钟即可。

用法 代茶频饮。

功效 木耳可排毒补血、润肠通便，黑芝麻可补肝肾、润肠燥，二者搭配煮水饮用有助于润肠通便，适用于内痔调理。

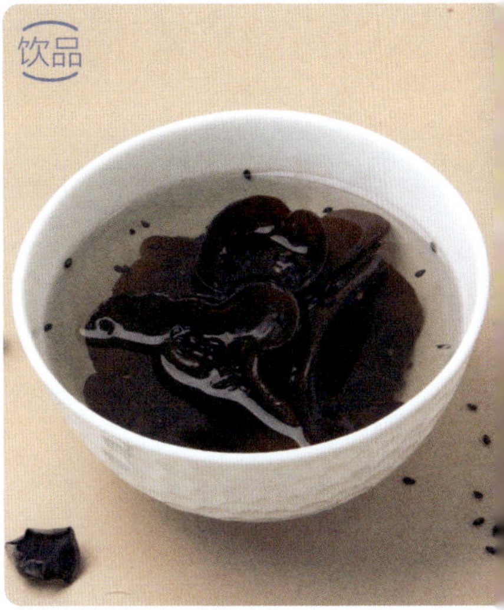

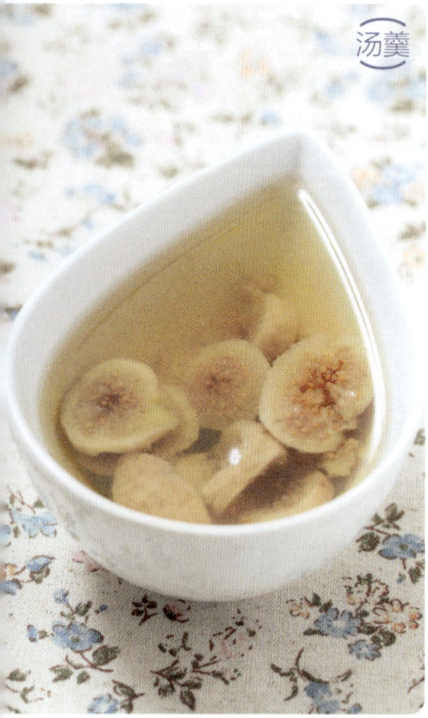

无花果汤

养胃理肠，缓解痔疮

材料 鲜无花果10个。

调料 蜂蜜适量。

做法 无花果去皮，洗净，切片，放入锅中，加入适量清水，用小火将无花果煮软，加入蜂蜜调匀即可。

用法 喝汤食果，每日1次。

功效 无花果有润肠通便的功效。喝无花果汤能帮助刺激肠道、促进排便，从而缓解痔疮。

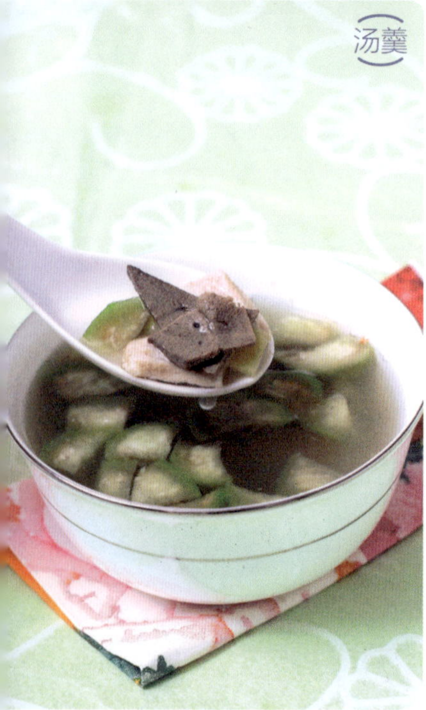

丝瓜瘦肉汤

清热利肠，解暑除烦

材料 猪肝、猪瘦肉各100克，丝瓜250克。

调料 姜片、盐、胡椒粉各适量。

做法

1 丝瓜去皮，洗净，切滚刀块；猪瘦肉、猪肝洗净，切薄片，用盐腌10分钟。

2 将丝瓜块、姜片放入沸水锅中，小火煮沸几分钟后，放入猪肝片、猪瘦肉片煮至熟，加入胡椒粉调味即可。

用法 每日1次。

功效 丝瓜可清热解毒、润肠通便，搭配猪肝、猪瘦肉煮汤可补益虚损、凉血解毒、解暑除烦、缓解痔疮。

腹泻

多吃健脾除湿、涩肠止泻的食物

腹泻一年四季都有可能发生，多由感受外邪、脾胃虚弱等引起。当排便次数明显超过平日习惯，粪质稀薄，或成水样时，可适当吃些健脾利湿、涩肠止泻的食物，如炒米、炒面、马齿苋、乌梅、柿饼等。

推荐食材

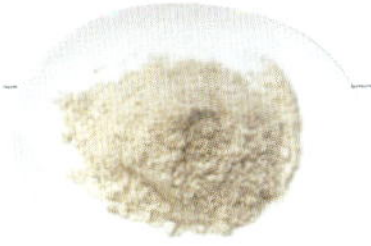

炒面
补脾健胃
止泻固肠

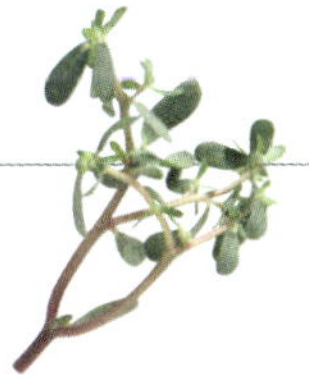

马齿苋
清热解毒
凉血止痢

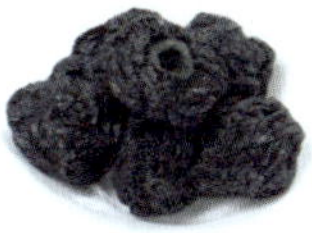

乌梅
健脾生津
涩肠止泻

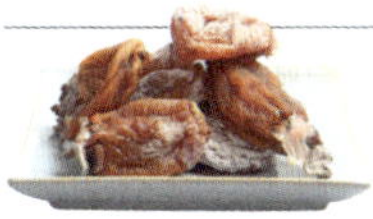

柿饼
健脾和胃
涩肠止泻

焦米汤

止腹泻，助消化

材料 米粉200克。
调料 白糖少许。
做法 将米粉炒至焦黄，加适量水和白糖，大火煮沸后转小火煮至汤呈稀糊状。

用法 每日1次。

功效 焦米汤可祛湿健脾，帮助改善脾胃虚弱引起的腹泻、乏力等症状。

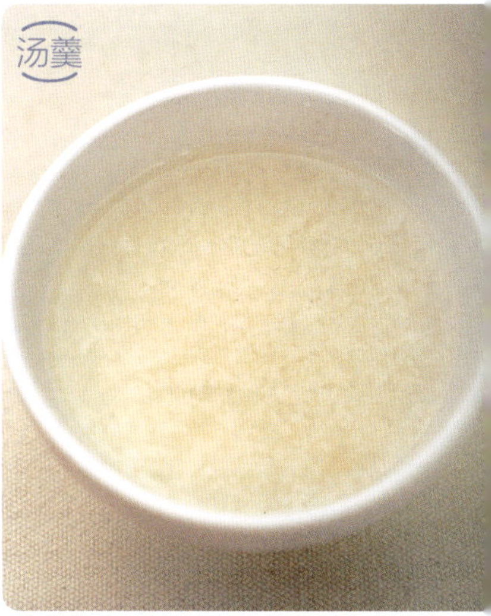

小偏方大功效

按揉天枢穴缓解腹泻

排去大便，仰卧于床上，或坐在椅子上、沙发上，解开腰带，露出肚脐，分别将拇指指腹放在两侧天枢穴（肚脐两侧3指宽处）上，缓缓下压，持续4~6分钟。

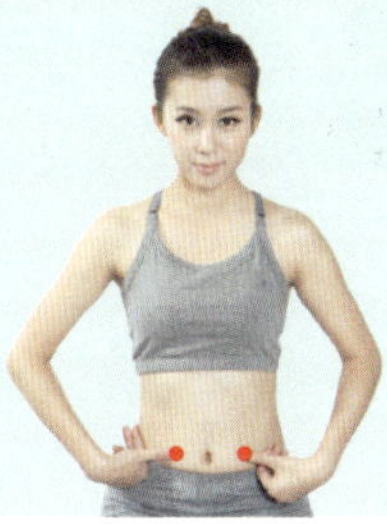

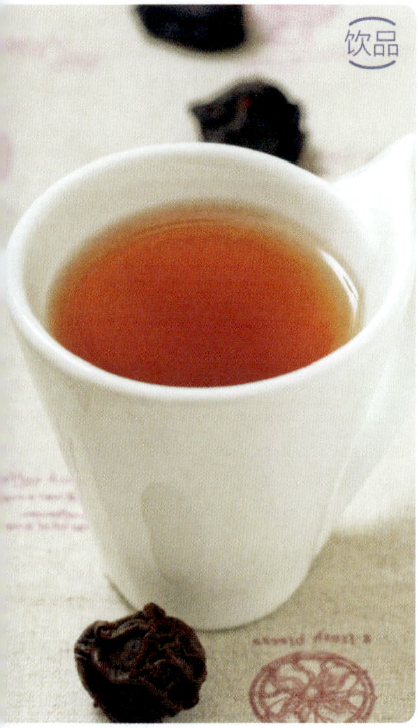

乌梅饮

涩肠止痢

材料 乌梅 4 个。

调料 冰糖适量。

做法 乌梅洗净，放入锅中，加入冰糖和适量水，大火煮开后转小火煮至乌梅软烂即可。

用法 每日 1 次。

功效 乌梅饮具有生津止渴、涩肠止泻的功效，可用于久泻、久痢等。

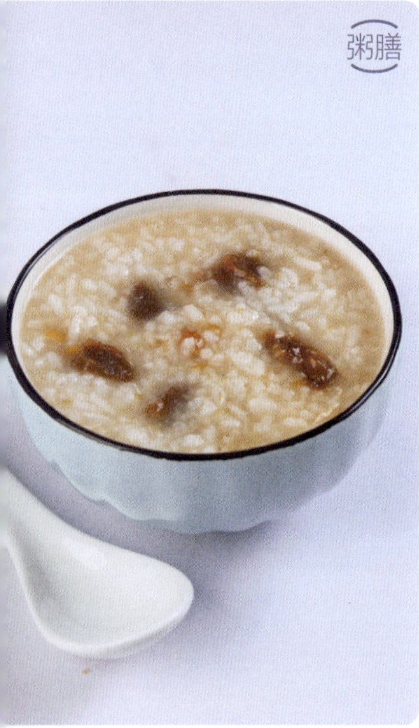

柿饼粥

健脾止痢

材料 柿饼 50 克，大米 100 克。

调料 冰糖适量。

做法

1 柿饼洗净，切小丁；大米洗净，用清水浸泡 30 分钟。

2 锅中加适量水烧开，放入大米、柿饼丁大火烧沸，再转小火熬煮成粥，加冰糖煮化即可。

用法 每日 2 次。

功效 柿饼有健脾涩肠、生津止渴止血的功效。柿饼搭配大米煮粥食用可健脾胃，止腹泻。

马齿苋粥

清热解毒，凉血止痢

材料 鲜马齿苋100克，大米50克。

做法

1 鲜马齿苋去杂质，洗净，切碎；大米洗净。

2 砂锅中加入大米和适量清水，大火煮沸后转小火煨煮30分钟，加入马齿苋碎，搅拌均匀稍煮即可。

用法 每日2次。

功效 马齿苋有清热解毒的功效，马齿苋粥可凉血止痢，辅治腹痛。

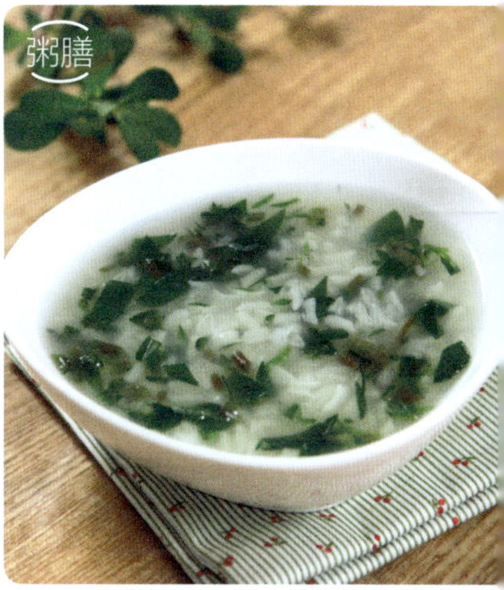

炒面粥

健脾止泻

材料 面粉50克，大米70克。

做法

1 将面粉倒入无油锅中用小火不断翻炒，炒至焦黄盛出备用；大米洗净。

2 锅中倒入大米及适量水熬煮成粥，最后加入炒面搅匀即可。

用法 每日2次。

功效 炒面可健脾益胃，为身体补充能量，搭配大米煮粥食用可帮助健脾止泻，缓解脾胃虚弱引起的久泻。

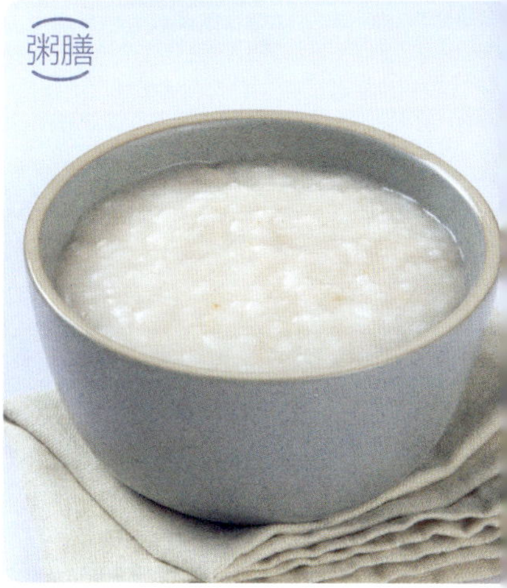

醋煮豆腐

缓解肠胃不和导致的反复腹泻

材料 豆腐200克，醋适量。

调料 盐2克。

做法 豆腐洗净，切块，放入锅中，加适量水，炖煮10~15分钟，关火前放入醋，加盐调味即可。

用法 每日1次。

功效 豆腐可调和脾胃、消腹胀、生津润燥；醋可开胃消食，化瘀止血。二者一起煮食，能够健脾和胃、益气消食，有助于缓解肠胃不和、湿毒滞留导致的反复腹泻。

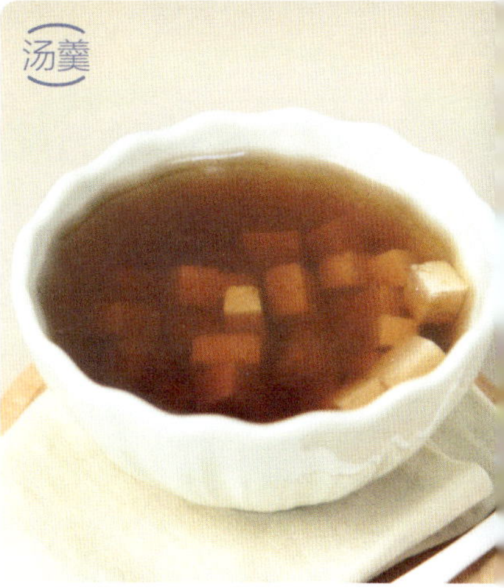

积食

多吃健脾益胃、消积化滞的食物

现代人常常饮食不规律、暴饮暴食，易导致脾胃受损，出现腹胀、胃反酸、口臭或打嗝有腐臭味等积食症状。此时可适当吃些健脾益胃、消积化滞的食物，如山楂、瓜蒌仁、茴香、鸡内金等。

推荐食材

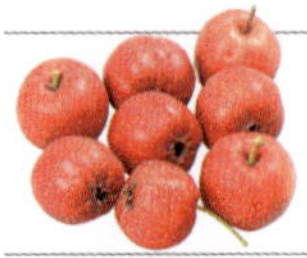

山楂
健胃消食
活血化瘀

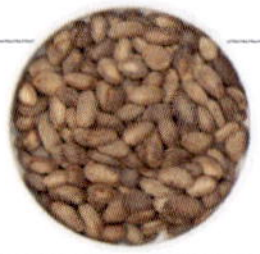

瓜蒌仁
润肠通便
清热化痰

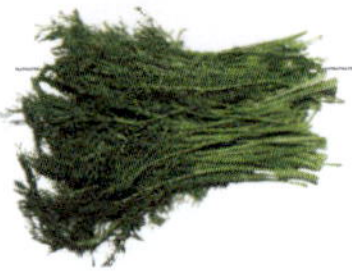

茴香
促进消化
改善口气

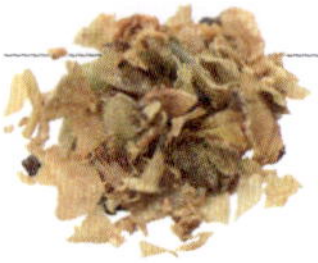

鸡内金
健脾开胃
消食化积

小偏方大功效

葱、生姜、白萝卜剁碎敷肚脐缓解积食

取适量葱、生姜、白萝卜切成碎末，用布包好，放到微波炉里加热后，热敷肚脐，使用后可能会排气、排便，帮助缓解积食。这种方法也可以缓解小儿积食引起的发热。

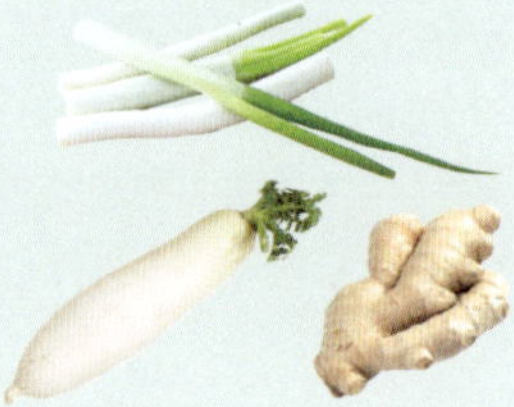

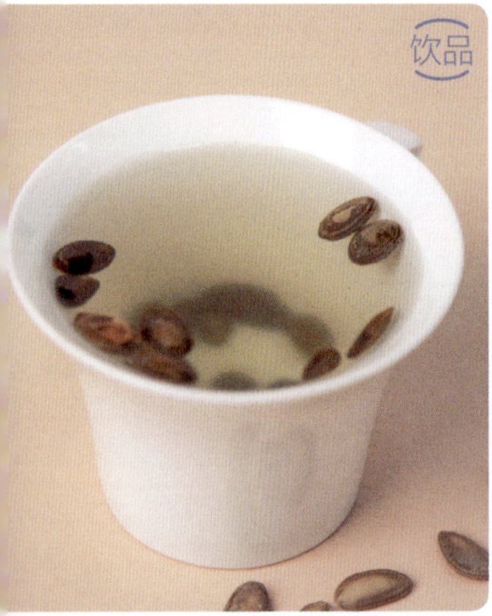

瓜蒌仁饮

缓解胃部胀满不适

材料 瓜蒌仁10克。

做法

1 瓜蒌仁洗净。

2 锅内放入瓜蒌仁和适量清水，大火煮沸后转小火继续煮5分钟即可。

用法 每日1次。

功效 瓜蒌仁质润多油，可润肠通便，有助于缓解胃部胀满不适。

温馨提示 燥热咳嗽、肠燥便秘者宜用瓜蒌仁，脾虚便溏者、湿痰患者、寒痰患者不宜用。

茴香羹

缓解肉积不消导致的口臭

材料 鲜茴香200克。

调料 盐、水淀粉各适量。

做法

1 鲜茴香洗净，切碎。

2 将茴香碎放入锅中，加适量清水，大火煮开后转小火煮至茴香碎熟软，用水淀粉勾芡，加盐调味即可。

用法 每日1次。

功效 茴香味辛、性温，可行气止痛、开胃。茴香可除肉中臭气，重新添香，因此常做肉食调料。这款羹有助于缓解肉积不消导致的口臭。

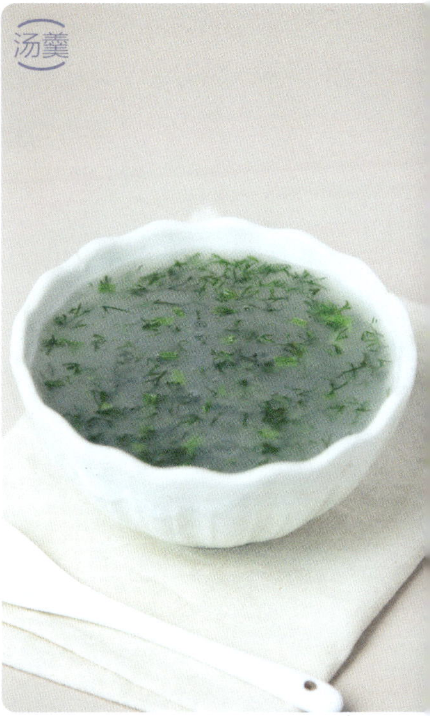

山楂麦芽茶

消积行气

材料 生山楂、炒麦芽各10克。

调料 红糖2克。

做法

1 山楂洗净，去核，切片；炒麦芽洗净。

2 锅中放入山楂片、炒麦芽及适量清水，熬煮30分钟，去渣取汁，加红糖调味即可。

用法 代茶饮。

功效 山楂可健胃消食、行气散瘀；炒麦芽可和中、消积、下气。这款饮品可用于化肉食积滞，适合脘腹胀满的人饮用。

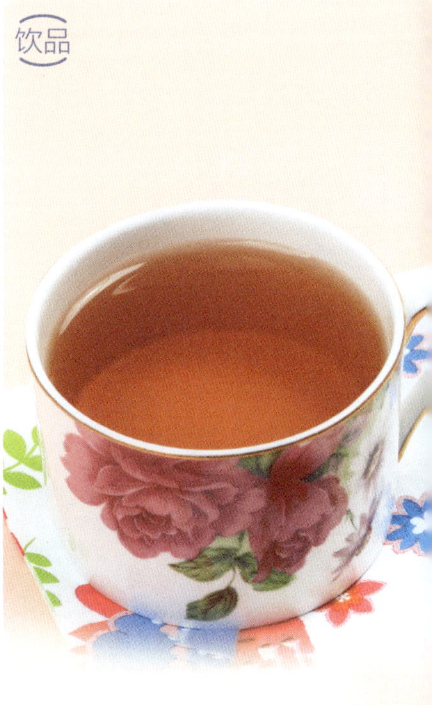

粥膳

山楂鸡内金粥

健胃消滞

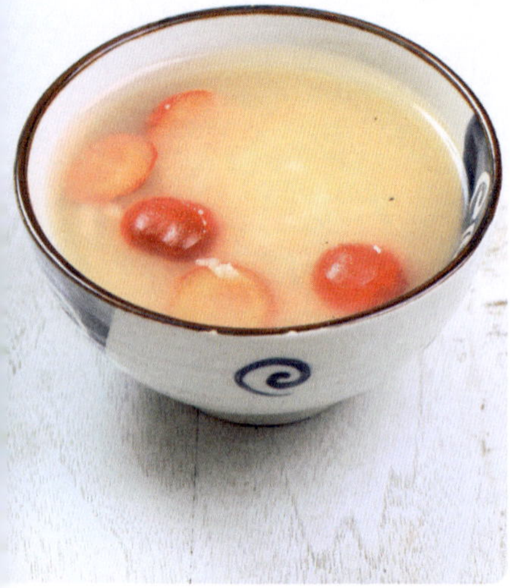

材料 生山楂1个，鸡内金2克，大米50克。

调料 白糖1克。

做法

1 山楂洗净，去核，切片；鸡内金研成粉末；大米洗净，用水浸泡30分钟。

2 将山楂片、鸡内金粉与大米一起放入锅中，加适量水熬煮成粥，加白糖调味即可。

用法 每日1次。

功效 山楂和鸡内金都有健胃消食的功效，搭配在一起煮粥食用对缓解积食有较好的效果。

菜肴

蒸苹果

补脾胃，消积滞

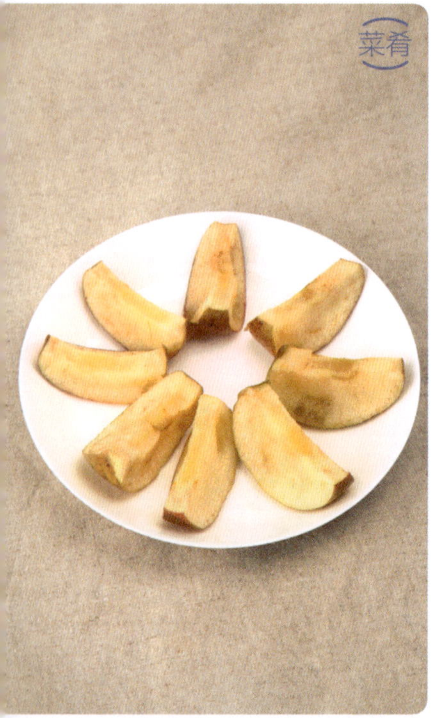

材料 苹果1个。

做法

1 苹果洗净，对半切开，去核。

2 将苹果切成均匀的小块放入盘子中，上锅用大火蒸5分钟即可。

用法 每日1次。

功效 苹果蒸食可以补脾胃，促进消化，不仅香甜可口，还可帮助改善积食。

慢性胃炎

多吃健胃开胃、和胃止痛的食物

现在，很多人工作压力大、精神紧张，再加上三餐不规律，常吃冷食、辛辣刺激性食物，很容易患上慢性胃炎，其典型症状是上腹部隐痛、胀痛或钝痛等。患有慢性胃炎的人可适当吃些健胃开胃、暖胃止痛的食物，如圆白菜、生姜、小茴香等。

推荐食材

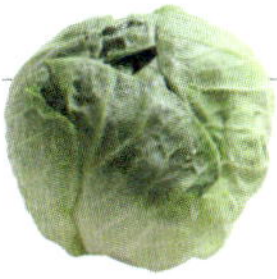

圆白菜
养胃健脾
促进消化

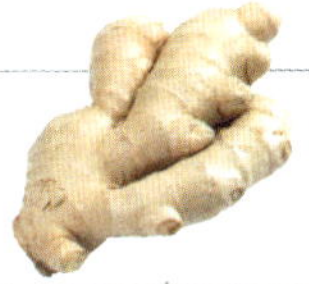

生姜
温中止呕
散寒止痛

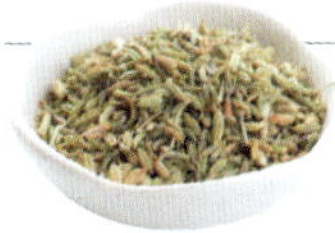

小茴香
散寒止痛
理气和胃

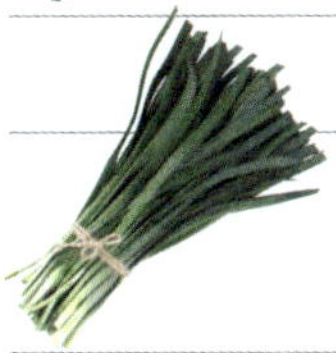

韭菜
温中益气
健胃开胃

清炒圆白菜

养胃健脾

材料 圆白菜200克。

调料 葱花、蒜瓣各5克，盐适量。

做法

1 圆白菜洗净，撕成小片。

2 锅内倒油烧至六成热，炒香葱花、蒜瓣，放入圆白菜片，大火快炒至熟，加盐调味即可。

用法 每周2~3次。

功效 圆白菜有健脾养胃、行气止痛的功效，有助于缓解胃痛。

小偏方大功效

按“三脘”
调理慢性胃炎

闲时或晚上吃完饭看电视时，轻揉上、中、下三脘穴（分别位于脐上5寸、4寸、2寸）。在寒冷的冬季，也可以用热水袋在这3个穴位处进行热敷，以减轻胃痛。

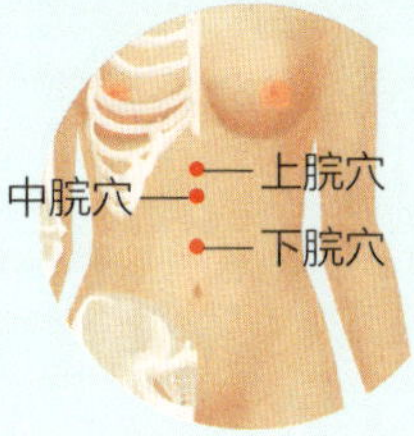

菜肴

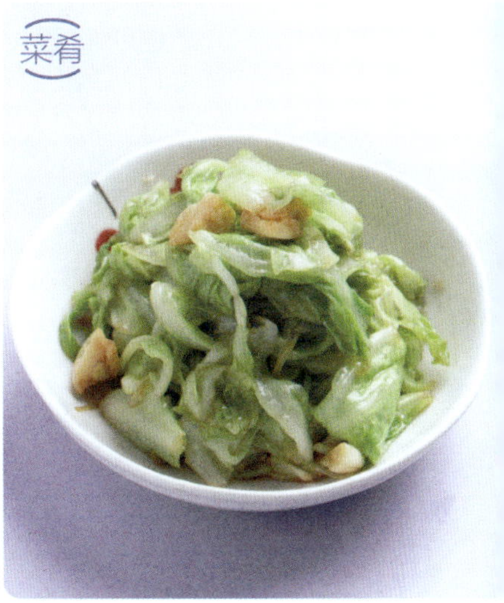

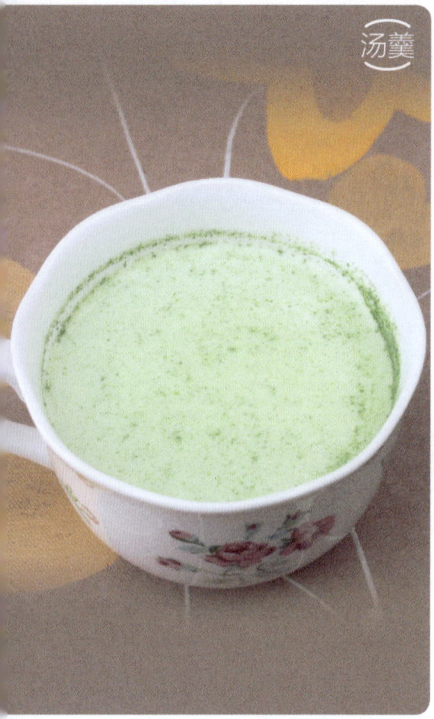

姜韭牛奶羹

温中止呕

材料 韭菜、牛奶各150克，生姜20克。

做法

1 韭菜、生姜分别洗净，切碎，放入容器内捣烂。

2 用干净的纱布绞取汁液，倒入小锅内，再加入牛奶，加热煮沸即可。

用法 每日早晚各1次，趁热食用。

功效 生姜可解表止呕，韭菜可温中行气。姜韭牛奶羹能辅助调理慢性胃炎。

温馨提示 生姜性温，有口干舌燥、手足心热症状的阴虚内热之人不宜用。

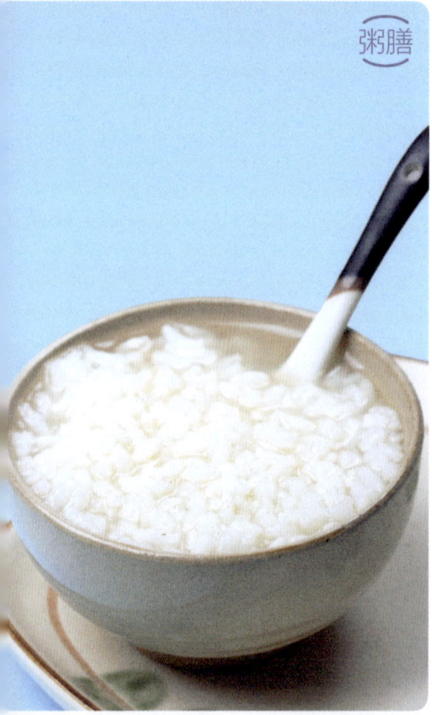

小茴香粥

行气止痛

材料 炒小茴香10克，大米100克。

调料 盐适量。

做法

1 将小茴香装于纱布袋内扎口；大米淘洗干净。

2 锅中放入小茴香袋，加适量水先煮30分钟，再加入大米煮至熟，取出小茴香袋，加盐调味即可。

用法 每日早晚趁热各喝1碗。

功效 小茴香性温味辛，可健脾开胃、增强食欲，搭配大米煮粥食用可行气止痛、理气和中，帮助缓解慢性胃炎。

缺铁性贫血

多吃补铁补血、益气强身的食物

缺铁性贫血是一种慢性疾病，不少患者会出现皮肤及黏膜苍白、体弱无力、头晕心悸、头发干枯等症状。这常常与素食、偏食、胃肠功能紊乱等有关。患有缺铁性贫血的人可适当吃些补血养血、益气强身的食物，如菠菜、猪肝、鸭血、木耳等。

推荐食材

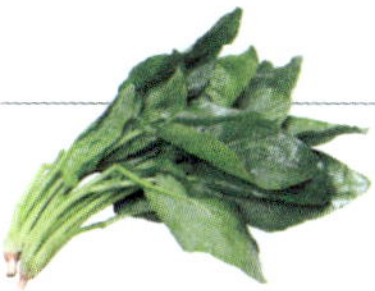

菠菜
疏肝养血
滋阴润燥

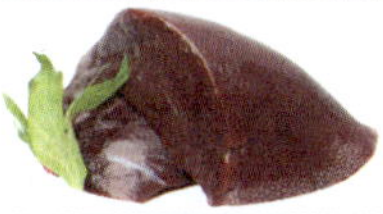

猪肝
补铁补血

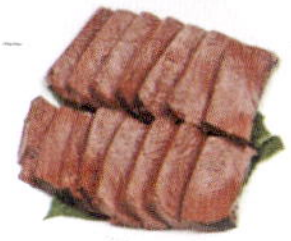

鸭血
补血解毒

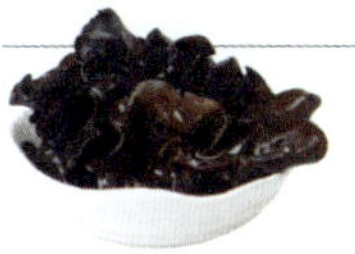

木耳
补血活血
排毒润燥

菠菜猪肝汤

补肝养血

材料 菠菜 200 克，猪肝 100 克。

调料 葱花、盐各适量。

做法

1 菠菜择洗干净，放入沸水中焯烫 30 秒，捞出，沥干，切段；猪肝洗净，煮熟，切片。

2 锅中倒油烧热，放入葱花炒香，倒入适量清水烧开，放入菠菜段和猪肝片稍煮，加盐调味即可。

用法 每周 2 次。

功效 菠菜和猪肝都富含铁，菠菜搭配猪肝煮汤食用，能使铁更好地被人体吸收，可以补肝养血，辅助调理缺铁性贫血。

汤羹

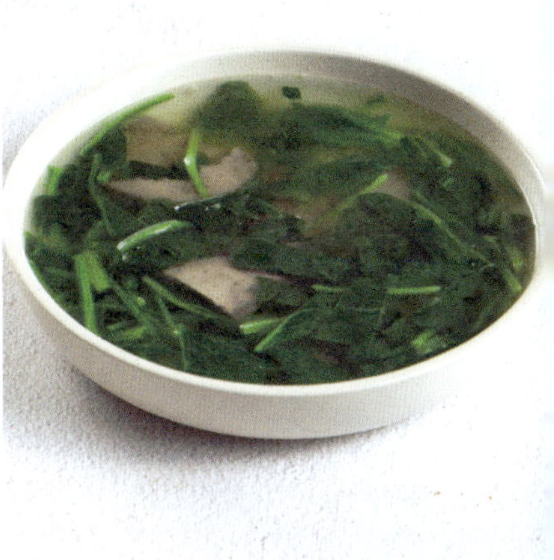

小偏方大功效

按揉血海穴调理贫血

用拇指或食指指腹按揉两侧血海穴（在股前区，髌底内侧端上 2 寸，股内侧肌隆起处）5 分钟，以有酸胀感为宜。按揉血海穴可帮助调经统血，改善贫血症状。

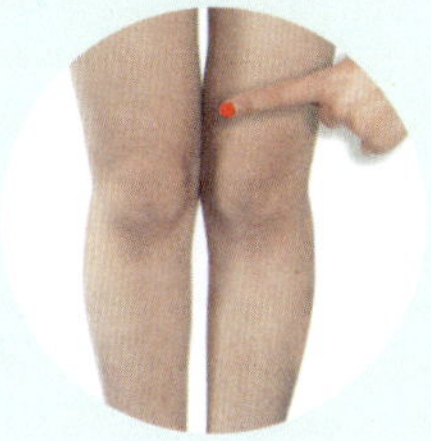

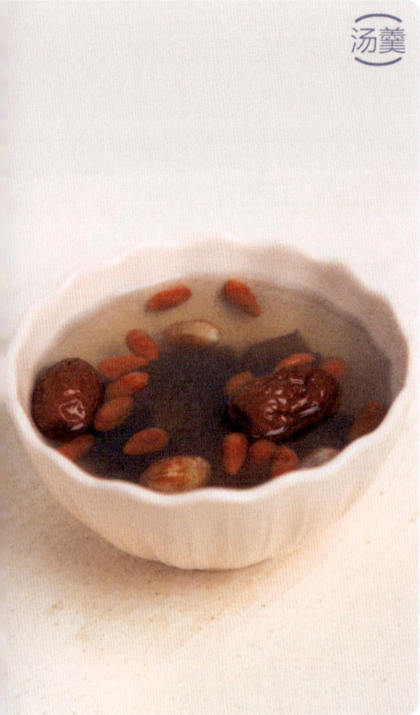

汤羹

黑红汤

补铁补血

材料 红枣、花生仁、枸杞子、水发木耳各10克。

做法 将上述食材洗净，一起放入锅中，加水煮汤，烧开后再煮15分钟即可。

用法 每日1小碗，几周后可查血红蛋白指标（血红蛋白浓度正常值范围：成年男性120~160克/升，成年女性110~150克/升）。

功效 红枣可养血安神，木耳可帮助补铁。这款黑红汤有助于补铁补血，调理缺铁性贫血。

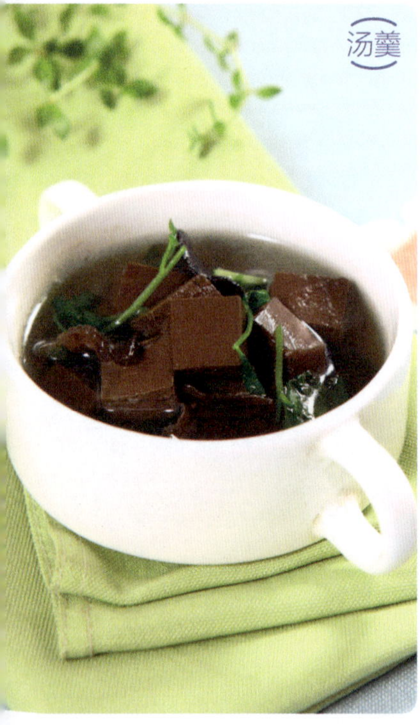

汤羹

鸭血木耳汤

养气补血

材料 鸭血200克，水发木耳25克。

调料 姜末、香菜段各少许，盐、胡椒粉、水淀粉、香油各适量。

做法

1 鸭血洗净，切小块；水发木耳洗净，撕成小片。

2 锅中加入适量清水，煮沸后放入鸭血块、木耳片、姜末，再次煮沸后转中火煮10分钟，用水淀粉勾芡，撒上胡椒粉、香菜段、盐，淋上香油即可。

用法 每周2次。

功效 鸭血“以血补血”，其与木耳都含有丰富的铁，搭配在一起煮汤，味道鲜美，养气补血。

肥胖

多吃消肿祛湿、减肥降脂的食物

中医认为，肥胖是由于过食、缺乏体力劳动等导致体内膏脂堆积过多，致体重超出正常范围，并伴有头晕乏力、神疲懒言、少动气短等的一种疾病。肥胖的人可适当吃些消肿祛湿、减肥降脂的食物，如代代花、荷叶、薏米、冬瓜等。

推荐食材

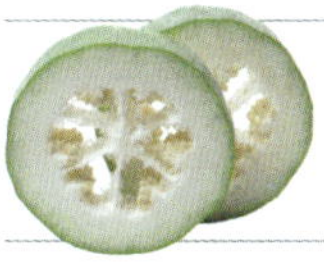

冬瓜
降脂消肿
护肾利尿

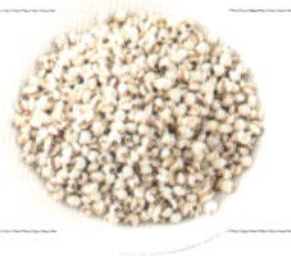

薏米
利水消肿
健脾祛湿

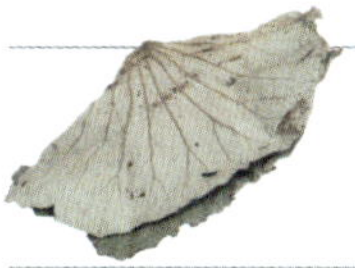

荷叶
清暑利湿
降脂减肥

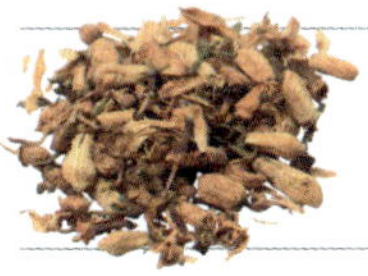

代代花
消食化浊
减肥

冬瓜汤

护肾利尿，降脂减肥

材料　冬瓜（连皮带子）50克。

调料　盐适量。

做法

1 冬瓜洗净，切块，去瓤留子。

2 将冬瓜块连皮带子放入锅中，加适量水熬汤，最后加盐调味即可。

用法　每日1次。

温馨提示　可以适量加入陈皮、姜、葱等调料，这样更能增加健脾燥湿、通阳化饮、利水的效果。

功效　冬瓜本身有降脂减肥、美容养颜、护肾利尿的功效，连皮带子煮成汤食用，利水消肿、降脂减肥的效果更好。

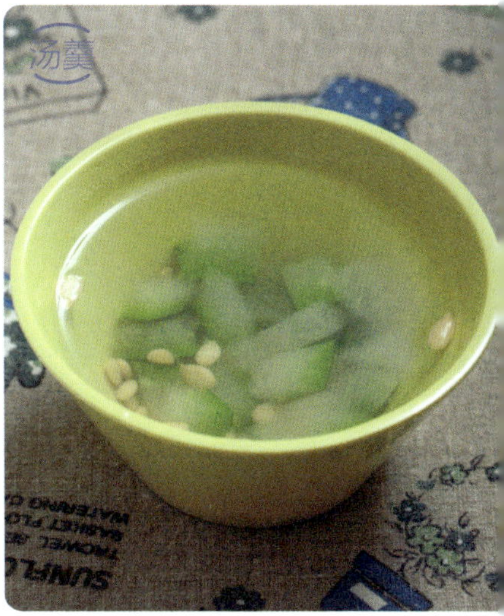

小偏方大功效

按揉内庭穴抑制食欲

内庭穴是胃经常用穴位，可帮助肥胖的人泻胃火，抑制食欲，达到减肥的效果。取正坐姿势，在足背第2趾和第3趾间的缝隙后方取穴。用食指按揉内庭穴100次，以有酸胀感为宜。

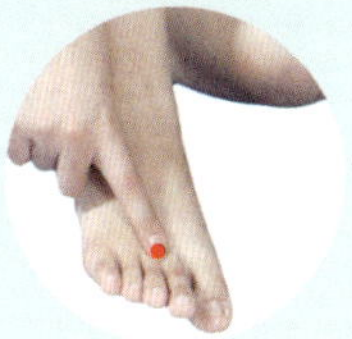

饮品

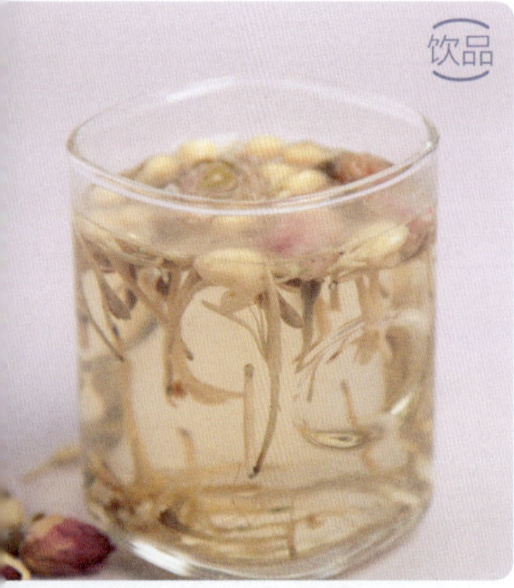

三花减肥茶

化痰除湿，减肥降脂

材料 茉莉花、玫瑰花、金银花各5克。

做法 将上述材料洗净，放入杯中，用沸水冲泡即可。

用法 代茶饮。

功效 玫瑰花可疏肝解郁；茉莉花可行气消肿；金银花可清热化痰。三者搭配制成饮品可以调畅气机、疏肝理气、帮助减肥。

饮品

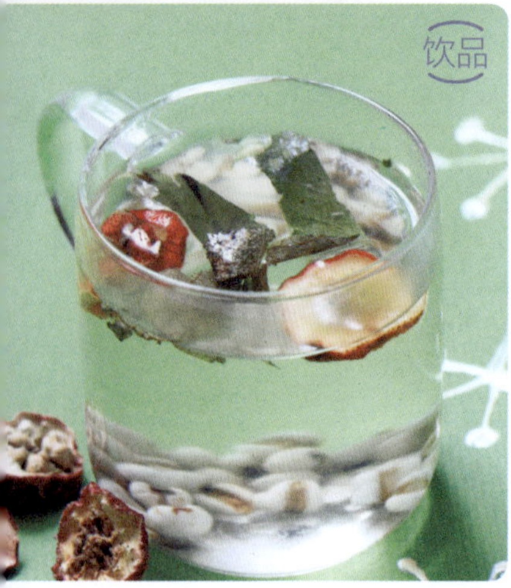

荷叶薏米茶

消肿祛湿

材料 炒薏米10克，荷叶干品5克，山楂干4克。

做法

1 荷叶、山楂干洗净浮尘。
2 将薏米、荷叶、山楂干一起放入杯中，冲入沸水，盖上盖子闷泡约8分钟即可。

用法 代茶饮。

功效 荷叶可化湿清脂、去除水肿；薏米可利水、健脾、消肿；山楂可消积滞。这款饮品可以消肿祛湿，帮助减肥。

饮品

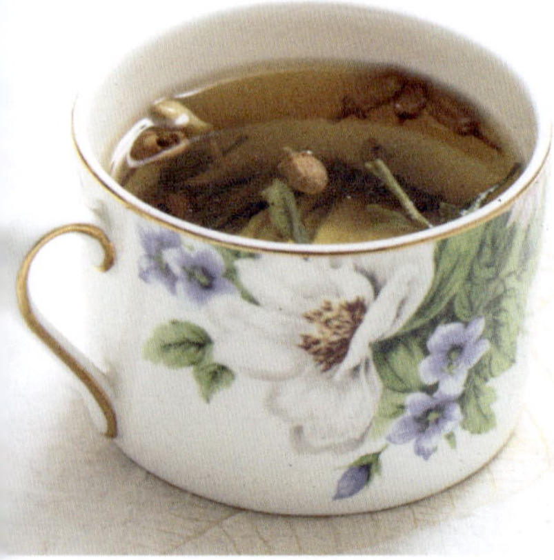

代代花绿茶

疏肝解郁，化浊降脂

材料 代代花、绿茶各5克。

做法 将洗净的代代花、绿茶一起放入杯中，冲入沸水，盖上盖子闷泡约5分钟即可。

用法 代茶饮。

功效 代代花疏肝和胃、化痰消积，绿茶清热利湿，二者搭配制成饮品可疏肝解郁、化浊降脂，帮助减肥。

红豆薏米粥

化痰利湿，理气消脂

材料 薏米50克，红豆、糯米各30克。

做法

1 薏米、红豆、糯米分别洗净，浸泡4小时。

2 锅内加适量清水烧开，加入所有材料，大火煮开后转小火煮至米烂粥熟即可。

用法 每日1碗。

功效 薏米可利水健脾；红豆可消肿排毒。二者搭配具有化痰利湿、帮助减肥的功效。这款粥尤其适合体内湿气较重的肥胖人群食用。

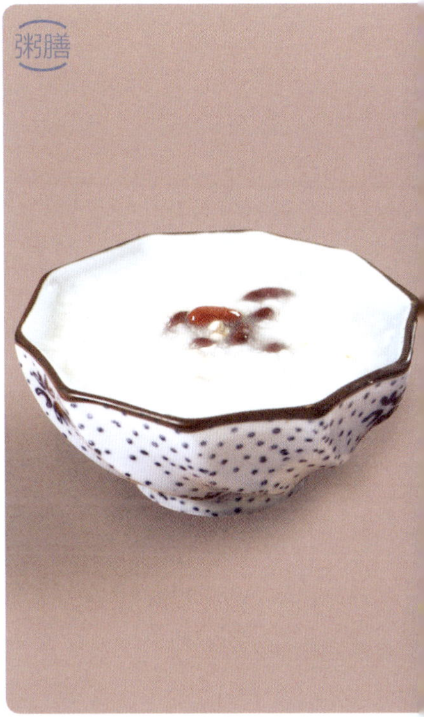

荷叶莲子粥

调控血脂

材料 鲜荷叶半张，莲子、大米、糯米各50克，枸杞子5克。

做法

1 大米洗净，浸泡30分钟；糯米洗净，浸泡4小时；荷叶洗净，放入冷水锅中，烧开，取汁；莲子、枸杞子洗净。

2 锅内倒入煮荷叶的汁，加适量清水烧开，放入大米、糯米、莲子，大火煮沸后转小火熬煮至熟，放入枸杞子煮10分钟即可。

用法 每日早晚各1碗。

功效 荷叶可祛风消肿、去脂降浊，是减肥的好食材，搭配清心的莲子和补肾的枸杞子煮成粥，可补中益气，清热消肿，调节血脂。这款粥尤其适合痰瘀型肥胖人群食用。

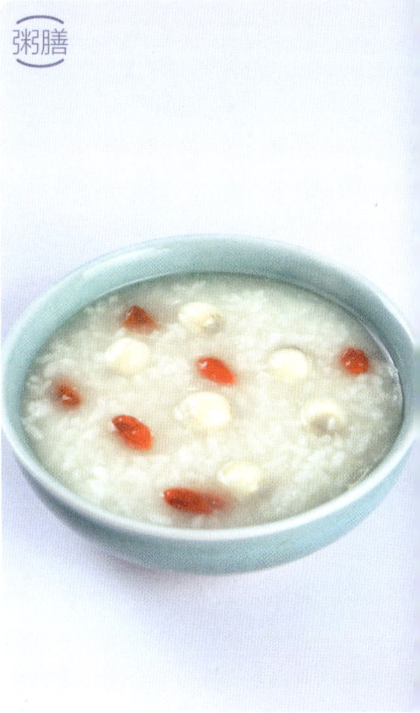

过敏性鼻炎

多吃健脾益胃、通窍止涕的食物

易过敏人群在换季时或接触到花粉、尘螨等过敏原后，鼻腔受到刺激，往往会发生过敏性鼻炎，出现鼻塞、鼻痒等不适。应对过敏性鼻炎，可适当吃些健脾益胃、通窍止涕的食物，如白扁豆、山药等。

推荐食材

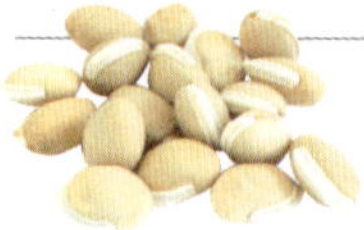

白扁豆
健脾和胃
化湿祛邪

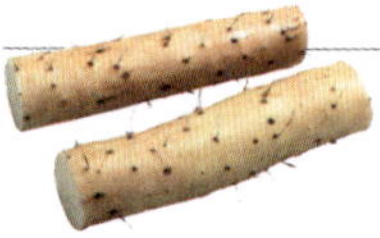

山药
健脾益胃
滋阴补气

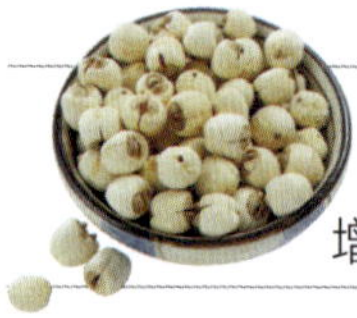

莲子
健脾养心
增强抵抗力

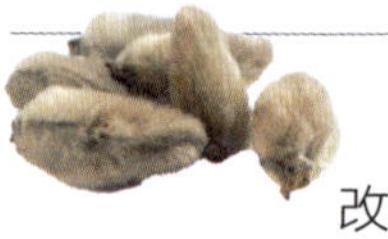

辛夷花
通鼻窍
改善鼻塞等

小偏方大功效

用药枕可减轻鼻炎不适

取白芷、川芎、藿香、黄芩各 30 克，野菊花 100 克，防风、前胡各 20 克，装入布袋做成枕头，睡觉时枕着可疏通经络、打通气血。其余时间可将药枕装进密封的塑料袋里，以减少药物有效成分的挥发。一个枕头可以用 4~6 个月。

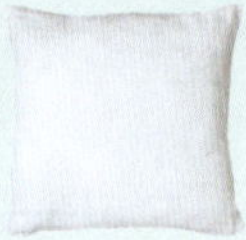

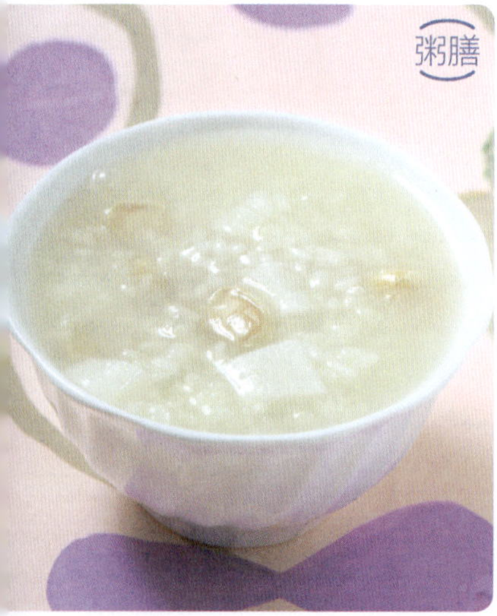

白扁豆山药粥

健脾化湿，止涕

材料 山药 100 克，白扁豆 20 克，大米 30 克。

调料 盐少许。

做法

1 山药洗净，去皮，切块；白扁豆、大米洗净。

2 将所有材料放入锅中，加适量水煮成粥，用盐调味即可。

用法 每日 2 次，隔日食用。

功效 白扁豆有健脾化湿的功效，山药可补脾益肺。二者搭配大米煮粥食用，可改善脾虚。这款粥适用于常流清涕的鼻炎患者。

莲子山药粥

健脾益气，缓解鼻炎不适

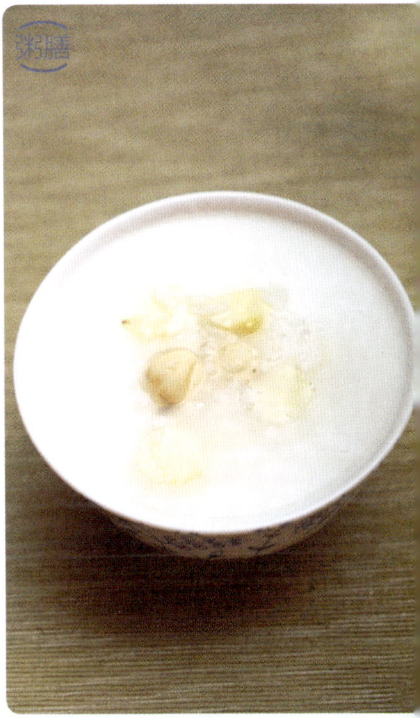

材料 莲子30克，山药80克，大米60克。

做法

1 莲子去心，洗净，浸泡2小时；山药洗净，去皮，切块；大米洗净。

2 将莲子、山药块和大米放入锅中，加适量清水，大火烧开后转小火煮至粥黏稠即可。

用法 每日早晚趁热各喝1碗。

功效 莲子可养心健脾；山药可健脾养胃。二者搭配大米煮成粥食用，可健脾益气，增强身体免疫力，帮助缓解鼻炎不适。

辛夷花煲鸡蛋

通窍，止脓涕

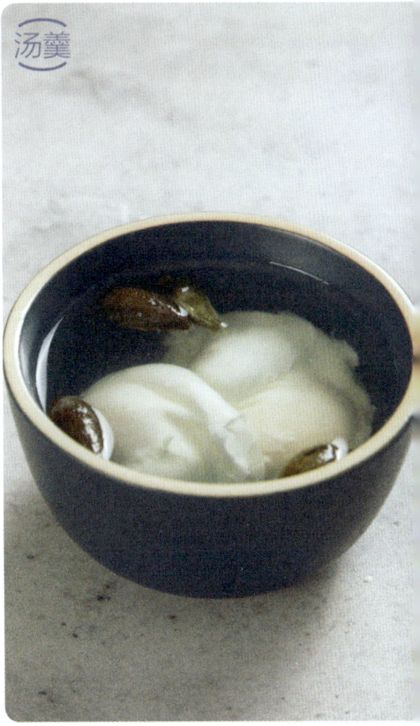

材料 辛夷花10克，鸡蛋2个。

调料 盐适量。

做法

1 将辛夷花洗净，装入干净的纱布袋中，放入锅中，加清水2碗，煎取药汁1碗。

2 将鸡蛋整个打入沸水中煮成荷包蛋。

3 锅中倒入煎好的药汁煮沸，再放入荷包蛋煮3分钟，加盐调味即可。

用法 喝汤吃鸡蛋，连吃3天左右。还可以通过闻汤的热气，缓解鼻塞。

功效 辛夷花可通鼻窍。这道菜可通窍、止脓涕、缓解头痛，帮助减轻过敏性鼻炎导致的流涕、鼻塞等不适。

温馨提示 风寒感冒、鼻塞流涕、头痛者宜用辛夷花，阴虚火旺者不宜用。

口腔溃疡

多吃清热解毒、消炎泻火的食物

口腔溃疡发生在口腔黏膜及舌边缘上，虽然是小病，但会非常疼，影响人吃饭、刷牙、说话时的状态。患了口腔溃疡可适量吃些清热消炎的食物，如绿豆、金银花等。

推荐食材

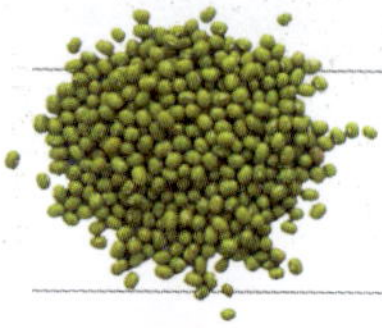

绿豆
清热解毒
止渴利尿

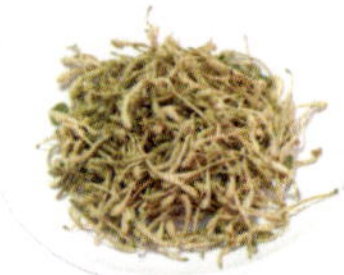

金银花
清热解毒
消炎退肿

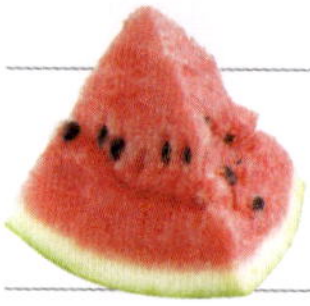

西瓜
清热去火
解暑生津

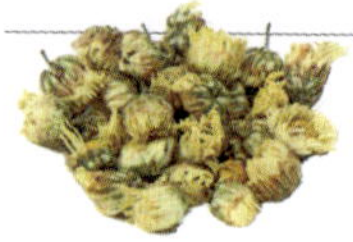

菊花
消炎散热
清肝降火

小偏方大功效

用萝卜藕汁漱口可缓解口腔溃疡

取白萝卜1个，鲜藕1段。将白萝卜和藕洗净，切块，放在干净的碗中捣碎，用消毒的双层纱布绞取汁。用此汁含漱，每日3次，连用4日可见效。

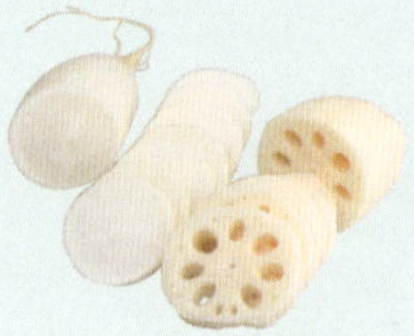

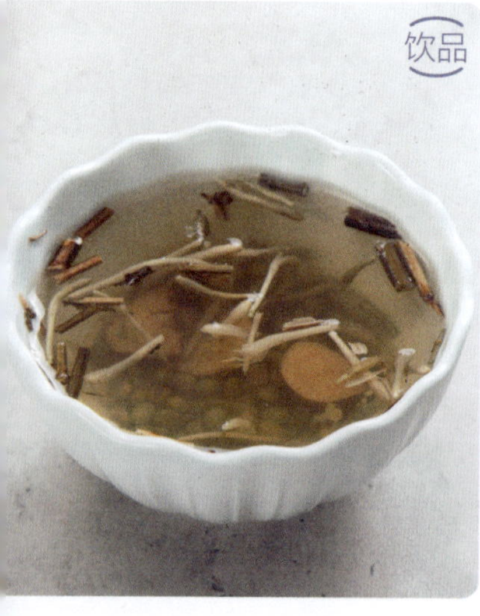

饮品

金银花薄荷绿豆饮

清热降火

材料 绿豆50克，金银花10克，薄荷、甘草各5克。

做法

1 材料分别洗净。
2 锅内加入适量清水，放入绿豆、金银花、甘草，大火煮沸后转小火熬煮至绿豆熟软，加入薄荷，继续熬煮5分钟即可。

用法 代茶饮。

功效 金银花、薄荷、甘草、绿豆均可清热解毒。四者搭配制作饮品可清热降火，帮助缓解口腔溃疡。

金银花蒲公英茶

清火消炎

饮品

材料 金银花、蒲公英各5克。

做法 将所有材料洗净，一起放入杯中，冲入沸水，盖上盖子闷泡约8分钟即可。

用法 代茶饮。

温馨提示 脾胃虚寒的人最好不要饮用。

功效 金银花、蒲公英均有清热去火、消肿散结、抗菌消炎的功效。这款饮品很适合热毒内盛导致口舌生疮的人饮用。

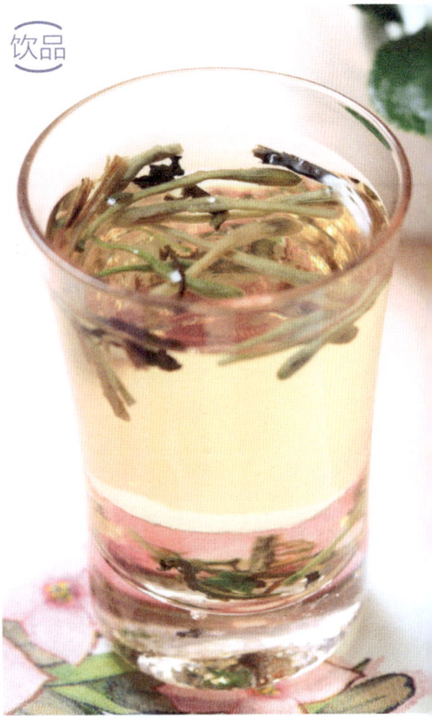

菊槐茉莉茶

清内火

饮品

材料 菊花1朵，槐花4朵,茉莉花3朵。

做法 将所有材料洗净，一起放入杯中，冲入沸水，盖上盖子闷泡约5分钟即可。

用法 代茶饮。

温馨提示 脾胃虚寒、腹泻的人最好不要饮用。

功效 菊花可清热解毒、去肝火；槐花可清热凉血、祛肠燥；茉莉花有清热解毒的功效。这款饮品可清热去火，缓解内火旺盛导致的口腔溃疡。

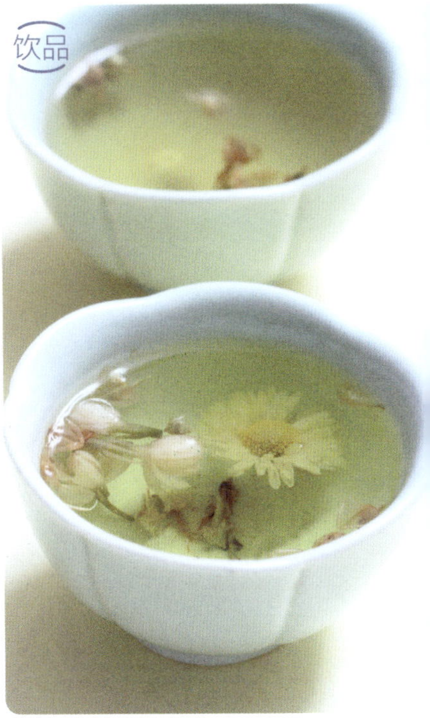

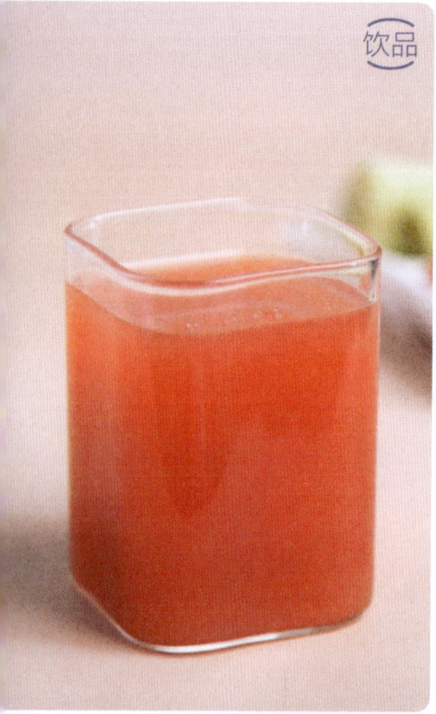

西瓜甘蔗汁

清热泻火

材料 西瓜250克，甘蔗150克。

做法

1 西瓜去皮除子，切小块；甘蔗去皮，切小块。

2 将上述材料一同放入榨汁机中，加饮用水搅打成汁，滤渣后倒入杯中即可。

用法 每日1杯。

功效 西瓜可清热解暑；甘蔗可滋阴润燥、调理脾胃。二者搭配榨汁不仅味道可口，而且健脾胃，可缓解脾胃积热引起的口腔溃疡。

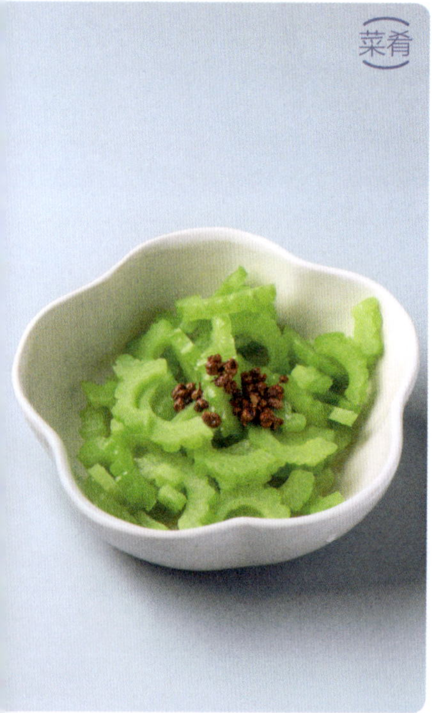

凉拌苦瓜

清热降火

材料 苦瓜300克。

调料 盐、花椒各适量，香油少许。

做法

1 苦瓜洗净，去子，切片，放入凉白开中泡30分钟，捞出，焯熟，沥干，放入盘中。

2 锅中倒油烧热，放入花椒爆香，将炸好的花椒油淋在焯好的苦瓜片上，加盐、香油拌匀即可。

用法 佐餐食用。

功效 苦瓜有清热益气、降火的功效，可治疮肿；凉拌食用不仅口味清鲜，而且可帮助缓解口腔溃疡。

口臭

多吃健脾胃、清口气的食物

很多人都会受到口臭的困扰。日常饮食若伤及脾胃，就会使胃酸反流至口腔，导致口臭。这时可适当吃些健脾胃、清口气的食物，如陈皮、生姜、薄荷、茉莉花等。

推荐食材

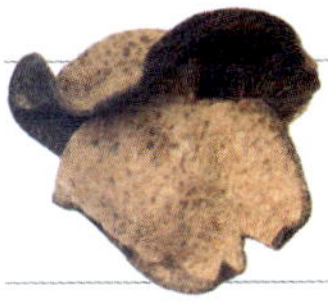

陈皮
理气健脾
燥湿化痰

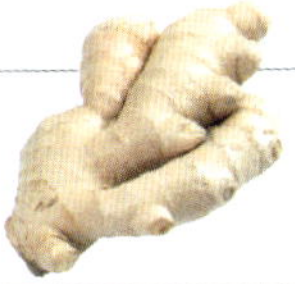

生姜
健脾胃
消炎杀菌

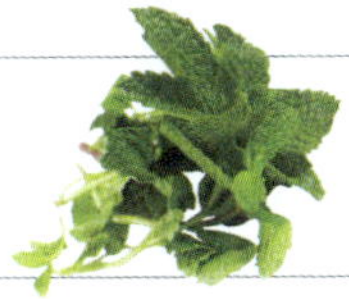

薄荷
清口气
除异味

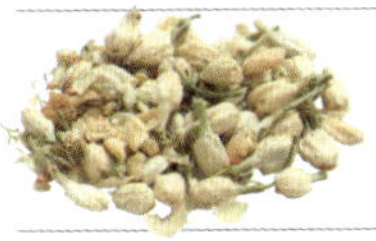

茉莉花
芳香除臭
抗菌消炎

小偏方大功效

嚼茶叶
可帮助改善口臭

当食用了葱、蒜、臭豆腐等气味较重的食物感到口腔有异味时，将一小撮茶叶放入口中细细咀嚼便可清新口气。此方法简单、便捷，可帮助改善口臭。

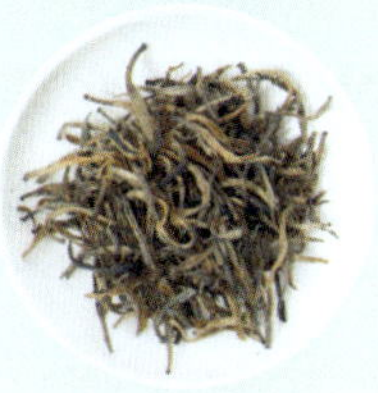

薄荷山楂水

去胃火，清口气

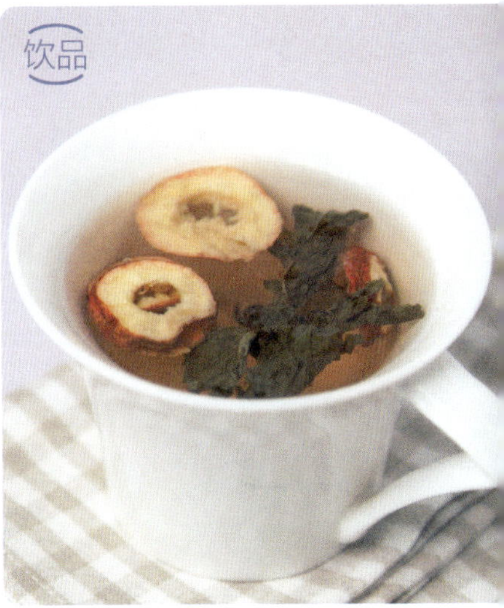

材料 薄荷叶干品5克，干山楂片15克。

调料 冰糖少许。

做法

1 薄荷叶洗净；干山楂片洗净，放入清水中略泡。

2 锅中倒入适量清水，放入山楂片，大火烧沸后转小火熬煮约20分钟，倒入杯中，放入薄荷叶和冰糖，盖上盖子闷泡约3分钟即可。

用法 每日1杯。

功效 山楂可清热生津、健胃消食，薄荷可清新口气，二者搭配制作饮品，有助于改善胃火过旺引起的口臭。

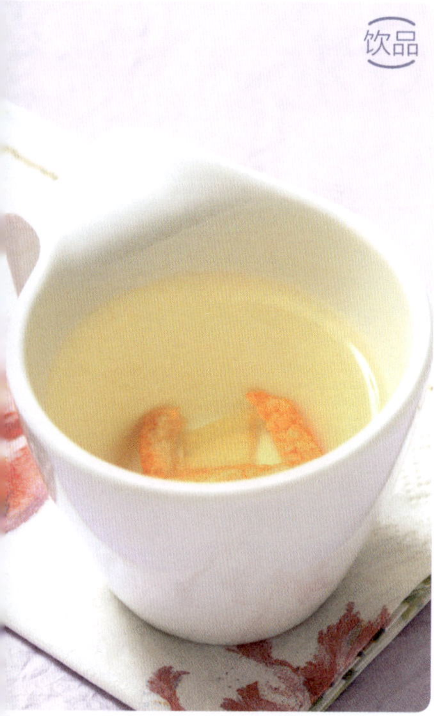

陈皮姜草茶

健胃消食去火

材料 陈皮20克，生姜片10克，甘草、茶叶各5克。

做法

1 陈皮、甘草洗净浮尘。

2 先将1000毫升水烧开，再将陈皮、生姜片、甘草与茶叶投入，泡10分钟左右，去渣即可饮用。

用法 代茶饮。

功效 陈皮可理气燥湿；生姜可健脾胃；甘草和茶叶可帮助消炎杀菌。陈皮姜草茶可改善因消化不良引起的口臭，还能进一步抑制口腔细菌繁殖。

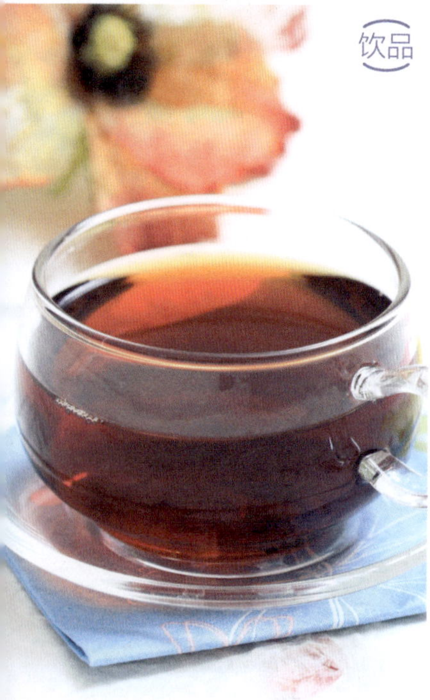

陈皮红茶

改善口臭

材料 陈皮15克，红茶适量。

做法

1 陈皮洗净浮尘。

2 将陈皮、红茶一起放入杯中，冲入沸水，盖上盖子闷泡约5分钟即可。

用法 代茶饮。

功效 陈皮可理气健脾，燥湿化痰；红茶有改善口臭的作用。适当饮用陈皮红茶有助于改善口腔环境。

薄荷菊花茶

清热去火

材料 薄荷叶干品、菊花各5克。

做法

1 薄荷叶、菊花洗净浮尘。

2 将所有材料一起放入杯中，冲入沸水，盖上盖子闷泡约5分钟即可。

用法 代茶饮。

功效 薄荷和菊花皆可抗菌、清口气，改善口腔环境。这款饮品可抗菌消炎、清热去火、改善口臭。

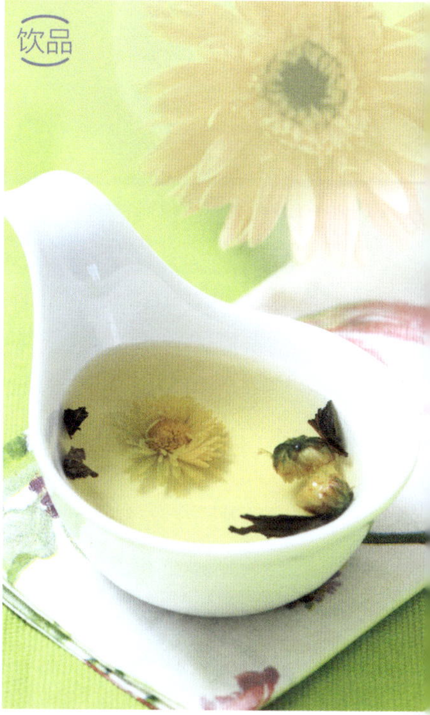

茉莉桂花茶

清新口气

材料 茉莉花、桂花各6克。

做法

1 茉莉花、桂花洗净浮尘。

2 将上述材料一起放入杯中，冲入沸水，盖上盖子闷泡3~5分钟即可。

用法 代茶饮。

功效 茉莉花可温中和胃、清热解毒；桂花可行气化浊。二者搭配制茶芳香除臭，可帮助清新口气。

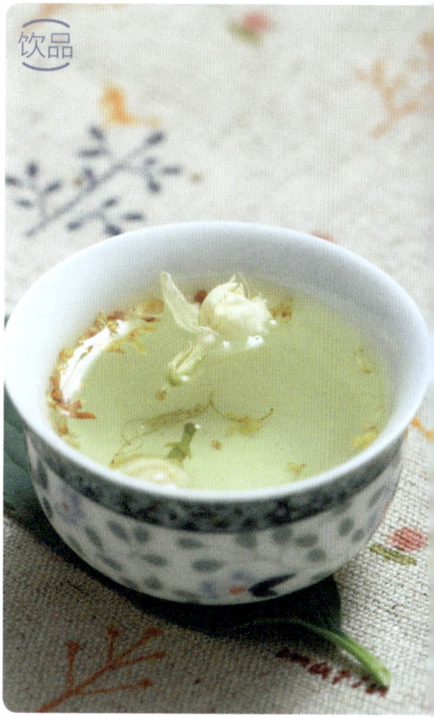

湿疹、荨麻疹

多吃疏风清热、利湿止痒的食物

湿疹和荨麻疹是两种常见的皮肤病，表现为皮肤发红、瘙痒难耐，并且常常反复发作。患湿疹和荨麻疹的人可适当吃些疏风清热、利湿止痒的食物，如玉米须、紫苏叶、金银花、冬瓜等。

推荐食材

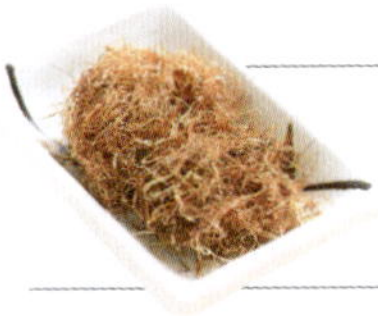

玉米须
清热利湿
利水消肿

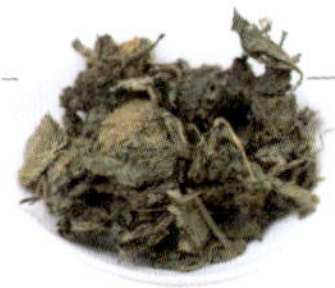

紫苏叶
疏风散寒
解表止痒

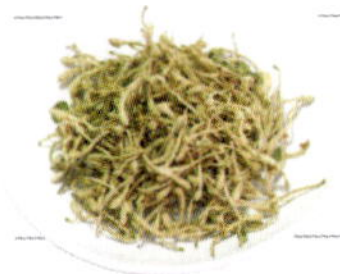

金银花
清热解毒
止痒抑菌

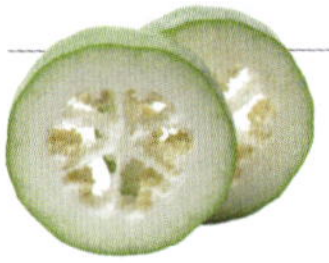

冬瓜
清热利湿
利水消肿

小偏方大功效

用金银花蒲公英水擦身帮助改善湿疹与荨麻疹

取蒲公英、金银花各20克，加入足量清水煮沸，凉至温热，用其擦洗身体，有助于改善湿疹与荨麻疹。

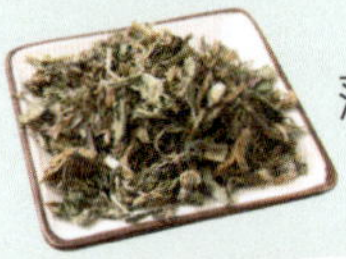

蒲公英

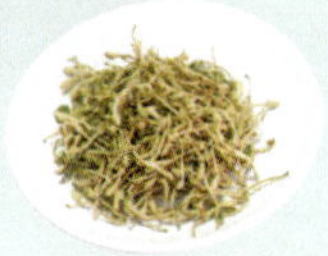

金银花

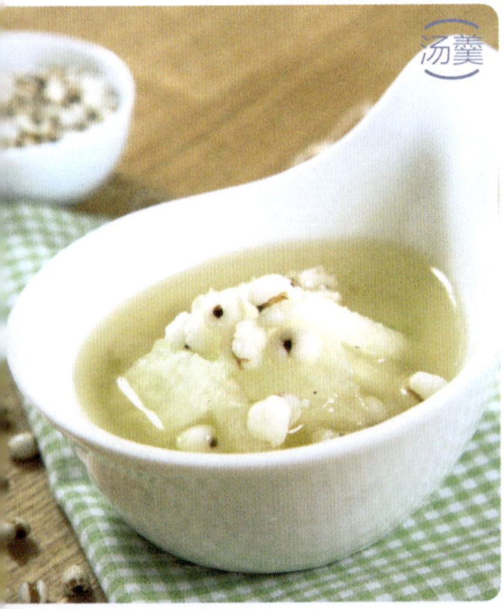

冬瓜薏米汤

清热利湿，止痒

材料 冬瓜100克，薏米50克。

调料 盐适量。

做法

1 薏米洗净，浸泡4小时；冬瓜洗净，去皮除瓤，切块备用。

2 锅中加入薏米和适量清水，大火烧开后转小火煮10分钟，加入冬瓜块，再煮8分钟，加盐调味即可。

用法 佐餐食用。

功效 冬瓜有利水消肿、清热排毒的功效；薏米可利水渗湿、健脾益胃。冬瓜薏米汤可清除体内湿邪，帮助改善湿疹、荨麻疹的红、肿、痒等问题。

玉米须水

疏风解表，通腑泄热

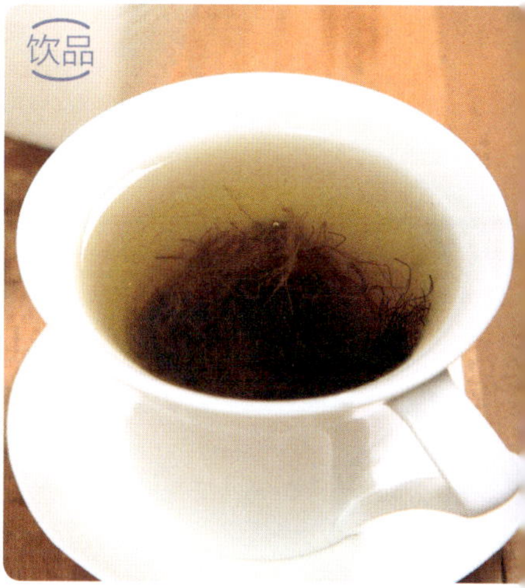

材料 玉米须干品50克（鲜品150克）。

做法 玉米须洗净，放入锅中，加温水600毫升，用小火煎煮20分钟左右即可。

用法 代茶饮。

功效 玉米须可疏风解表、利水消肿。这款饮品可帮助缓解因胃肠湿热引起的湿疹。

紫苏菊花消炎茶

疏风散寒，解表止痒

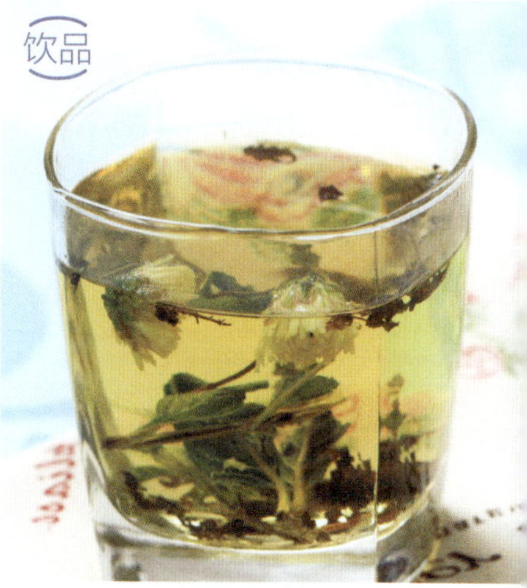

材料 紫苏叶、野菊花、薄荷叶干品各3克。

做法 将所有材料洗净，一起放入杯中，冲入沸水，浸泡3~5分钟即可。

用法 代茶饮。

功效 紫苏叶可解肌发表、疏风止痒；野菊花可消炎解毒、消肿；薄荷叶可散风热。三者搭配制成饮品可帮助消炎、抗过敏，适用于荨麻疹患者。

金银花茶

疏风清热，解表止痒

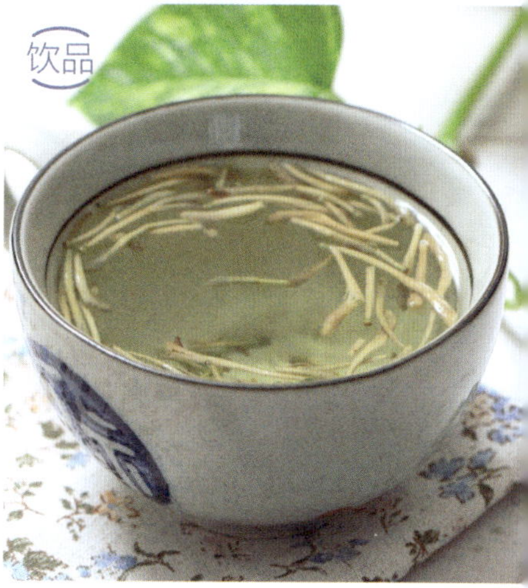

材料 金银花5克。

调料 蜂蜜适量。

做法 将洗净的金银花放入杯中，用沸水冲泡，凉温后加蜂蜜搅拌均匀即可。

用法 代茶饮。

功效 金银花有清热解毒、消炎杀菌的功效，制成饮品，可疏风散热、解表止痒，缓解湿疹、荨麻疹的瘙痒症状。

牙疼

多吃消炎去火、清热解毒的食物

很多人因上火导致牙疼后，吞咽和咀嚼食物受到影响，食欲不振，甚至彻夜难眠，影响正常生活。牙疼的人可适当吃些消炎去火、清热解毒的食物，如金银花、甘草、竹叶等。

推荐食材

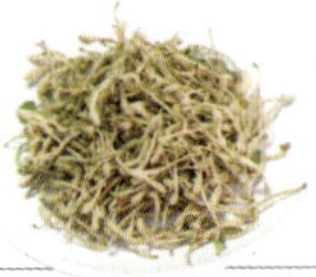

金银花
清热去火
消炎消肿

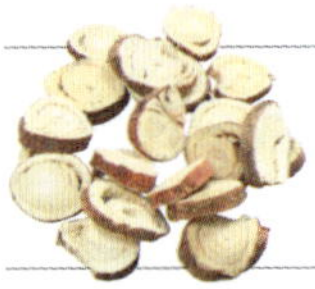

甘草
清热解毒
缓急止痛

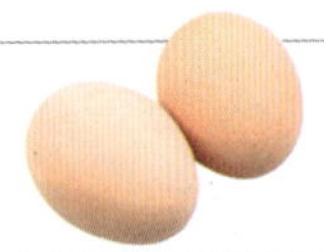

鸡蛋
滋阴降火
缓解牙疼

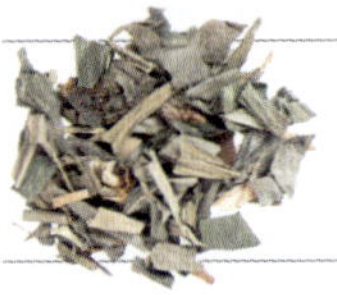

竹叶
清热解毒
利水消肿

小偏方大功效

用花椒敷疼痛处
有助于缓解牙疼

取1~2粒干花椒，去子后放在牙疼的位置咬实，体会麻木感，此时牙疼通常会减轻。此方法可帮助快速缓解牙疼。

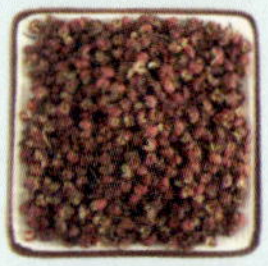

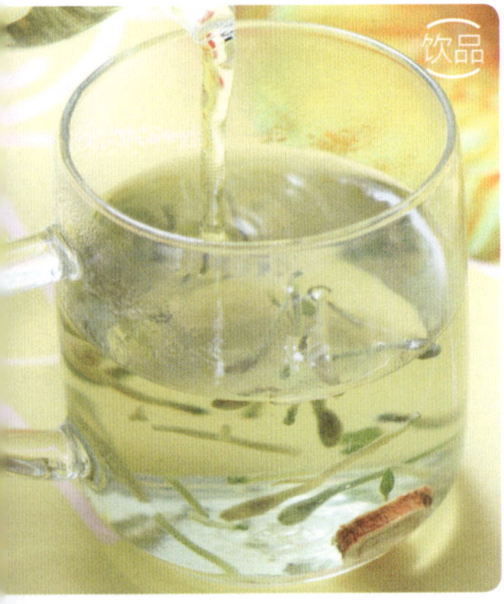

金银花甘草水

清热消炎，解毒凉血

材料 薄荷叶10克，金银花15克，甘草5克。

做法

1 薄荷叶、金银花、甘草洗净。

2 将所有食材一起放入壶中，加适量清水，大火煮沸后转小火煮20分钟左右即可。

用法 代茶饮。

功效 金银花被称为“夏季第一花”，有清热解毒、消炎凉血的功效；甘草可清热解毒、补脾益气；薄荷叶可疏散风热。金银花甘草水很适合上火、牙龈肿痛的人喝。

白胡椒鸡蛋汤

调理受寒引起的虚火牙疼

材料 鸡蛋1个，白胡椒粉适量。

调料 香油适量。

做法

1 生鸡蛋打在碗里搅拌均匀，转圈倒入开水，烫熟蛋液，然后盖上盖子闷3分钟。

2 加入白胡椒粉、香油调味，搅拌均匀即可。

用法 每日1次，见效为止。

功效 鸡蛋可滋阴降火；香油可下火通便；白胡椒粉可通三焦，帮助身体排毒。白胡椒鸡蛋汤可调理由虚火引起的牙疼等。

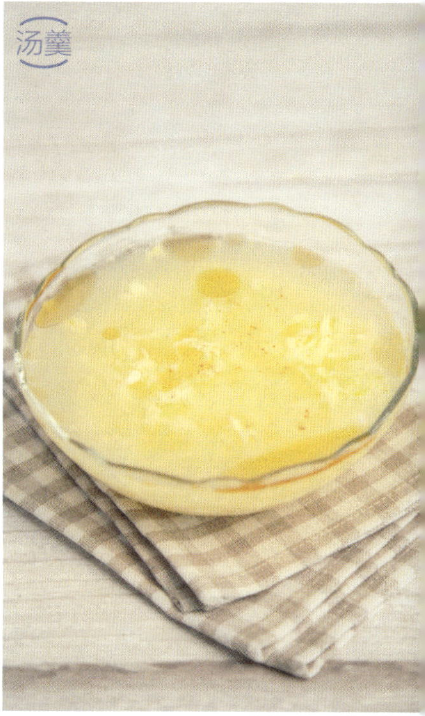

竹叶绿豆水冲鸡蛋汤

除烦止痛

材料 竹叶10片，绿豆30粒，鸡蛋1个。

做法

1 竹叶洗净；绿豆洗净，浸泡4小时。

2 将竹叶、绿豆一起放入锅中，加适量水大火煮开，再转小火煮10分钟。

3 将鸡蛋打入碗中，搅拌均匀，然后边倒入熬好的竹叶绿豆水边搅拌鸡蛋液，冲出鸡蛋花即可。

用法 每日1次，见效为止。

功效 竹叶可清心除烦、利尿通淋；绿豆可清热解毒；鸡蛋可滋阴润燥。这款汤羹是通用的下火方，对牙疼、咽痛、烂嘴角等都有不错的效果。

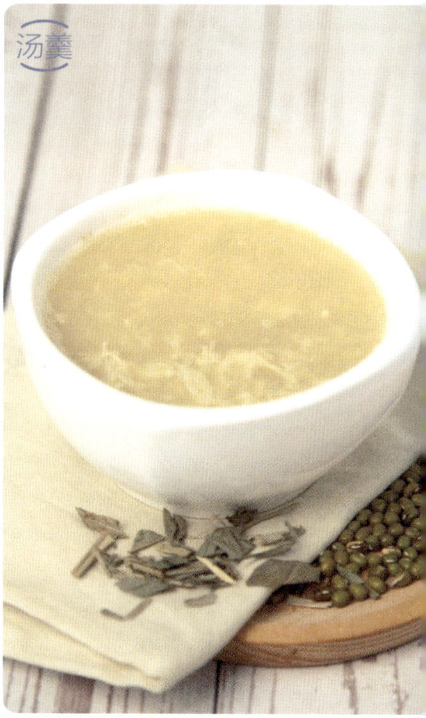

晕车晕船

多吃理气开胃、降逆止呕的食物

在坐车或坐船时，有些人会出现头晕目眩、恶心、出冷汗甚至呕吐等症状。容易晕车晕船的人，要注意在行程开始之前不要吃得太饱，也可适当吃些理气开胃、降逆止呕的食物，如生姜、橘子等。

推荐食材

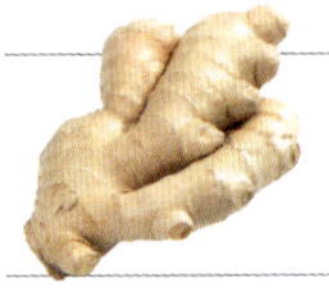

生姜
发表散寒
健脾止呕

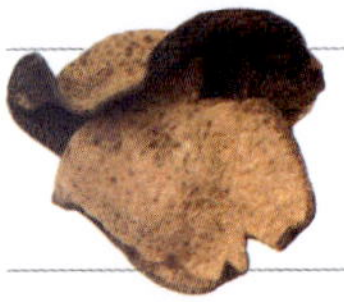

陈皮
理气和胃
降逆止呕

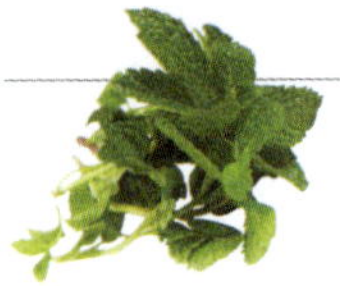

薄荷
清利头目
提神醒脑

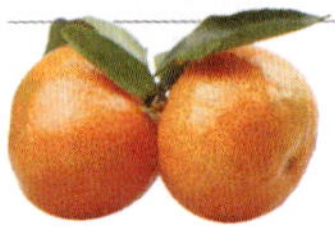

橘子
开胃理气
生津提神

小偏方大功效

用生姜片贴肚脐可帮助缓解晕车晕船

取新鲜生姜2片。将新鲜生姜片贴于肚脐眼处（神阙穴）或内关穴处（腕横纹上2寸），然后用胶布或伤湿止痛膏固定。此方法可解表散寒、温中止呕，帮助缓解晕车晕船。

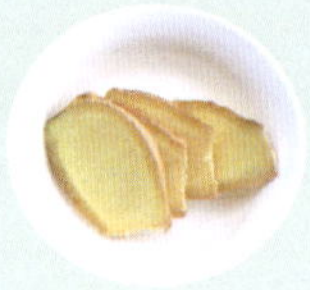

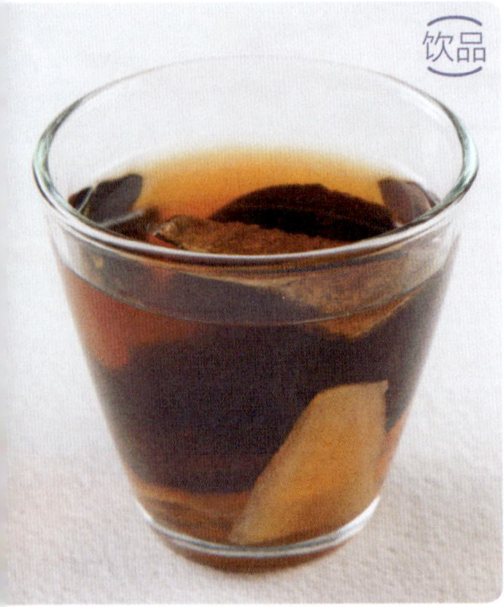

生姜陈皮饮

降逆止呕

材料 陈皮5克，生姜2片。

做法

1 生姜片、陈皮分别洗净。

2 将生姜片、陈皮放入杯中，用沸水冲泡，盖上盖子闷10分钟即可。

用法 代茶频饮。

功效 生姜有解表发汗、降逆止呕的功效；陈皮可理气健脾。生姜陈皮饮可降逆、和胃、止呕，缓解晕车晕船。

荸荠薄荷饮

清利头目，缓解晕车晕船症状

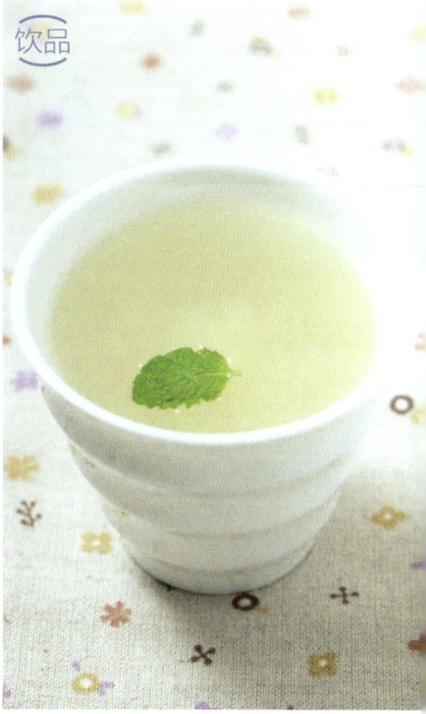

材料 荸荠200克，鲜薄荷叶10克。

调料 白糖3克。

做法

1 荸荠洗净，去皮，切碎，捣成汁；鲜薄荷叶洗净。

2 将鲜薄荷叶和白糖一起放入碗中，捣烂，然后放入荸荠汁中，加水500毫升，煎成200毫升即可。

用法 代茶频饮。

功效 薄荷可提神醒脑；荸荠可促进消化。二者搭配制成饮品可清利头目，帮助缓解晕车晕船症状。

橘子汁

预防晕车晕船

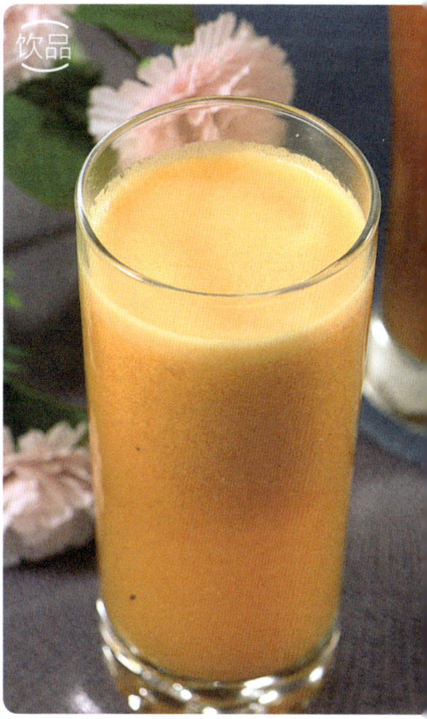

材料 鲜橘子250克。

调料 蜂蜜适量。

做法

1 鲜橘子洗净，去皮除子，切块。

2 将橘子块放入榨汁机中打成汁。

3 将榨好的橘子汁倒入杯中，加入适量蜂蜜调匀即可。

用法 乘车、乘船前适量饮用。

功效 橘子甘酸，有开胃理气的功效，制成橘子汁饮用可帮助缓解晕车晕船症状。

中暑

多吃清热解暑、养阴除烦的食物

夏季易中暑，中暑时会出现不自觉冒汗、头晕无力、胸闷气短、恶心等症状。中暑时应立即转移至阴凉通风处休息，补充含钠和钾的水。夏季可适当多吃一些消暑养阴的食物，如绿豆、西瓜等。

推荐食材

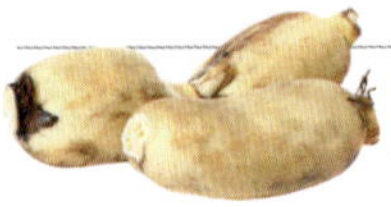

莲藕
清热凉血
健脾开胃

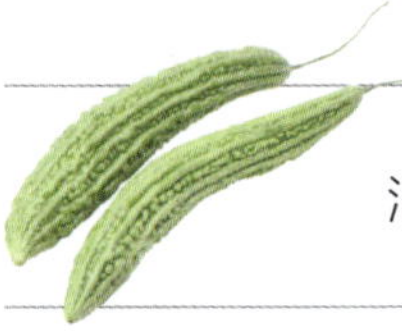

苦瓜
消暑益气
止烦渴

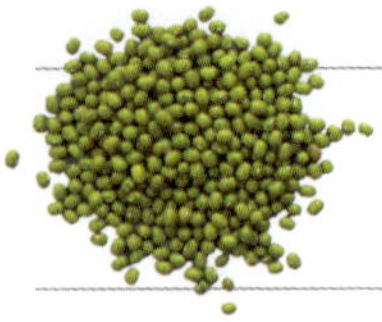

绿豆
清热解毒
消暑利水

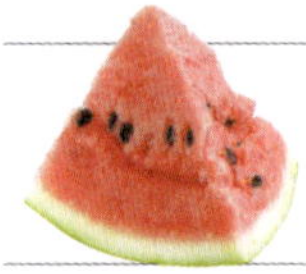

西瓜
利尿除烦
消暑解热

小偏方大功效

藿香正气水可帮助缓解湿热中暑

藿香正气水有解表化湿、理气和中的作用，有助于缓解头痛头晕、胸膈痞闷、脘腹胀痛、呕吐泄泻等中暑症状，药店即可买到。使用时摇匀，每次口服 5~10 毫升，每日 2 次。

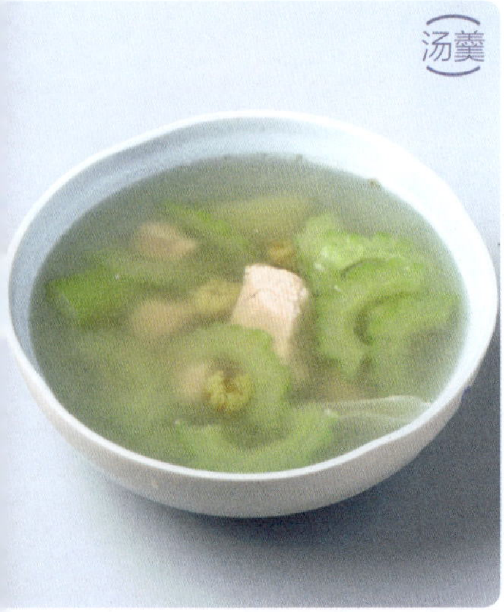

汤羹

苦瓜菊花瘦肉汤

消暑除热

材料 猪瘦肉、苦瓜各 200 克，菊花 15 克。

调料 葱段、姜片、盐各适量。

做法

1 猪瘦肉洗净，焯水，切块；苦瓜洗净，去瓤，切片；菊花洗净，浸泡 5 分钟。

2 锅中倒入适量清水，烧沸后放入瘦肉块、苦瓜片、菊花、葱段、姜片，小火慢炖 1.5 小时，加盐调味即可。

用法 佐餐食用。

苦瓜绿豆汤

清热解暑

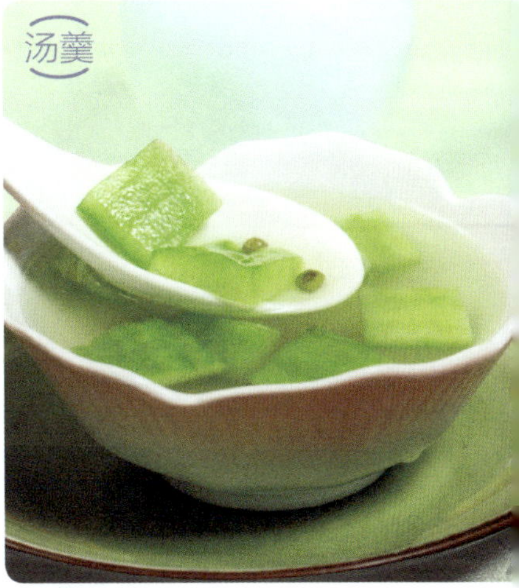

材料 苦瓜100克，绿豆25克。

调料 冰糖适量。

做法

1 绿豆洗净，浸泡30分钟；苦瓜洗净，去瓤，切块。

2 锅中倒入适量清水，放入冰糖，煮沸后放入绿豆煮25分钟，再放入苦瓜块煮至绿豆熟烂即可。

用法 每日1~2次。

五汁饮

益气养阴，清热解暑

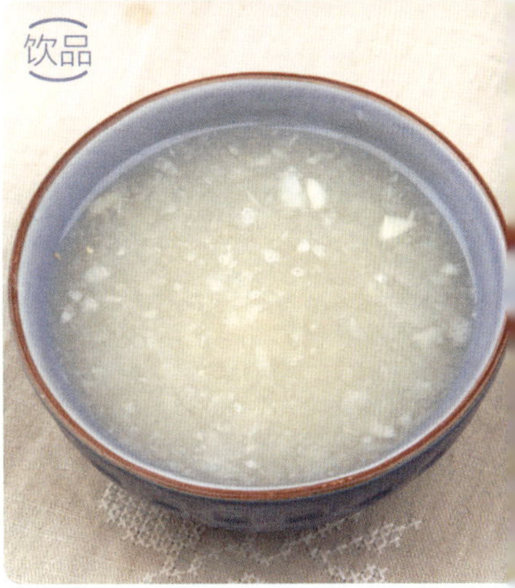

材料 梨汁30克，荸荠汁、莲藕汁各20克，麦冬汁10克，鲜芦根汁25克。

做法 将5种汁放入锅内，加适量水，大火烧开后转小火煮15分钟即可。

用法 代茶频饮。

功效 梨有清热滋阴的功效；荸荠可生津止渴、清热解暑；莲藕可清热凉血；麦冬可养阴清心；芦根可清热生津。这款五汁饮可清热解暑，缓解中暑症状。

西瓜汁

清热解暑

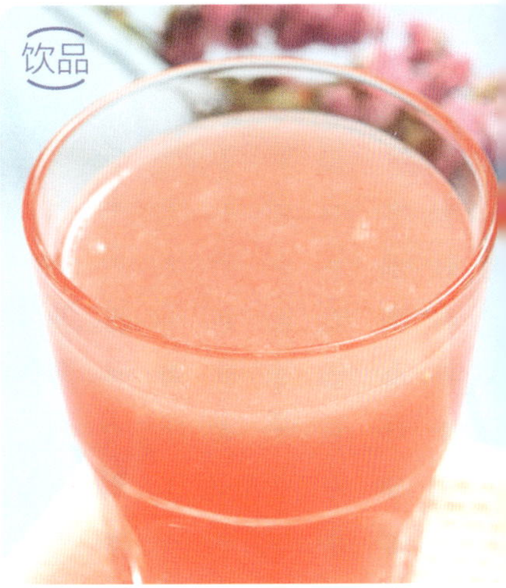

材料 西瓜250克。

做法

1 西瓜去皮除子，切小块。

2 将西瓜块放入榨汁机中搅打成汁即可。

用法 每日1杯。

功效 西瓜汁不仅清甜可口，而且有利尿通便、生津止渴、清热解暑的功效。

温馨提示 西瓜汁性寒，不宜空腹饮用。

专题

滋补五脏的5个小茶方

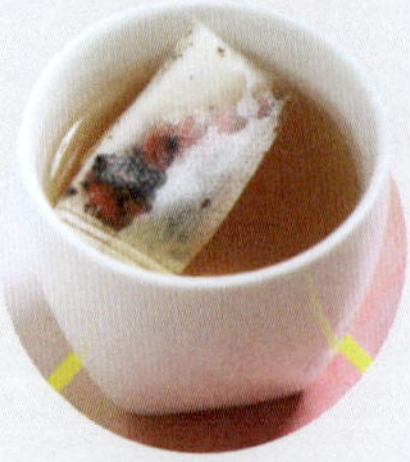

枸杞五味子茶　滋心益肾，补五脏

材料　枸杞子、五味子各6克。

做法

1 五味子洗净，捣碎，与洗净的枸杞子一同装入茶包。

2 将茶包放入杯中，用沸水冲泡，盖上盖子闷泡20分钟即可。

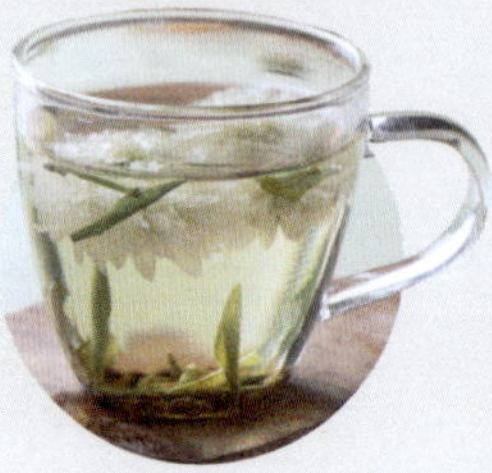

菊花决明子绿茶　滋肝降火，减肥通便

材料　菊花5克，决明子、绿茶各10克。

做法　将上述材料洗净，一同放入杯中，用沸水冲泡即可。

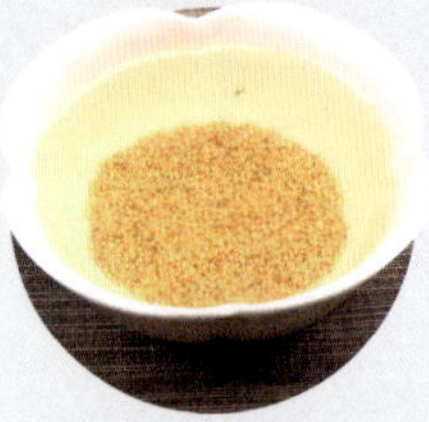

党参小米茶　健脾益胃，补中益气

材料　党参20克，小米100克。

做法

1 党参洗净，用研磨器粉碎；小米洗净，放入锅中炒熟。

2 将处理好的材料放入砂锅中，加水1000毫升，用小火煮至水剩一半即可。

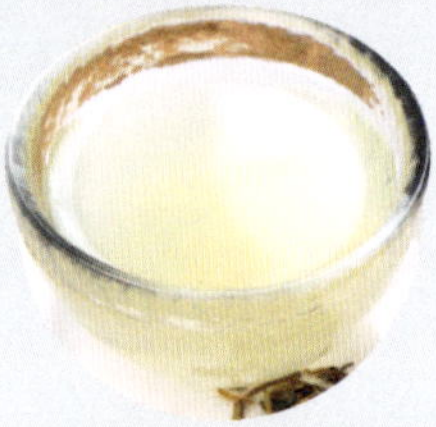

金银花甘蔗茶　滋阴润肺，清热解毒

材料　金银花10克，甘蔗汁100毫升。

做法

1 金银花洗净，放入锅中，加100毫升水煎汁。

2 将甘蔗汁倒入煎好的金银花汁中，煎煮片刻即可。

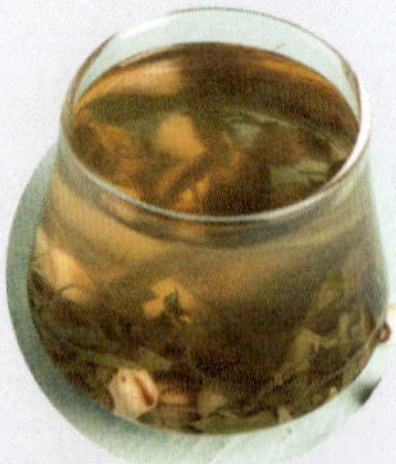

莲子绿茶　清肝火，安心神

材料　莲子、绿茶各10克。

调料　冰糖5克。

做法

1 莲子、绿茶分别洗净，放入杯中。

2 冲入沸水，加入冰糖，盖上盖子闷泡30分钟即可。

第2章

小儿常见病不用慌，食疗方来帮大忙

吃饭不香

多吃性质平和、温补脾胃的食物

有的孩子缺乏食欲，稍微多吃点就觉得肚子胀，或者吃起饭来挑肥拣瘦，这些情况往往是脾胃不和引起的。此时可适当吃些性质平和、温补脾胃的食物，如淮山药、南瓜等，帮助孩子恢复食欲。

推荐食材

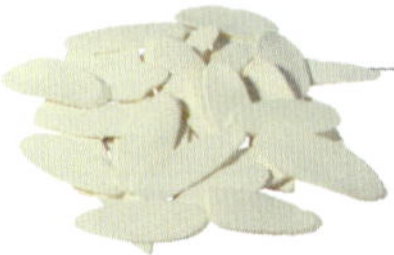

淮山药
健脾益气
帮助运化

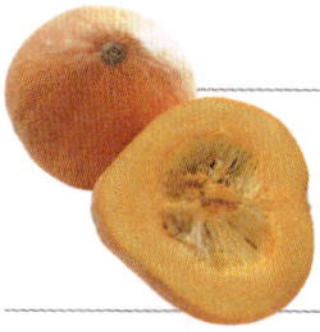

南瓜
健脾胃
助运化

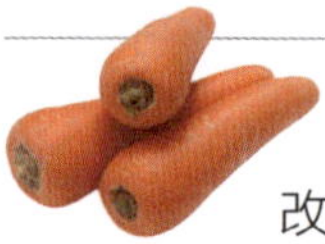

胡萝卜
健脾助运
改善脾虚食少

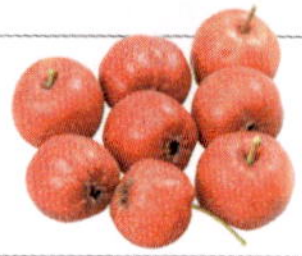

山楂
健脾开胃
理气消食

小偏方大功效

捏脊改善脾胃消化功能

捏脊是家长用拇指与食指、中指自下而上提捏孩子脊旁1.5寸处，每捏三下将背脊皮肤提一下，通常捏3～5遍。捏脊可补益脾胃。

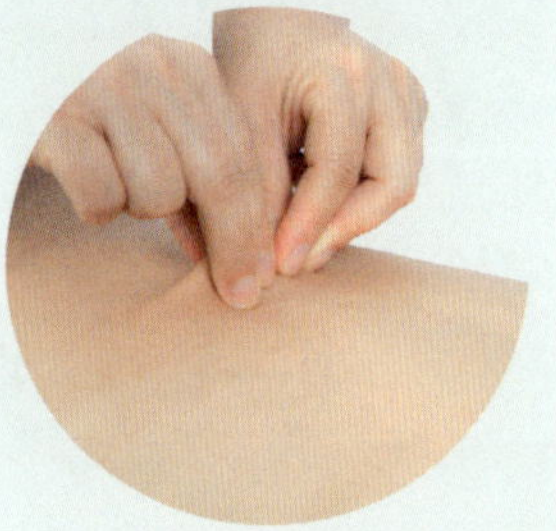

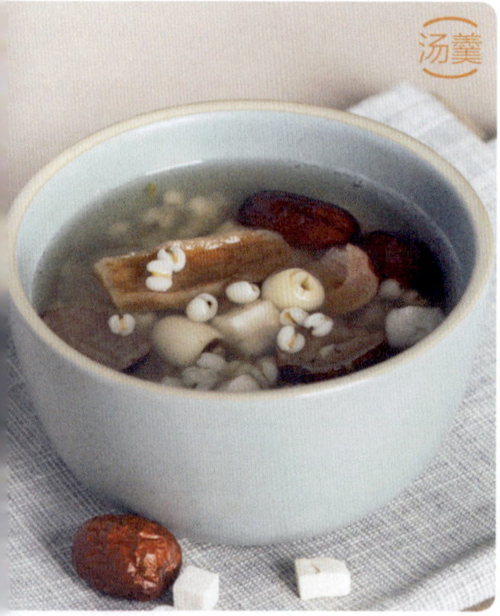

小儿健脾汤

健脾胃，促消化

材料 淮山药、茯苓各10克，薏米50克，莲子15克，红枣20克。

做法

1 淮山药、茯苓、薏米、莲子分别洗净；红枣洗净，去核。

2 将上述材料放入锅内，加适量清水，大火煮开后转小火慢煮30～40分钟。

用法 每周2～3次。

功效 淮山药有健脾胃、促消化的功效；茯苓可以渗湿利水、宁心安神；薏米可以健脾补肺、清热利湿；莲子可以补脾安神；红枣可以温补脾胃，改善食欲。

牛奶南瓜粥

滋养脾胃，改善厌食少食

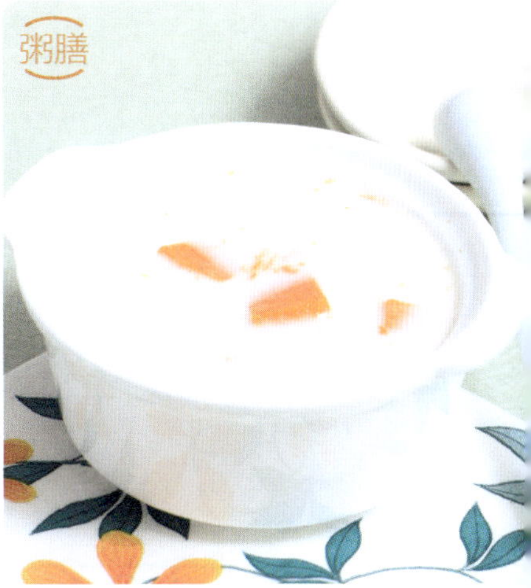

材料 大米100克，南瓜150克，牛奶200克。

做法

1 南瓜洗净，去皮除瓤，切块，蒸软；大米洗净，浸泡30分钟。

2 锅内倒入适量清水烧开，放入大米，大火煮沸后转小火熬煮成粥，加入蒸软的南瓜块、牛奶拌匀即可。

用法 每周2~3次。

山楂薏米陈皮粥

健脾开胃

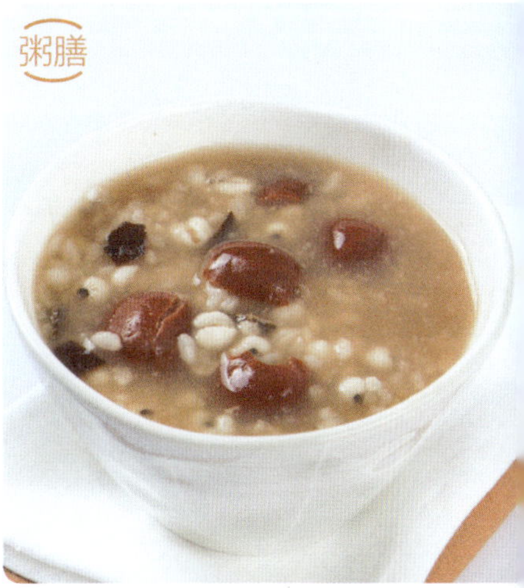

材料 大米、薏米各30克，山楂10克，陈皮5克。

调料 红糖3克。

做法

1 陈皮洗净，切丁；大米淘洗干净，浸泡30分钟；薏米淘洗干净，浸泡3小时；山楂洗净，去核切块。

2 锅内加入适量清水烧开，加入陈皮丁、大米、薏米、山楂块，大火煮开后转小火煮50分钟，加入红糖搅匀即可。

用法 每周2~3次。

胡萝卜小米粥

运脾开胃

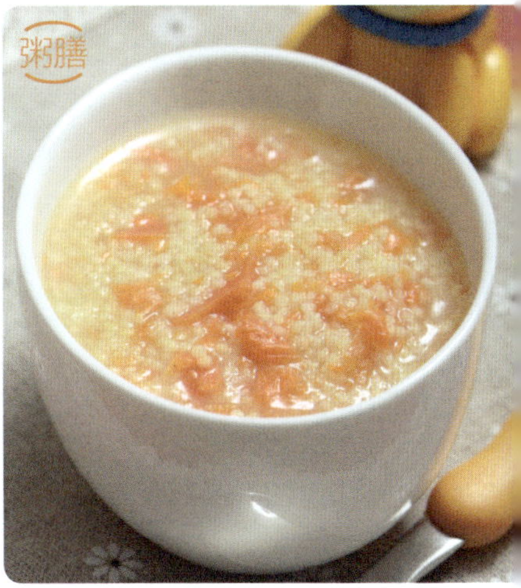

材料 胡萝卜、小米各40克。

做法

1 小米洗净，加适量清水熬成粥；胡萝卜洗净，去皮，切块，蒸熟后压成泥。

2 将胡萝卜泥放入盛有小米粥的锅中搅匀，稍煮即可。

用法 每周2~3次。

功效 小米、胡萝卜都有健脾的作用。二者煮粥食用可以增强脾胃的运化功能，改善脾胃失和、水谷受纳运化失常导致的厌食症状。

小儿肥胖

健脾养胃、益气除湿是关键

孩子肥胖多与饮食有关：总是吃零食，暴饮暴食，不喜欢吃蔬菜和水果。这会给孩子脾胃增加负担，再加上活动量不够，就会引起肥胖。这样的孩子宜吃冬瓜、山药、木瓜等健脾养胃、益气除湿的食物。

推荐食材

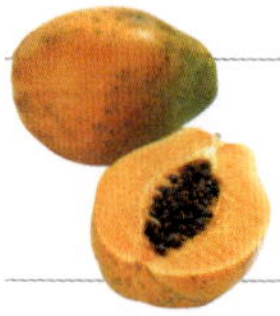

木瓜
消脂减肥
行气活血

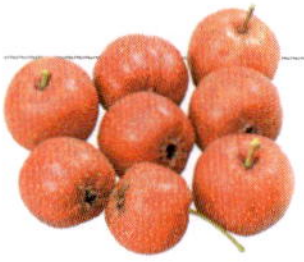

山楂
健脾养胃
促进消化

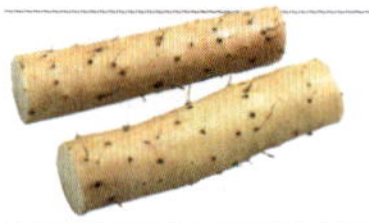

山药
补脾养胃
生津益肺

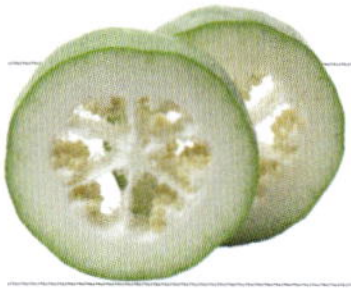

冬瓜
清热利湿
消脂减肥

小偏方大功效

按摩中脘穴
可健脾益气

中脘穴位于肚脐上4寸，在前正中线上。家长用食指、中指、无名指三指按摩孩子的中脘穴3~5分钟，可以消食健脾，预防和调理小儿肥胖。

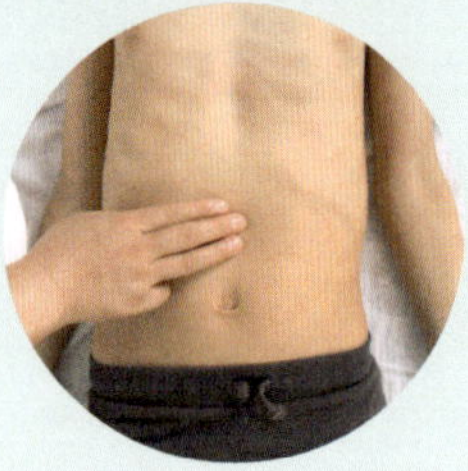

汤羹

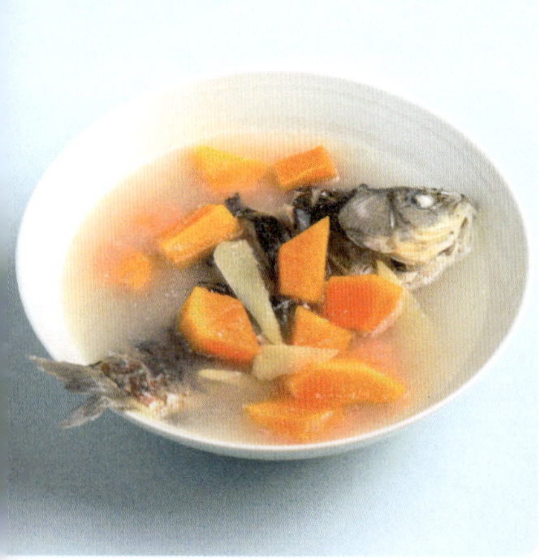

木瓜鲫鱼汤

健脾消食，控制体重

材料 鲫鱼1条（约250克），木瓜100克。

调料 姜片5克，盐2克。

做法

1 将鲫鱼处理干净，在鱼身上划几刀；木瓜洗净，去皮除瓤，切小块。

2 锅内倒油烧热，下鲫鱼小火慢煎后捞出。

3 砂锅内放适量清水烧开，放入煎好的鲫鱼和姜片，炖到汤成乳白色，再放入木瓜块炖10分钟，加盐调味即可。

用法 每周1~2次。

功效 此汤能强化脾胃功能，促进代谢，帮助孩子瘦身。

荷叶山楂粥

改善脾虚湿盛导致的肥胖

材料 干荷叶半张，大米100克，枸杞子5克，鲜山楂10克。

做法

1 大米洗净；干荷叶洗净，切片；鲜山楂洗净，去核；枸杞子洗净。

2 锅内加适量清水烧开，加入大米，大火煮开后转小火煮30分钟，加入干荷叶片、枸杞子、山楂煮至米粒软烂，拣出荷叶即可。

用法 每周2～3次。

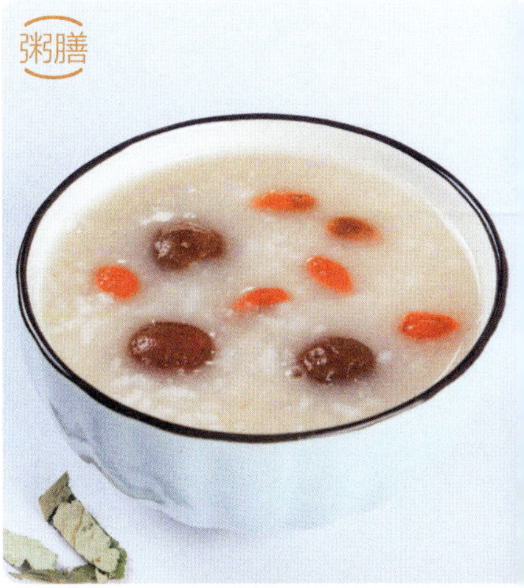

莲子山药红枣粥

改善脾虚不运导致的肥胖

材料 山药100克，去核红枣2枚，莲子10克，大米60克。

做法

1 山药洗净，去皮，切块；红枣、莲子洗净；大米淘洗干净。

2 将所有材料放入锅中，加适量水煮至米粒软烂即可。

用法 每日1次。

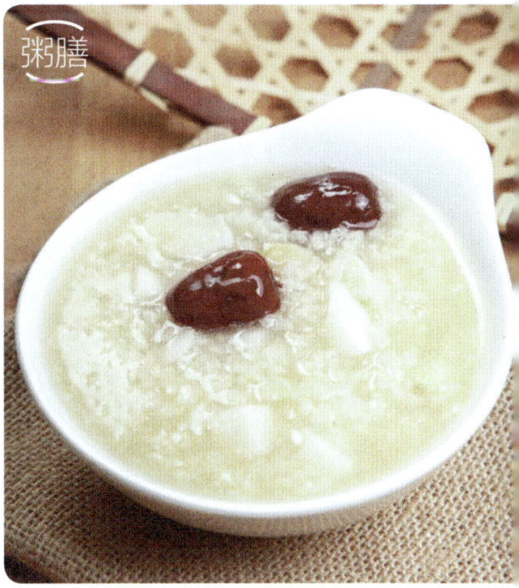

冬瓜烩虾仁

减脂瘦身

材料 虾仁100克，冬瓜250克。

调料 葱末、花椒粉各少许，盐、香油各适量。

做法

1 虾仁洗净；冬瓜洗净，去皮除瓤，切块。

2 锅内倒油烧热，放入葱末爆香，放入冬瓜块、虾仁和适量水烩熟，调入盐、花椒粉、香油即可。

用法 每周1～2次。

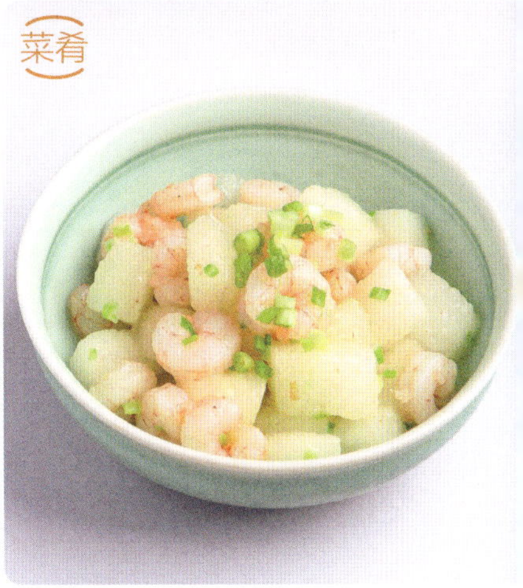

个子矮小

多吃补肾健脾的食物

中医认为，脾主肌肉，肾主骨。所以，脾肾同养是孩子长高的关键，吃些健脾补肾的食物可以让孩子肌肉丰盈、骨骼健壮，蛤蜊、黑豆、牛奶、虾等都是不错的选择。

推荐食材

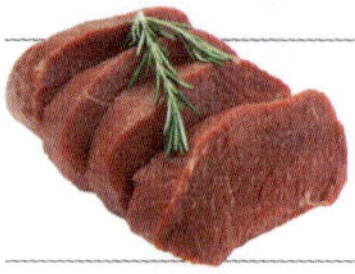

牛肉
补肾健脾
强壮身体

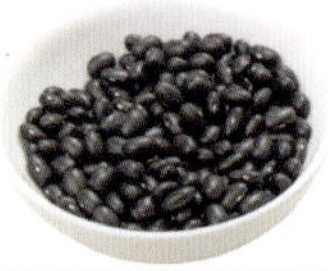

黑豆
养肾壮骨
促进发育

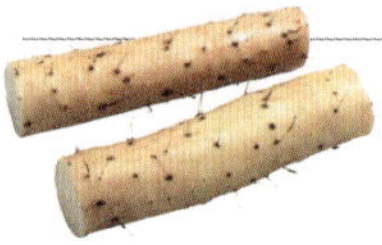

山药
补益脾肾

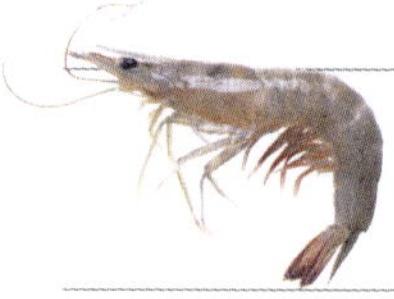

虾
滋阴补肾

小偏方大功效

按揉涌泉穴
有助于长高

涌泉穴在足底部，蜷足时足前部凹陷处。家长用拇指指腹按揉孩子的涌泉穴100次，可以补肾壮骨，有助于孩子长高。

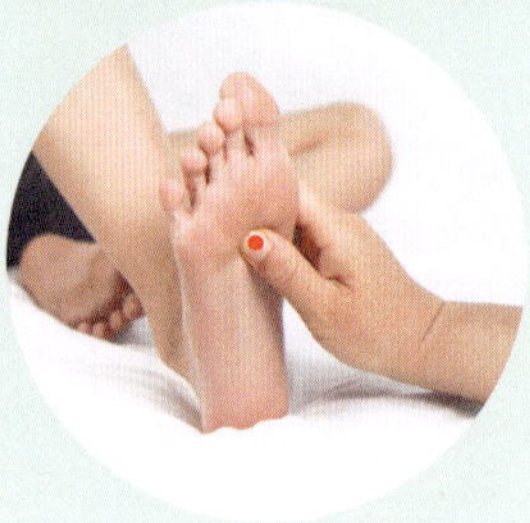

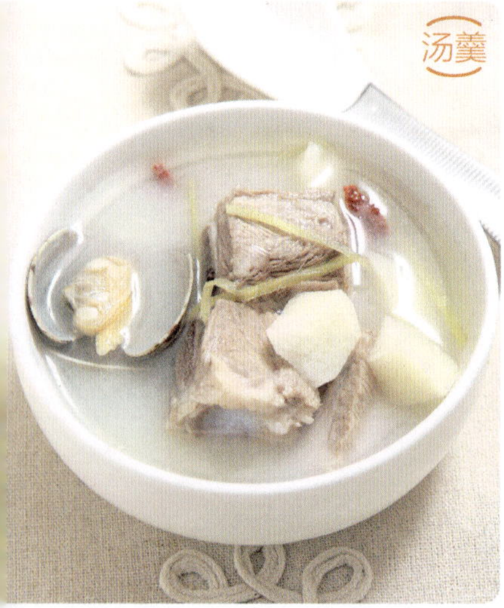

排骨蛤蜊山药汤

助力长高

材料 猪排骨150克，带壳蛤蜊200克，山药100克，枸杞子5克。

调料 葱段、姜丝、胡椒粉、料酒、盐、香油各适量。

做法

1 蛤蜊放入淡盐水中吐净泥沙，洗净；猪排骨洗净，剁成块；山药洗净，去皮，切块；枸杞子洗净。

2 锅内加适量清水，放入排骨块、山药块、蛤蜊、姜丝、葱段、料酒大火煮开，转小火煲约2小时，再放入枸杞子煮沸，用盐、胡椒粉和香油调味即可。

用法 每周1~2次。

双豆豆浆

促进骨骼生长

材料 黑豆、黄豆各50克。

做法

1 黑豆、黄豆洗净，浸泡4小时。

2 将泡好的黑豆、黄豆倒入全自动豆浆机中，加适量清水，按下“豆浆”键即可。

用法 每周2~3次。

功效 黑豆可补肾强骨，黄豆有滋补脾胃的功效，二者搭配打成豆浆，有助于促进孩子的生长发育。

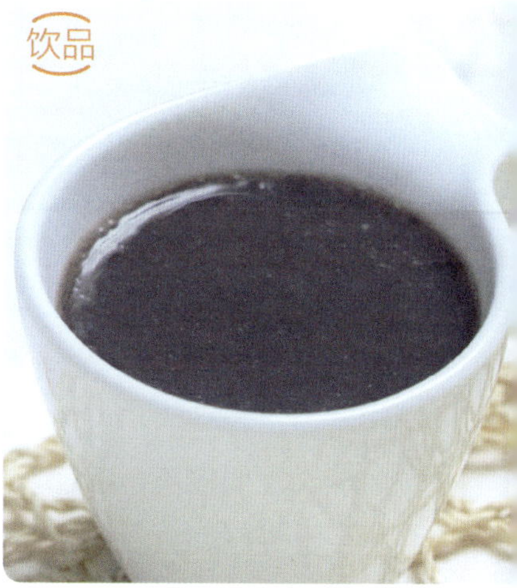

板栗牛肉山药粥

脾肾同补，促进骨骼生长

材料 牛肉粒150克，山药段、大米各100克，板栗肉50克。

调料 盐、料酒、白胡椒粉各适量。

做法

1 牛肉粒洗净，加盐、白胡椒粉、料酒腌渍15分钟；大米洗净，浸泡30分钟。

2 锅内加入大米和适量清水大火烧开，下入腌渍好的牛肉粒，转小火熬煮至牛肉粒和大米软烂，放入板栗肉和山药段煮熟即可。

用法 每周2~3次。

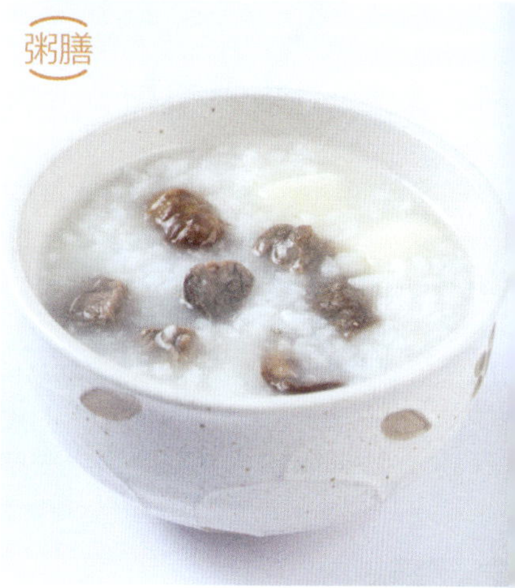

豌豆玉米奶酪虾饼

开胃，强健骨骼

材料 玉米粒100克，豌豆、奶酪碎各30克，面粉50克，虾仁80克。

调料 白糖3克，黑芝麻10克。

做法

1 将玉米粒、豌豆、虾仁洗净，煮熟，捞出，加适量清水放入搅拌器中搅成泥，盛入容器中，加入黑芝麻、白糖、面粉，搅匀成面糊。

2 平底锅刷油，倒入适量面糊，做成圆饼状，煎至两面金黄，在饼面上撒少许奶酪碎煎至熟即可。

用法 每周2~3次。

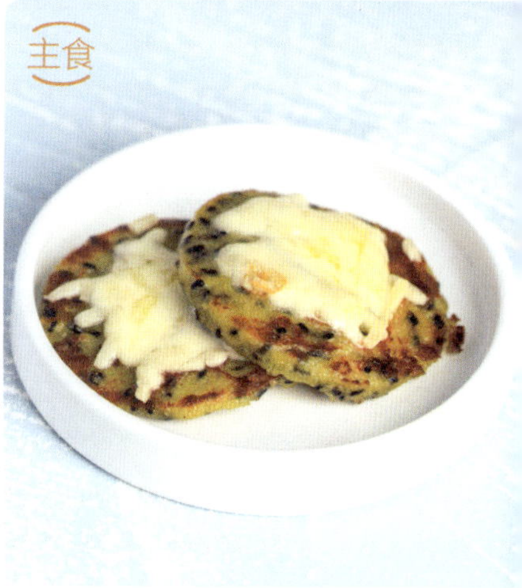

小儿积食

调理宜消食化积

孩子的脾胃虚弱，气血运化无力，如果食物摄入过多，容易因不好消化而积滞在体内，出现口中异味、大便较臭、饭后肚子胀痛等不适。调理的关键在于健脾消食，建议适当多食山楂、胡萝卜、白萝卜等。

推荐食材

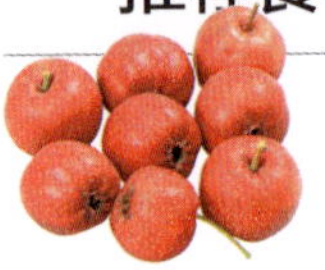

山楂
健胃消食
行气导滞

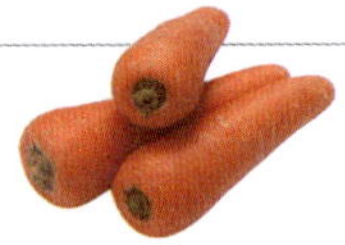

胡萝卜
养脾胃
消积滞

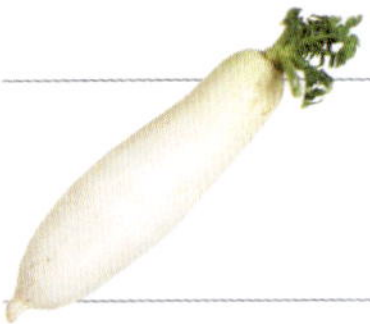

白萝卜
下气消食
促进排便

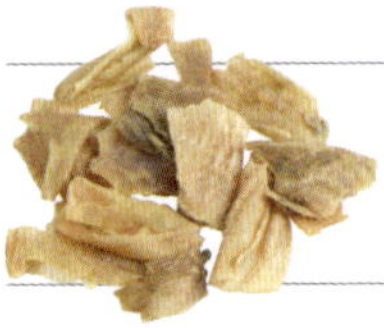

鸡内金
消积食
促消化

小偏方大功效

按揉板门穴可消食化滞

板门穴位于手掌大鱼际中间最高点。家长用拇指指腹按揉孩子的板门穴50次，可以消食化积、健脾和胃。

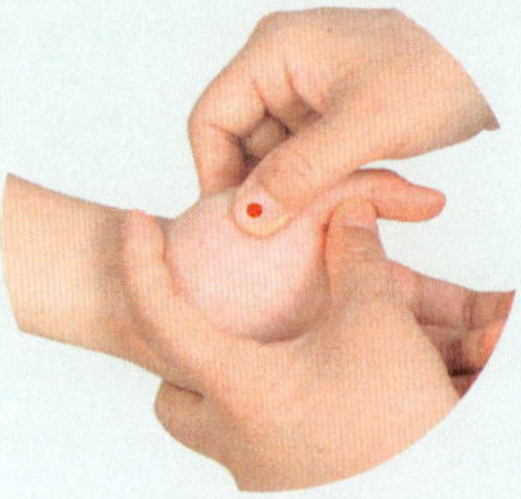

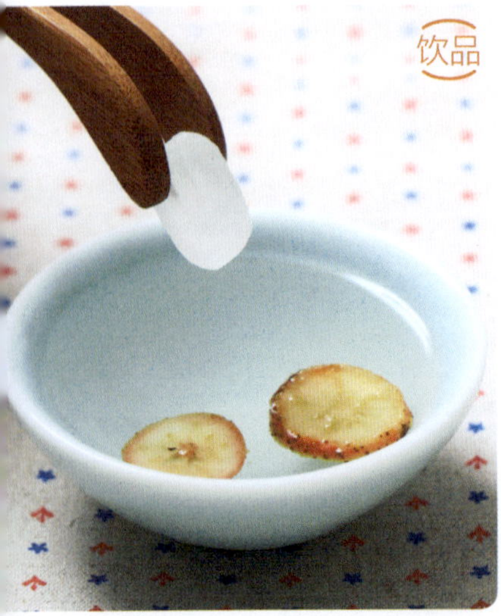

饮品

山楂茶

缓解肉食积滞

材料　山楂片5克。

调料　冰糖适量。

做法　将洗净的山楂片、冰糖一起放入杯中，倒入沸水，盖上盖子闷泡5分钟即可。

用法　每周2~3次。

功效　山楂有健脾消食、化积导滞的功效，尤其对肉食积滞有较好的缓解作用，有助于减轻孩子腹胀腹痛、口中异味、大便较臭的症状。

胡萝卜消食汤

理气消食

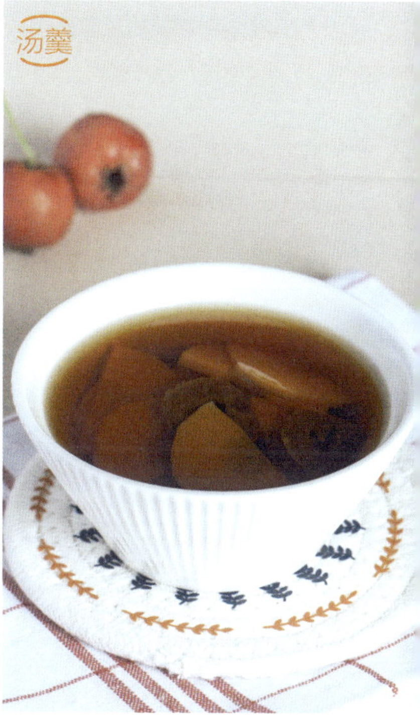

材料 胡萝卜100克，干山楂片10克。

调料 红糖适量。

做法

1 胡萝卜洗净，切片；干山楂片洗净。

2 锅中加适量清水，放入胡萝卜片、干山楂片，煮至胡萝卜熟烂，加红糖调味即可。

用法 饮汤，吃胡萝卜，每周2~3次。

功效 胡萝卜可健脾和中、消食化积，山楂可顺气消食，二者搭配做成汤羹可以促进消化，减轻孩子积食症状。

焦米粥

健脾助运，消食化滞

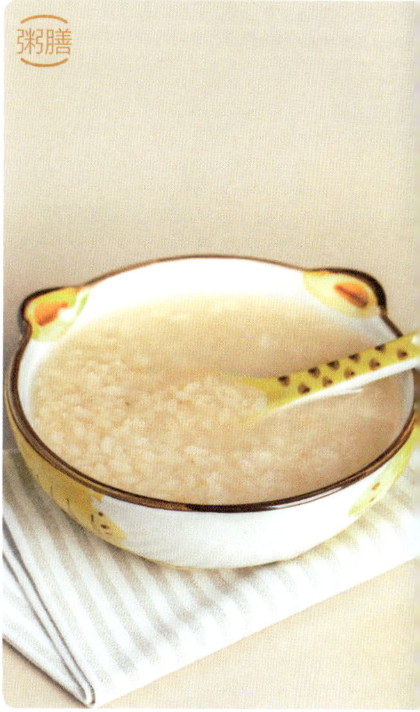

材料 大米或糯米50克。

做法

1 将大米或糯米洗净，放入锅中，用小火炒至米粒稍微焦黄。

2 将焦米和适量清水放入锅中，熬煮成粥即可。

用法 每周2~3次。

功效 此粥有补脾行气、养胃消食的功效，可以促进肠胃蠕动，改善消化不良。

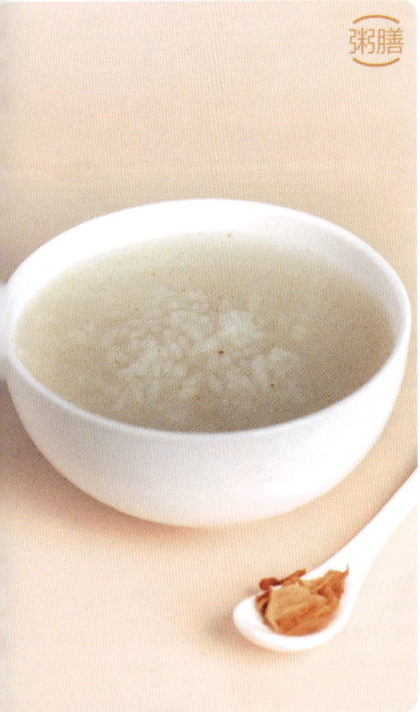

鸡内金粥

消食化积，健运脾胃

材料 鸡内金粉10克，大米50克。

调料 白糖适量。

做法

1 大米淘洗干净，浸泡4小时。

2 锅中加入大米和适量清水，大火煮沸，转小火继续熬煮。

3 待粥煮熟时，放入鸡内金粉略煮，放白糖调味即可。

用法 每周2~3次。

功效 鸡内金可以健胃消食，对积食导致的恶心呕吐、脘腹胀满、食欲不振等症状有一定的改善作用。

温馨提示 食积不消、腹胀吐食者宜用鸡内金粉，脾虚无积滞者不宜用。

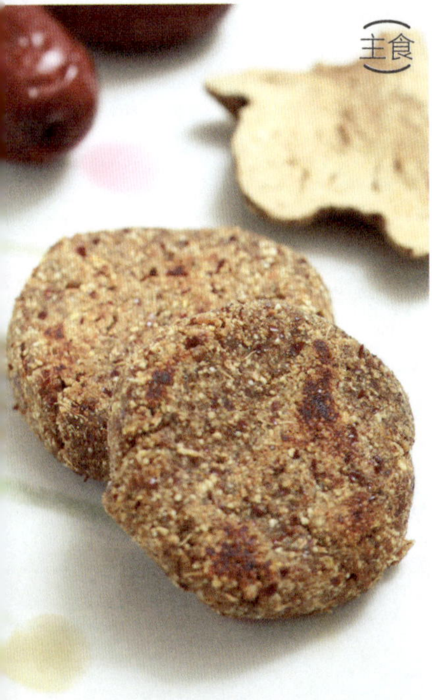

白术鸡内金红枣饼

健脾暖胃，缓解积食

材料 面粉100克，白术20克，干姜、鸡内金各10克，红枣10枚。

做法

1 白术、鸡内金洗净，研成细末，焙熟；干姜洗净，研末；红枣洗净，去核，取肉。

2 将所有材料一起放入容器中，加适量清水和匀，做成小饼，在电饼铛上烙熟即可。

用法 每日2次，每次1~2个，细嚼慢咽食用。

功效 白术健脾益气、消食利水，干姜暖胃和中，鸡内金除胀消滞，红枣温养气血；四者搭配对脾胃虚弱所致厌食、积食等症状有缓解作用。

温馨提示 脾气虚弱、湿困脾胃、食欲不振者宜用白术，阴虚内热、津液亏虚者不宜用。

小儿发热

分情况处理

发热，通常由外感和内伤两种原因引起，调理方法也有区别。

发热类型	症状表现	处理方法
外感发热	感冒、扁桃体炎、支气管炎、肺炎等	遵医嘱使用退热药、抗生素等
内伤发热	积食、胃口差、烦躁、盗汗、大便不调等	宜选择开胃消食的食物，饮食要清淡，可进行物理降温等

推荐食材

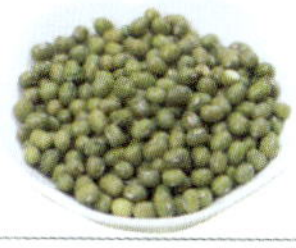

绿豆
清热泻火

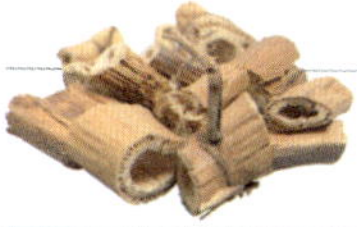

芦根
解热止渴

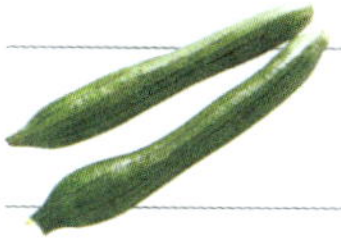

丝瓜
清热凉血

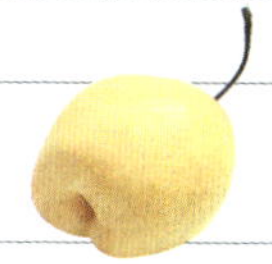

鸭梨
养阴生津

三豆汤

解毒退热

材料　绿豆、红豆、黑豆各 10 克。

调料　冰糖适量。

做法

1 绿豆、红豆、黑豆洗净，浸泡 4 小时。

2 锅中放入所有材料和适量清水，大火煮沸后转小火煮至豆熟，加冰糖煮化即可。

用法　每日 1～2 次。

功效　绿豆可清热解毒，红豆可清热利湿，二者有退热的功效；黑豆有健脾补肾的功效。此汤既能抗邪又能补益，对孩子发热有调理作用。

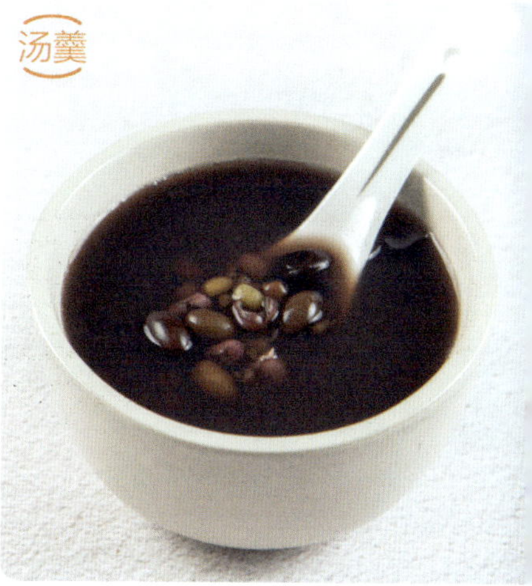

小偏方大功效

清天河水可清热除烦

家长用食指、中指二指指腹自腕向肘直推孩子的天河水（位于前臂正中，自腕横纹中点至肘横纹中点成一条直线）100 次，可以清热解表、泻火除烦。

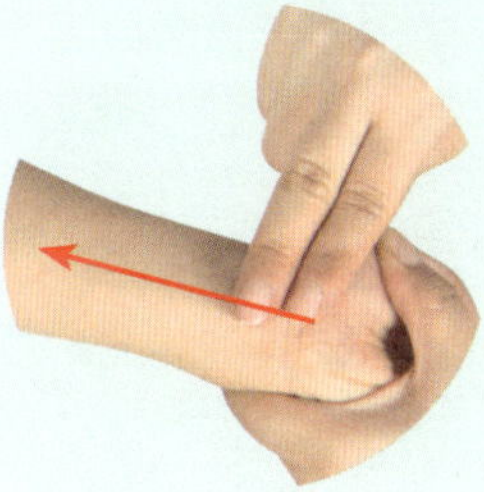

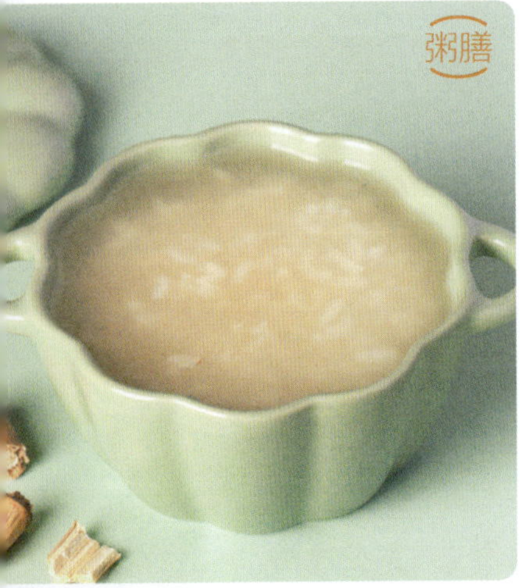

芦根竹茹粥

和胃清肺，散热发汗

材料 芦根、竹茹各10克，大米50克。

做法

1 芦根和竹茹洗净，煎取汁液；大米淘洗干净。

2 锅中加入大米和适量清水，熬煮至八成熟，倒入药汁煮至米粒熟烂即可。

用法 每日2~3次。

温馨提示 发热重、痰黄者宜用竹茹，恶寒、发热轻者不宜用。

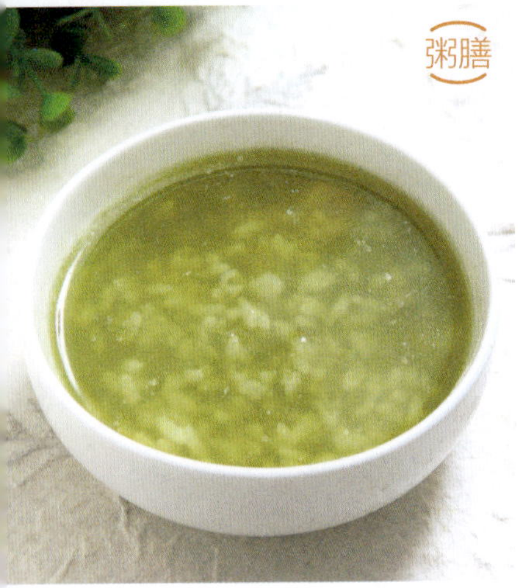

丝瓜甘蔗汁粥

清热生津

材料 丝瓜、甘蔗各100克，大米50克。

做法

1 丝瓜洗净，去皮，切碎，榨汁；甘蔗去皮，榨汁，过滤渣滓。

2 锅中倒入丝瓜汁、甘蔗汁、大米和适量清水，熬煮至粥熟即可。

用法 温热服用，每日1~2次。

功效 丝瓜能清热凉血、止咳平喘，甘蔗能滋阴生津，二者一起煮粥，适用于风热发热引起的咽喉疼痛、咳嗽气喘等。

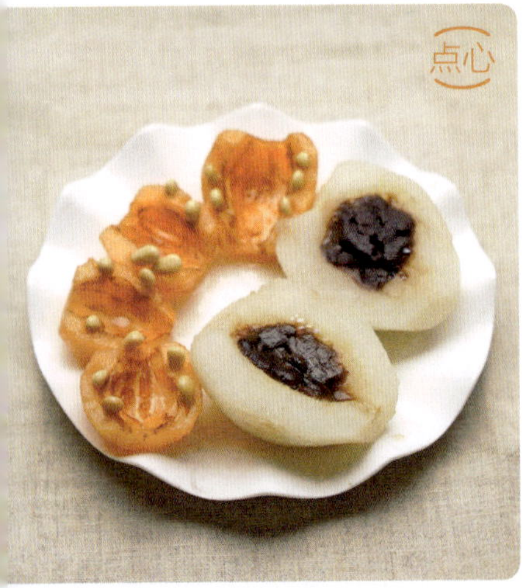

豆蓉蒸鸭梨

滋阴清热，润肺生津

材料 鸭梨1个，枇杷2个，红豆沙80克，松子仁10克。

调料 冰糖、水淀粉各适量。

做法

1 鸭梨洗净，去皮，对半切开，去核，将红豆沙分别装到半个鸭梨内；枇杷洗净，切开，去核，放上松子仁。

2 将装好红豆沙的鸭梨放在盘内，上笼蒸5分钟取出，放入新盘中。

3 另起锅，放入冰糖和适量清水，烧沸后用水淀粉勾芡，浇在枇杷上，将枇杷也放入盘中即可。

用法 饭前适量食用。

小儿久咳不愈

吃些养肺止咳的食物

若外邪通过孩子的口鼻犯肺，则肺失宣降，肺气上逆就会导致咳嗽。久咳不愈多是因为孩子肺气不足，不能维持肺正常的生理功能。家长可以让孩子吃些养肺止咳、下气消痰的食物，如白萝卜、雪梨、银耳等。

推荐食材

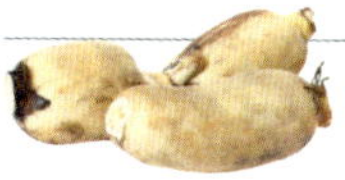

莲藕 滋阴生津

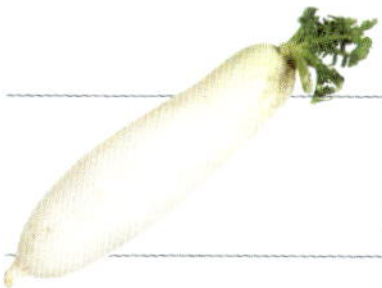

白萝卜 清热止咳

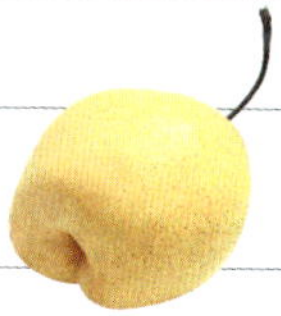

雪梨 止咳化痰

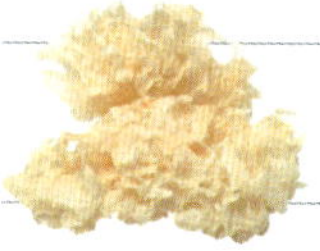

银耳 润肺利咽

甜藕雪梨粥

清肺热，止咳化痰

材料 莲藕、雪梨各100克，芦根2克，糯米60克。

调料 冰糖5克。

做法

1 莲藕去皮，洗净，切小块；糯米淘洗干净，浸泡4小时；雪梨洗净，切小块；芦根洗净，加水煎汁，取汁。

2 锅内加适量清水烧开，加入糯米、莲藕块、雪梨块、药汁，大火煮开后转小火煮40分钟，加冰糖煮化即可。

用法 每周2~3次。

功效 雪梨可润肺止咳、顺气化痰，莲藕可滋阴清热，二者搭配煮粥，能减轻孩子咳嗽不止、痰黄黏稠的症状。

小偏方大功效

推肺经缓解孩子咳嗽

用拇指指腹从孩子无名指指尖向指根方向直推肺经（无名指掌面指尖到指根成一条直线）300次，可补肺益气，止咳。

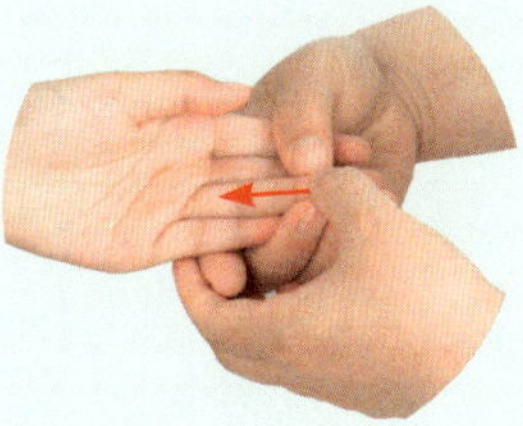

粥膳

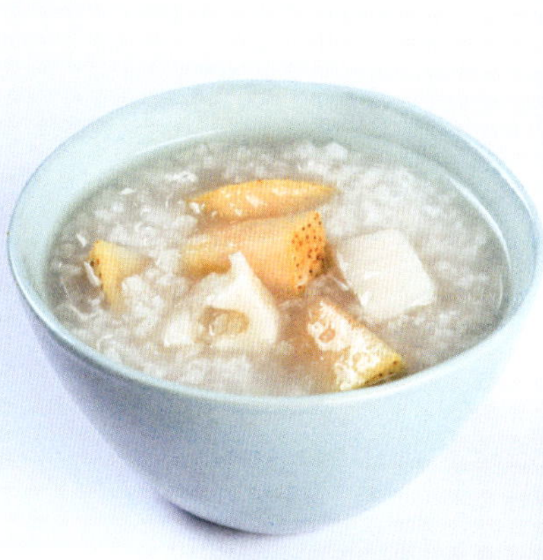

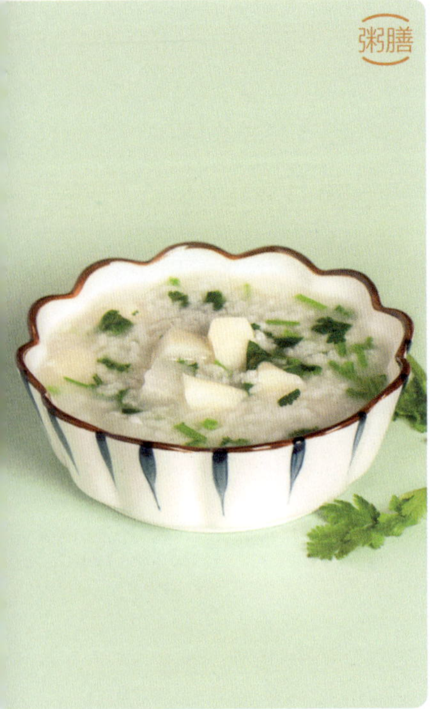

粥膳

白萝卜山药粥

补肺益气，镇咳祛痰

材料 白萝卜70克，山药50克，大米100克。

调料 盐2克，香菜末适量。

做法

1 白萝卜、山药分别去皮，洗净，切小块；大米淘洗干净，浸泡4小时。

2 锅内加适量清水，加入大米，大火煮开后转小火煮20分钟，加入白萝卜块和山药块，继续煮15分钟，加盐调味，撒上香菜末即可。

用法 每日1次。

功效 白萝卜可理气止咳、化痰平喘，山药可补益肺气，二者搭配煮粥，适用于孩子肺气不固导致的咳嗽痰多。

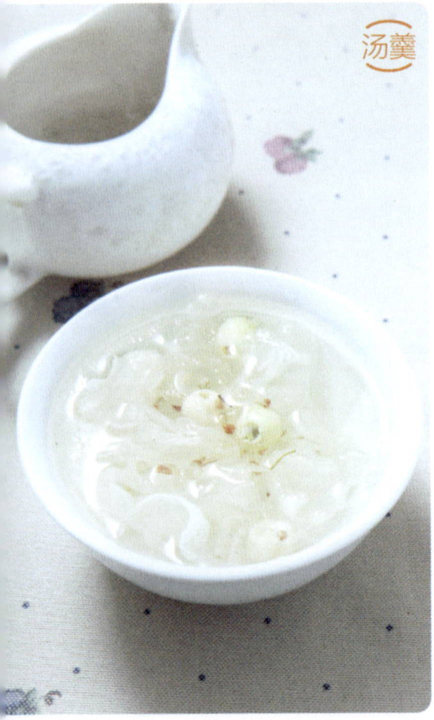

汤羹

冰糖银耳莲子汤

预防秋燥引起的咳嗽

材料 去心莲子80克，干银耳10克。

调料 桂花、冰糖各少许。

做法

1 干银耳洗净，泡发，撕成小朵；莲子洗净，用温水浸泡30分钟。

2 锅中放入莲子、银耳和足量清水，大火煮沸后转小火慢炖1小时，开盖用勺子快速搅动1分钟，加入冰糖煮至化开，撒上桂花即可。

用法 每周2~3次。

功效 银耳可滋阴防燥咳；莲子可固肾气防喘；冰糖润喉止痒；桂花化痰止咳。此汤对秋燥引起的干咳少痰、嗓子干痒有调理作用。

小儿遗尿

首选温阳补肾的食物

小儿遗尿就是小儿尿床，通常指 5 岁以上的孩子在夜间睡眠中，小便不受控制地排出。中医认为，遗尿是因为孩子的肾阳虚弱不能温养膀胱所致。平时可适当吃些温补肾阳的食物，如芡实、枸杞子等，还应忌食生冷寒凉的食物。

推荐食材

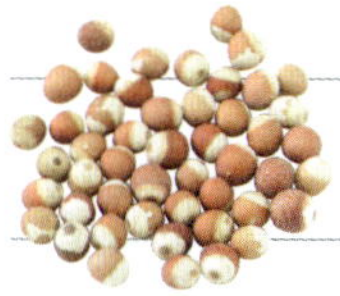

芡实
固肾缩尿

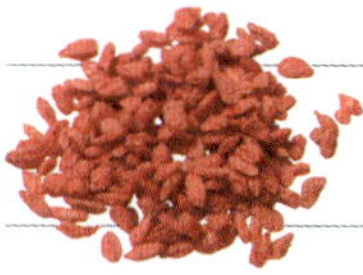

枸杞子
温阳止遗

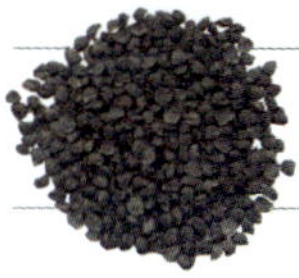

韭菜子
止遗尿

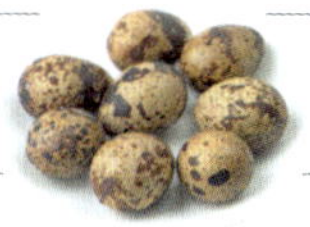

鹌鹑蛋
固涩小便

小偏方大功效

按揉关元穴
调理小儿遗尿

家长用拇指指腹按揉孩子肚脐下 3 寸的关元穴 50 次，可以养肾温阳，调理小儿尿频、遗尿。

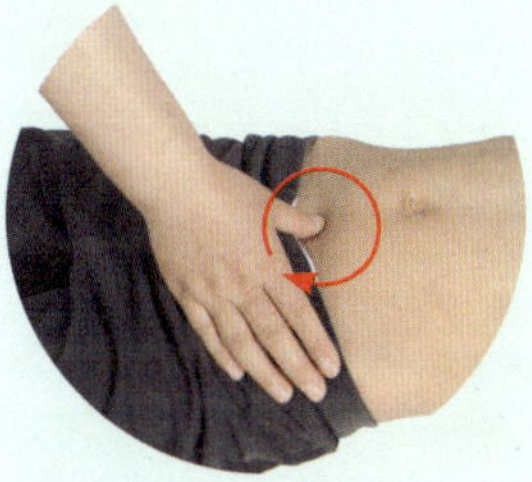

芡实山药粥

补益脾肾，缩尿止遗

材料 芡实 10 克，山药粉 15 克，糯米 80 克。

调料 蜂蜜适量。

做法

1 糯米洗净，浸泡 4 小时；芡实洗净，用水泡软。

2 锅中放入糯米和适量清水，大火煮开后转小火煮 40 分钟，放入芡实和山药粉，煮至芡实熟软，加蜂蜜调味即可。

用法 每周 2~3 次。

功效 芡实有补肾缩尿、固涩止遗的功效，山药可健脾养肾、固精补虚，二者搭配有助于改善孩子小便失禁、尿频尿急等症状。

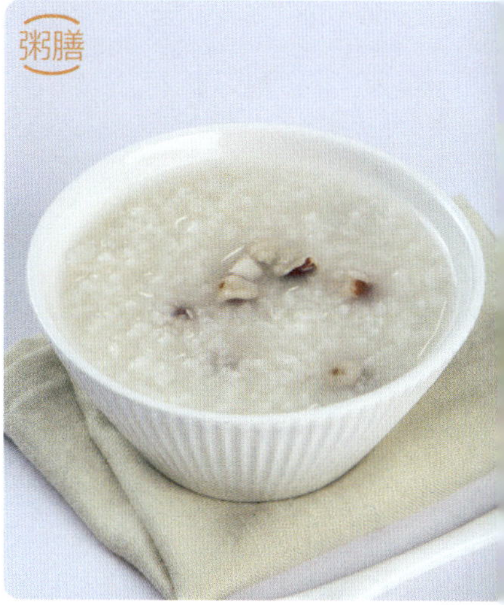

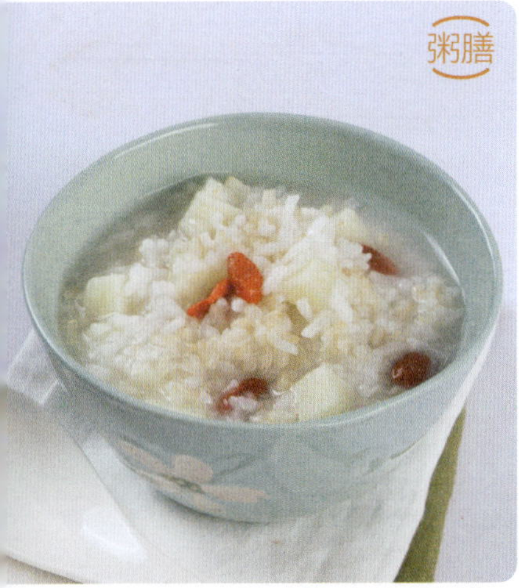

枸杞养肾粥

温补肾阳，培元固本

材料 枸杞子10克，山药丁80克，糙米、大米各50克。

做法

1 糙米、大米洗净，浸泡4小时；枸杞子洗净。

2 锅内加适量清水烧开，加入糙米、大米煮40分钟，放入山药丁、枸杞子煮10分钟即可。

用法 每周2~3次。

功效 此粥有温肾阳、补元气、止遗尿的功效，适用于小儿遗尿、畏寒怕冷、精神不济等。

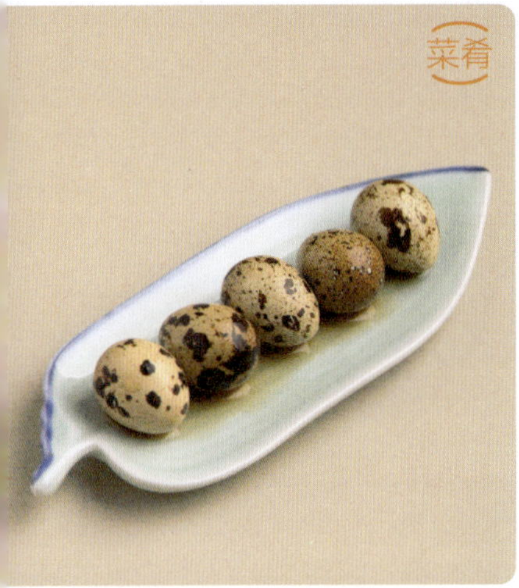

五香鹌鹑蛋

改善小儿遗尿

材料 鹌鹑蛋150克。

调料 花椒、桂皮、香叶、小茴香、姜片、酱油、料酒、盐各适量。

做法

1 鹌鹑蛋洗净，煮熟，关火后闷10分钟，用勺子把所有蛋壳敲出裂缝。

2 再次开火，放入花椒、桂皮、香叶、小茴香、姜片煮10分钟，倒入料酒、酱油、盐搅匀，关火，闷至鹌鹑蛋和汤汁变温热即可。

用法 每周2~3次，推荐在早餐或午餐食用。

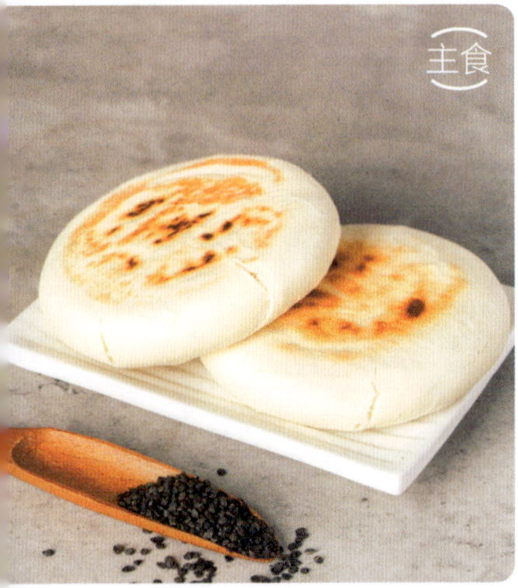

韭菜子饼

补肾止遗

材料 韭菜子15克，面粉200克。

做法

1 韭菜子洗净，用干锅炒香后研磨成细粉，和入面粉，加适量水揉成面团，分成小剂子，压成面饼。

2 电饼铛加热刷油，放入面饼，烙熟即可。

用法 每日吃1个，连吃5天。

功效 韭菜子可以温补肾阳、固气止遗，对于肾阳虚衰、肾气不固引起的小儿遗尿有一定的调理作用。

生长痛

选择强肾健脾的食物

在孩子发育阶段，骨骼生长过快，与肌肉、筋膜发育不协调就会出现生理性疼痛。中医认为，这种疼痛是脾肾虚弱不能濡养肌肉、强壮筋骨所致，调理的重点在于强肾健脾。

推荐食材

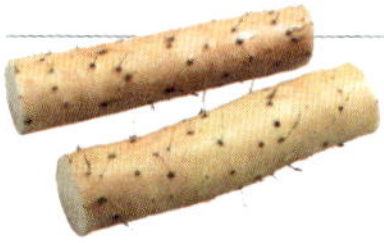

山药
补脾强肾

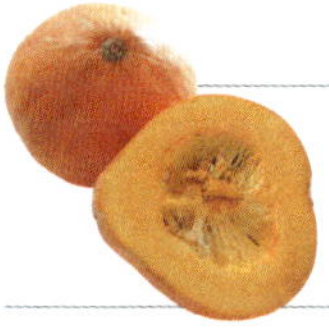

南瓜
强肾健脾

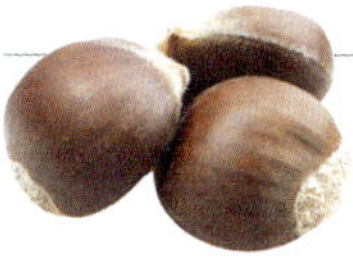

板栗
益肾精
壮筋骨

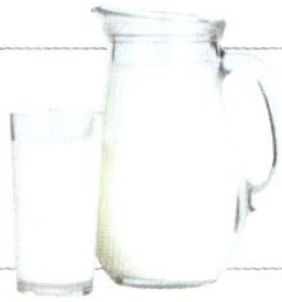

牛奶
促进
骨骼生长

山药南瓜牛奶汁

强健脾肾，促进骨骼生长

材料 山药 80 克，南瓜 120 克，牛奶 200 克。

做法

1 山药去皮，洗净，切小块，放入沸水中煮熟，捞出凉凉备用；南瓜洗净，去瓤，切小块，放入蒸锅中蒸熟，去皮，凉凉备用。

2 将上述食材连同牛奶放入榨汁机中，搅打均匀即可。

用法 每周 2～3 次。

功效 山药有补肾健脾、益气养精的作用，南瓜和牛奶能健脾养胃，三者搭配脾肾同补，有助于促进孩子的骨骼生长。

小偏方大功效

按揉承山穴
缓解生长疼痛

让孩子微微施力踮起脚尖，腓肠肌肌腹下尖角凹陷处即为承山穴。家长用拇指指端按揉孩子的承山穴 30 次，可以促进孩子下肢的血液循环，减轻生长疼痛。

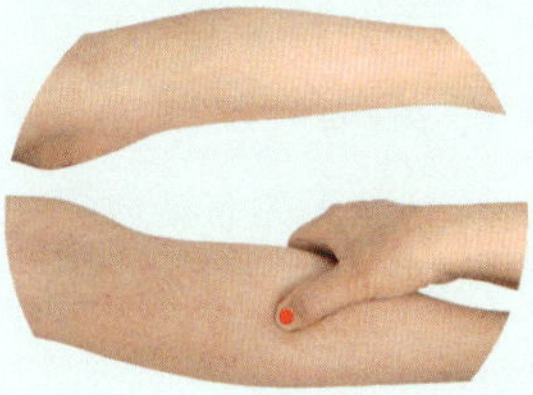

饮品

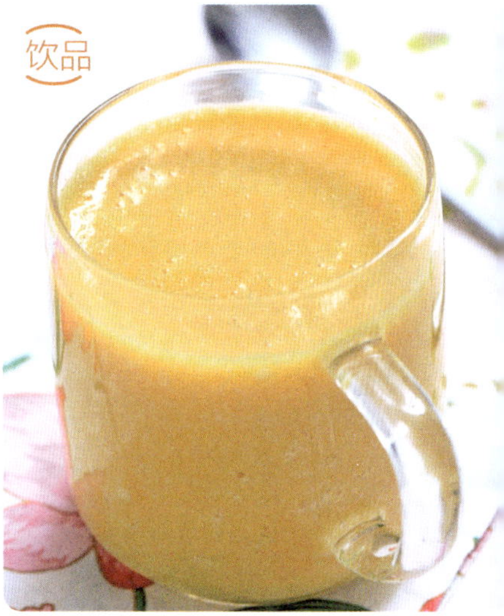

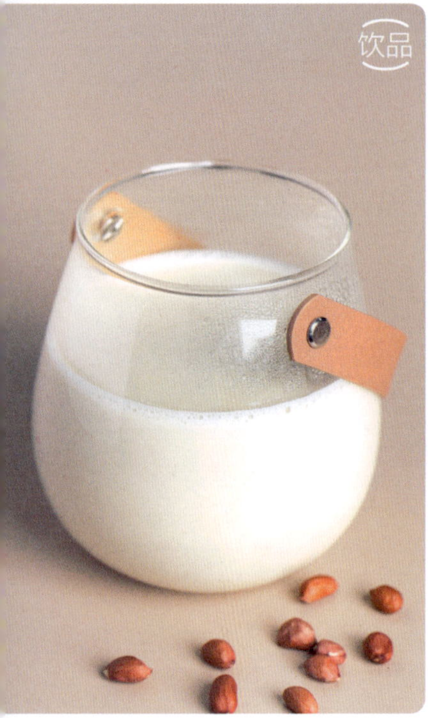

牛奶花生豆浆

促进骨骼生长

材料 黄豆60克，花生仁15克，牛奶200克。

做法

1 黄豆、花生仁洗净，浸泡4小时。

2 将所有材料放入豆浆机中，加少量饮用水，按下“豆浆”键，提示做好即可。

用法 每周2~3次。

功效 黄豆和花生可以健脾养胃；牛奶富含蛋白质、钙。这款饮品有助于促进骨骼生长，缓解生长疼痛。

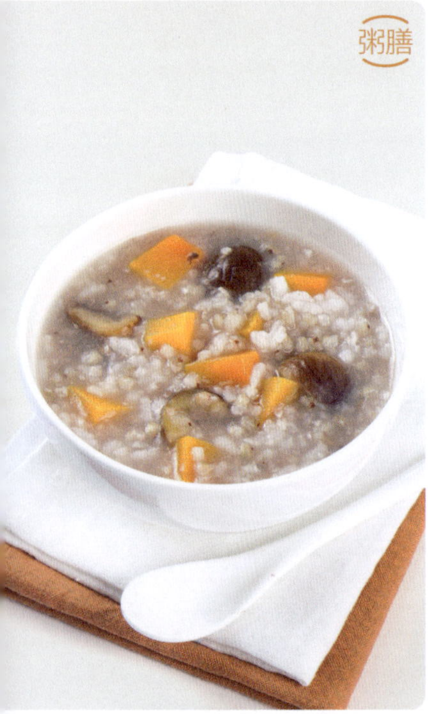

板栗荞麦南瓜粥

强筋壮骨，缓解生长疼痛

材料 荞麦50克，南瓜100克，大米、板栗肉各40克。

做法

1 南瓜洗净，去皮除瓤，切小块；荞麦、大米洗净，浸泡4小时；板栗肉洗净，掰小块。

2 锅内加适量清水烧开，放入荞麦、大米、板栗肉，大火煮开后转小火煮40分钟，加南瓜块煮至米烂粥熟即可。

用法 每周2~3次。

功效 板栗和南瓜有补脾养胃、补肾壮骨、养血强筋的功效，对于孩子的生长疼痛有一定的缓解作用。

考前综合征

选择宁心除烦、健脑益智的食物

考前综合征是指孩子在考试前夕，因压力过大出现紧张、焦虑、烦躁的情绪，并引发失眠、胃口不佳、记忆力减弱等的情况。此时可让孩子吃些宁心除烦、健脑益智的食物，如百合、黑芝麻、核桃等。

推荐食材

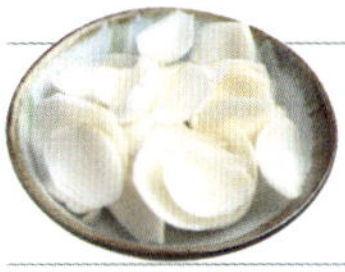

百合
纾解
紧张情绪

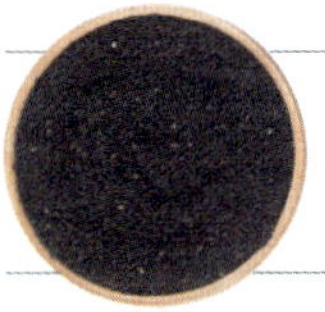

黑芝麻
补肾益智

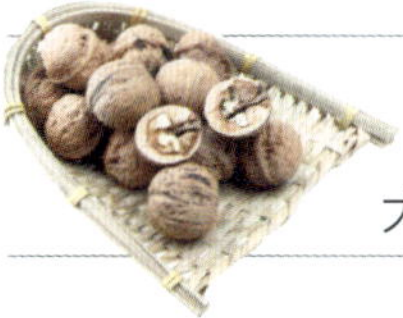

核桃
有助于
大脑发育

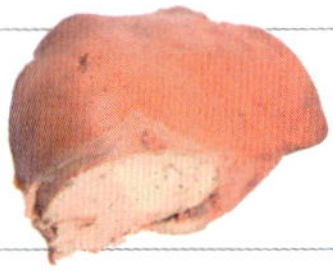

羊肝
补益肝血
缓解疲惫

百合小米豆浆

养心安神，稳定心态

材料 黄豆50克，小米15克，鲜百合10克。

调料 冰糖5克。

做法

1. 黄豆、小米分别洗净，浸泡4小时；鲜百合分瓣，洗净。
2. 将上述食材一同倒入豆浆机中，加适量清水，按下“豆浆”键，

提示做好后，加冰糖搅拌至化开即可。

用法 每周2~3次。

功效 百合能清心除烦，缓解压力；小米能养心安神。孩子喝些百合小米豆浆，可以舒缓紧张的心情，稳定心态。

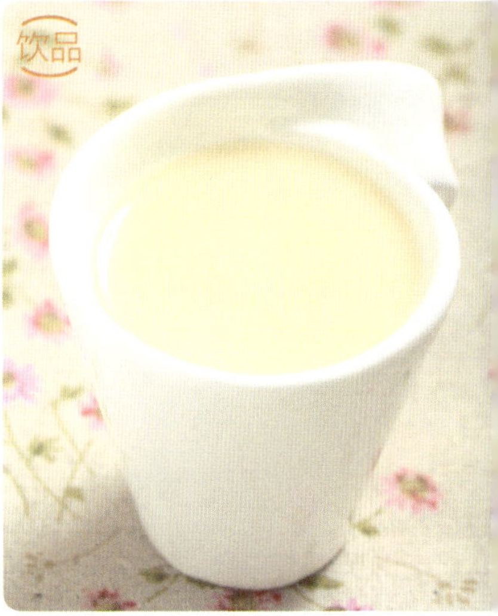

小偏方大功效

掐揉小天心能宁心安神
小天心位于手掌大小鱼际交界处的凹陷中。家长用中指掐揉孩子的小天心20~30次，可帮助孩子安定心神，缓解失眠焦虑。

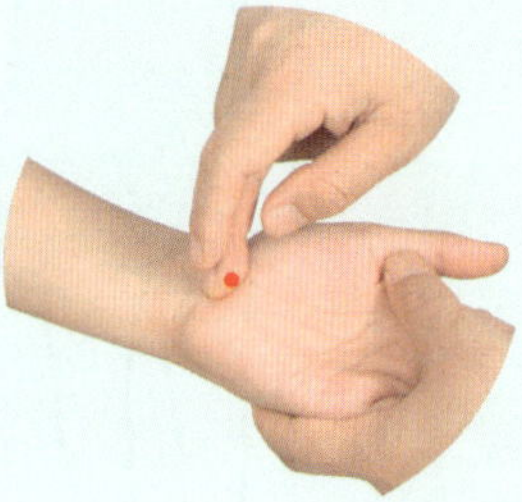

促进孩子长高的5个关键因素

1 吃饭香，不挑食

满足生长期孩子的营养需求应注意以下两点：第一，饮食能够提供孩子需要的所有营养；第二，孩子应做到不偏食、不挑食、不厌食、不暴饮暴食。

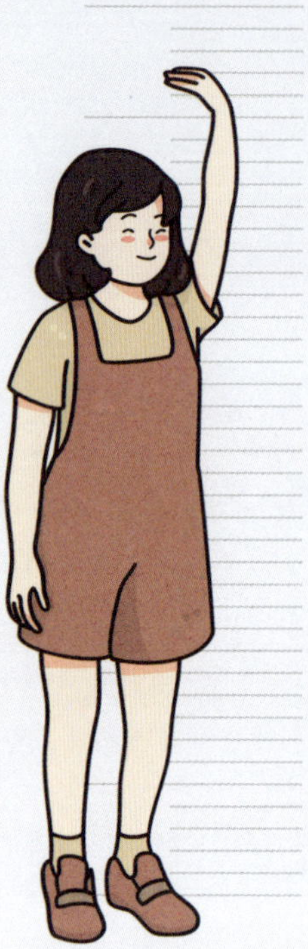

2 睡眠充足，不熬夜

研究表明，孩子睡眠时生长激素的分泌量比清醒时的分泌量要多出几倍，所以充足的睡眠能够更有效地保障生长激素的分泌。21：00～03：00 处于深睡眠状态，有助于生长激素分泌。

3 情绪稳定，心情好

如果孩子长期处在负面情绪下，很有可能造成心因性矮小。面对问题时，家长应该与孩子进行有效沟通，针对性地给予建议和帮助，给孩子打造一个健康、和谐的家庭环境。

4 少宅家，多运动

合理运动能够提高机体代谢，加速血液循环，促进机体分泌生长激素，从而促进孩子长高。跳绳、跳远、跑步等有助于四肢合理活动；仰卧起坐、引体向上、前后弯腰等有助于脊柱和四肢伸展；打篮球、踢足球、打羽毛球、游泳等有助于全身骨骼的伸展。

5 少生病，身体棒

如果排除了营养、运动等因素，孩子依旧生长缓慢，这时父母就需要考虑是不是疾病导致孩子长不高，如生长激素缺乏症、性早熟、贫血、病毒性心肌炎等都会影响生长发育，可带孩子去医院寻求医生的帮助。

第3章

老人常见病食疗，远离药罐子、安享晚年

健忘

吃些益智强识的食物

随着年龄增长，大脑功能逐渐下降，老人很容易忘事、思维迟钝，影响生活质量。此时需要补心健脑、养肾益智，可以吃些黑芝麻、核桃仁、花生仁等，以提高记忆力，延缓衰老。

推荐食材

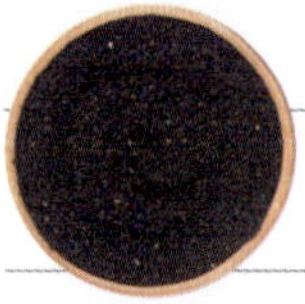

黑芝麻
健脑益肾

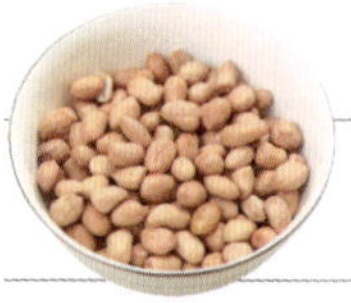

花生仁
补脾健脑

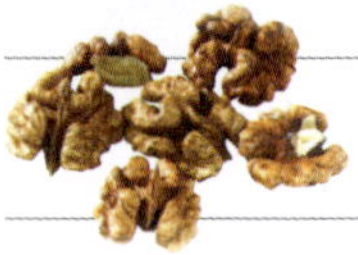

核桃仁
养肾健脑

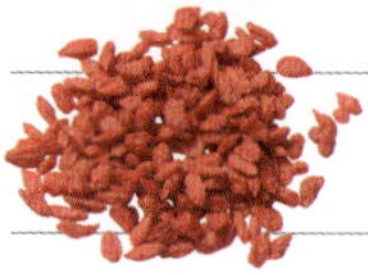

枸杞子
补肾健脑

小偏方大功效

按揉百会穴
有助于提高记忆力

百会穴位于头顶的正中线和两耳尖连线的交点处。用中指、食指指腹按揉百会穴3分钟，以有酸痛感为宜，可以调畅脑部气血，有助于提高记忆力。

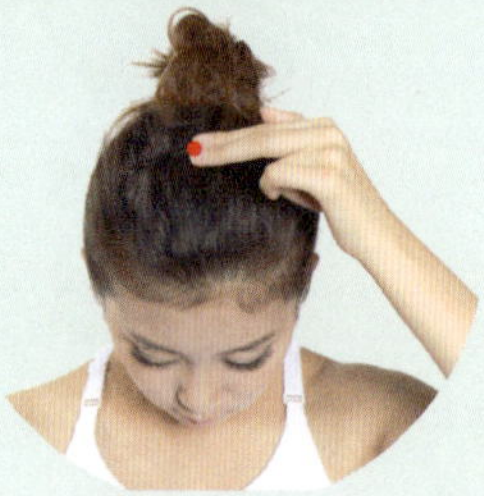

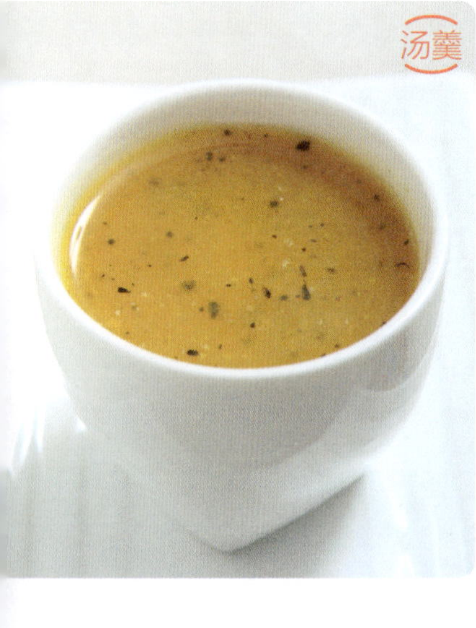

黑芝麻南瓜羹

益智补脑

材料 南瓜200克，熟黑芝麻25克。

做法

1 南瓜洗净，去瓤，切块，放入蒸锅中蒸熟，去皮，凉凉备用。

2 将南瓜块和熟黑芝麻放入榨汁机中，加入适量饮用水搅打均匀即可。

用法 每周2~3次。

功效 黑芝麻与南瓜搭配，有补益气血、养肾补脑的功效，对老年人健忘有一定的改善作用。

枸杞鸡蛋汤

帮助提高记忆力

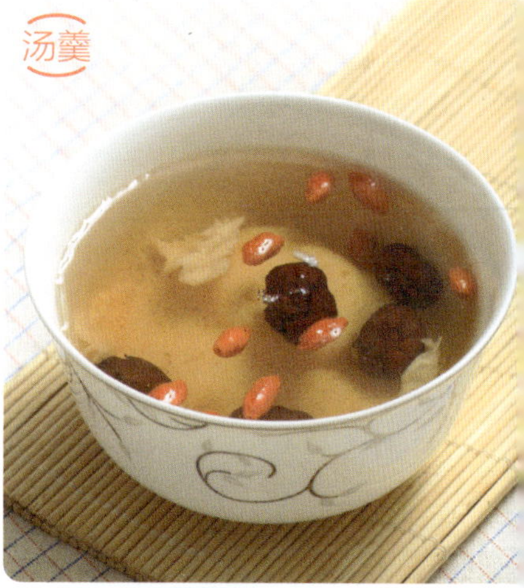

材料　枸杞子10克，红枣5枚，鸡蛋2个。

做法

1 枸杞子、红枣洗净。

2 锅中加适量清水，放入枸杞子、红枣，大火煮沸后转小火煮5分钟，将鸡蛋磕入锅中，煮熟即可。

用法　每周2~3次。

功效　枸杞子有滋养肝肾、益智强识的功效，与鸡蛋、红枣搭配，有助于改善老年人肝肾亏虚导致的记忆力减退。

五仁茶

强心健脑，防健忘

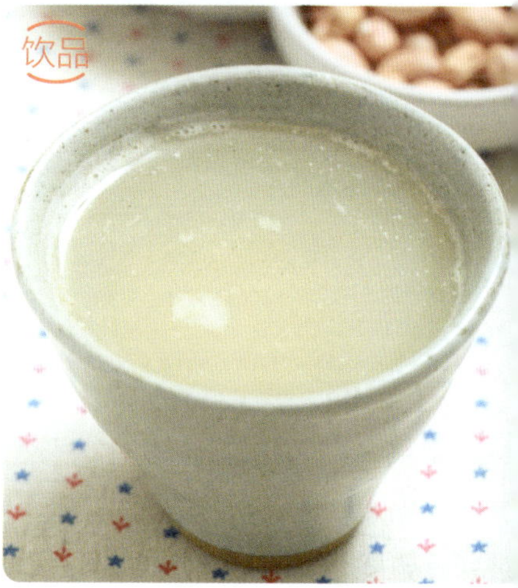

材料　花生仁、核桃仁、松子仁、板栗仁、薏米各10克。

做法

1 将所有材料洗净，磨成粉，混合均匀。

2 取适量粉，用开水冲泡即可。

用法　每周2~3次。

功效　五仁茶可以强心健脑、益智补虚，有助于预防老年健忘，延缓衰老。

核桃芝麻莲子粥

帮助改善记忆力减退

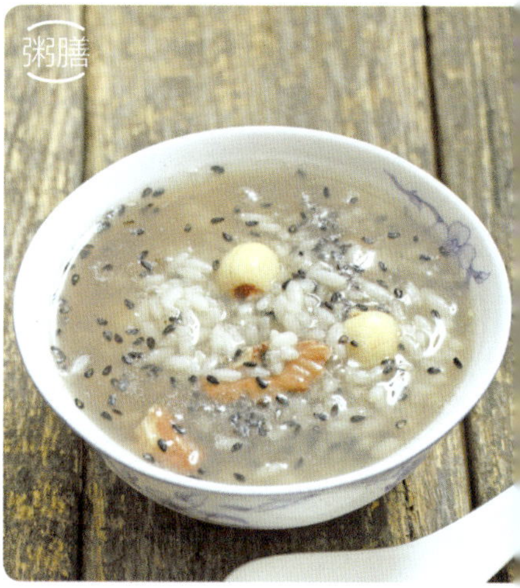

材料　核桃仁、黑芝麻各30克，莲子15克，大米50克。

做法

1 大米洗净，浸泡4小时；核桃仁洗净；莲子洗净，泡软。

2 锅内加适量清水烧开，放入所有材料煮至米烂粥稠即可。

用法　每日1次。

功效　核桃仁健脑益智，黑芝麻养肾益精，莲子补肾养心。三者一起煮粥食用，有助于改善记忆力减退。

骨质疏松

常吃补肾壮骨的食物

骨质疏松是老年人常出现的问题，中医认为“肾主骨，生髓”，只有肾气充盈、精血充足，才能骨骼坚固、肌肉结实。生活中要常吃补肾壮骨的食物，如牛肉、虾、豆腐等。适当晒晒太阳，也可有效预防骨质疏松。

推荐食材

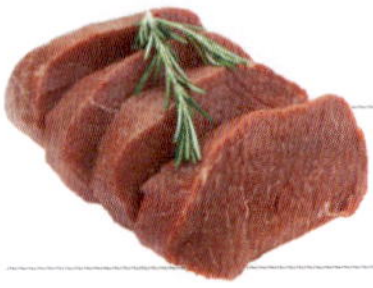

牛肉
养肾强骨

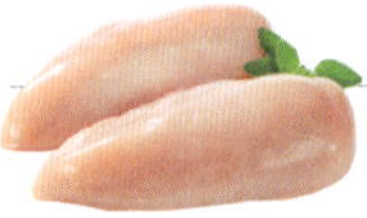

鸡肉
保护骨骼

豆腐
补钙壮骨

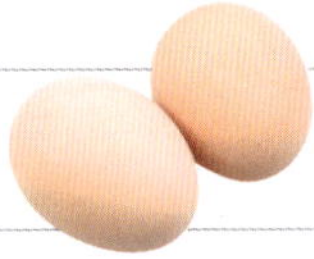

鸡蛋
强健筋骨

小偏方大功效

按揉命门穴能补肾壮骨

命门穴位于第2腰椎棘突下凹陷中。用拇指指腹按揉命门穴3~5分钟，以感觉酸胀发热为宜，能助肾阳、强筋骨，缓解老年人骨痛乏力、肌肉僵硬等。

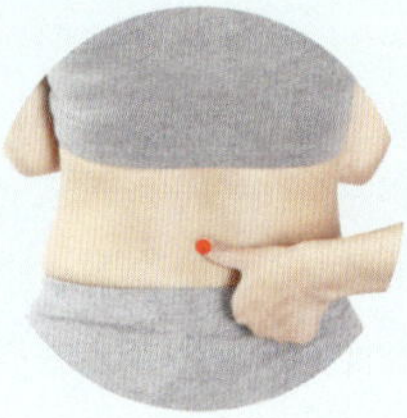

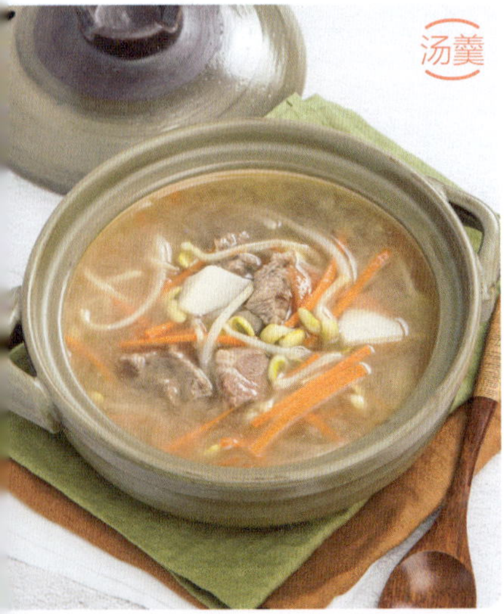

汤羹

牛肉片豆芽汤

增肌强骨

材料 牛肉120克，豆芽80克，芋头、胡萝卜各50克，番茄20克。

调料 葱末、姜丝、胡椒粉、盐各适量。

做法

1 所有食材洗净；牛肉切薄片；胡萝卜切丝；番茄去皮，切碎；芋头去皮，切块。

2 锅内倒油烧热，爆香葱末和姜丝，放入番茄碎、牛肉片炒香，放入豆芽、胡萝卜丝继续翻炒，加入适量清水，放入芋头块。

3 水烧开后煮15分钟，撒上胡椒粉和盐即可。

用法 每周2~3次。

三色豆腐羹

补钙壮骨

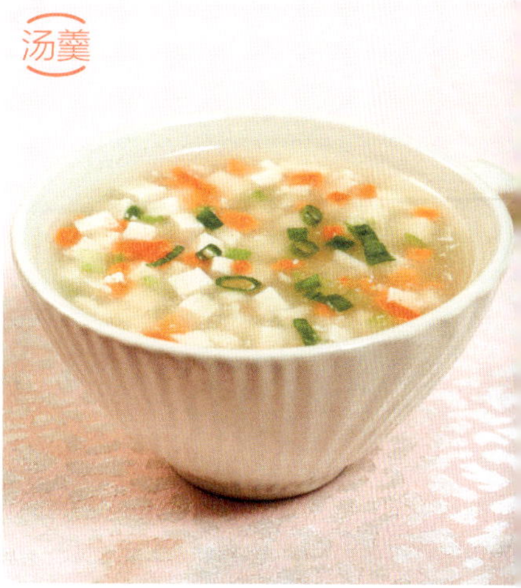

材料 豆腐丁200克，芹菜丁、胡萝卜丁各50克。

调料 水淀粉、葱花、香油、盐各适量。

做法

1 豆腐丁、胡萝卜丁分别焯烫，捞出。

2 锅内倒油烧热，爆香葱花，放入芹菜丁翻炒片刻，倒入适量清水烧沸，放入胡萝卜丁、豆腐丁煮5分钟，用水淀粉勾薄芡，加盐调味，淋上香油即可。

用法 每周2~3次。

蛤蜊蒸蛋

强健骨骼增肌力

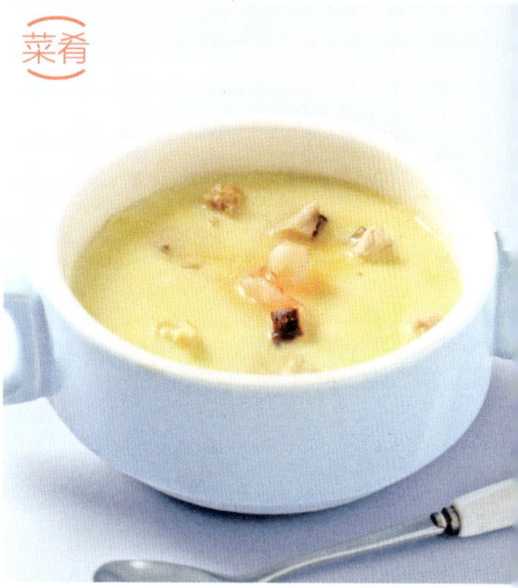

材料 蛤蜊肉100克，鸡蛋1个，虾仁、鲜香菇各50克。

调料 盐适量。

做法

1 鲜香菇洗净，焯熟，切碎；虾仁、蛤蜊肉分别洗净，切碎；鸡蛋磕入碗中，搅匀成蛋液。

2 鸡蛋液中加入蛤蜊碎、虾仁碎、香菇碎和盐，搅拌均匀，蒙上保鲜膜，用牙签扎几个透气孔，上锅蒸15分钟即可。

用法 每周2~3次。

五彩鸡丁

预防骨质疏松

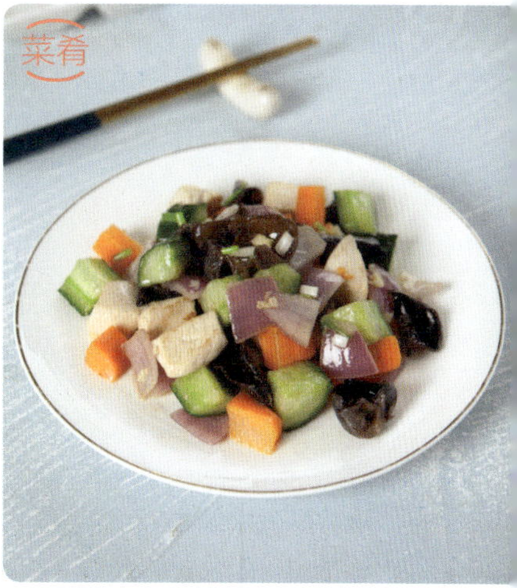

材料 鸡胸肉100克，胡萝卜、黄瓜、洋葱、水发木耳各50克。

调料 盐、葱花、姜末各适量。

做法

1 鸡胸肉、胡萝卜、黄瓜、洋葱分别洗净，切丁；水发木耳洗净，撕成小朵。

2 锅内倒油烧热，放入鸡丁炒至七成熟，下入胡萝卜丁、姜末、葱花翻炒片刻，再下入木耳、洋葱丁、黄瓜丁翻炒至熟，调入盐即可。

用法 每周2~3次。

腰酸背痛

补肾强腰食物能帮助缓解

老年人腰酸背痛多因肾虚、气血不足或风寒湿邪侵袭所致。中医认为“腰为肾之府”，腰酸背痛时可多吃补肾强腰的食物，如猪腰、核桃等，同时应远离生冷油腻食物。适当运动如打太极拳、练八段锦，可疏通经络，缓解疼痛。

推荐食材

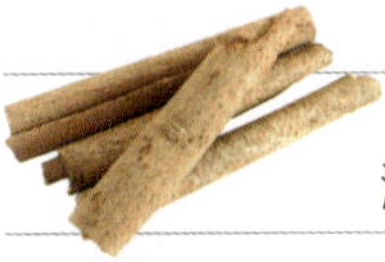

肉桂
温通经脉

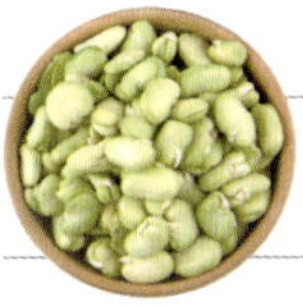

蚕豆
祛湿通络

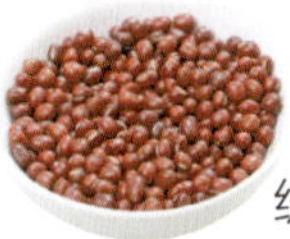

红豆
缓解寒湿腰痛

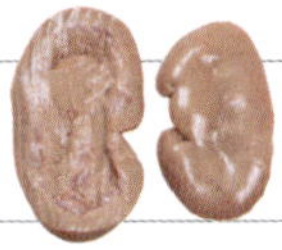

猪腰
补肾壮腰

小偏方大功效

摩擦腰骶缓解腰背酸痛
两手对搓发热后，紧按在腰眼处，稍停片刻，然后用力向下搓至长强穴（在尾骨下方，尾骨端与肛门连线的中点处），每次做50~100遍，每日早晚各做1次。摩擦腰骶可舒筋通络、补肾助阳，缓解腰背疼痛。

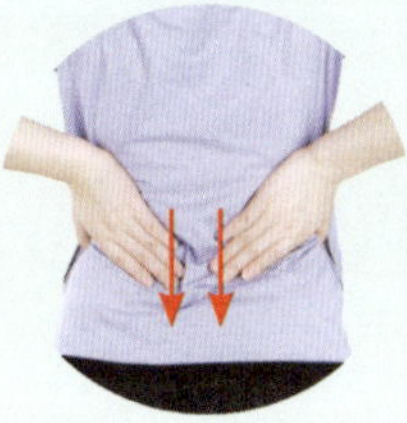

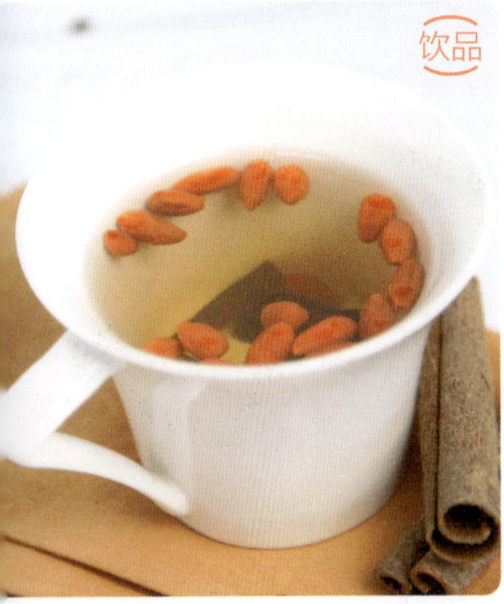

肉桂枸杞茶

温经通络，改善寒湿腰痛

材料 肉桂5~10克，枸杞子15~30克。

做法 将肉桂、枸杞子洗净，一起放入杯中，冲入沸水，盖上盖子闷泡约15分钟即可。

用法 每周3~4次。

功效 肉桂可解表散寒，通经活络；枸杞子可滋补肝肾，强筋健骨。这款饮品帮助改善寒湿阻滞引起的腰痛。

杜仲核桃猪腰汤

养护筋骨，改善肾虚腰痛

汤羹

材料 猪腰1对，杜仲、核桃仁各15克。

调料 香油少许，盐、胡椒粉各适量。

做法

1 猪腰洗净，从中间剖开，去掉筋膜，切片；杜仲洗净浮尘。

2 锅中放入猪腰片、杜仲、核桃仁、适量清水，大火烧沸后转小火炖煮至熟，用胡椒粉、盐、香油调味即可。

用法 每周1~2次。

功效 杜仲可补肝肾、强筋骨，猪腰可养肾补虚，核桃仁可温肾助阳。三者搭配煮汤，对肾虚导致的腰膝酸软、腰背疼痛等有一定的缓解作用。

温馨提示 肝肾亏虚、筋骨无力者宜用杜仲，阴虚火旺、潮热盗汗者不宜用。

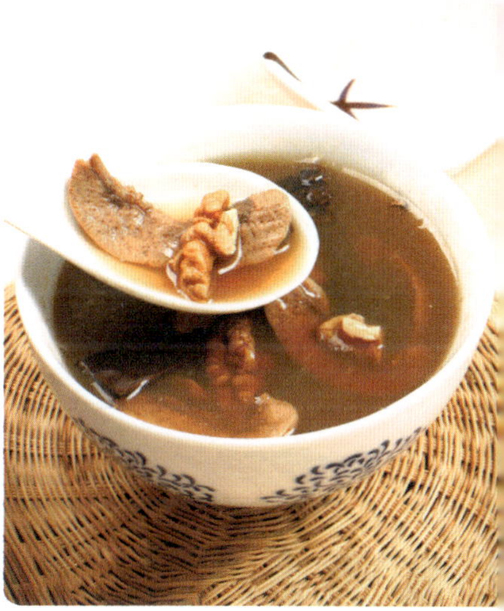

蚕豆红豆粥

舒筋止痛，改善湿热腰痛

粥膳

材料 蚕豆、红豆各30克，大米100克。

做法

1 红豆、蚕豆、大米洗净，浸泡4小时。

2 将浸泡后的蚕豆、红豆和大米放入开水锅中一起煮粥，煮至米软豆烂即可。

用法 每周2~3次。

功效 蚕豆可健脾祛湿，红豆可清热利湿。此粥有舒筋活络、清热利湿的功效，有助于缓解老年人腰痛拘急且痛处伴有热感的情况。

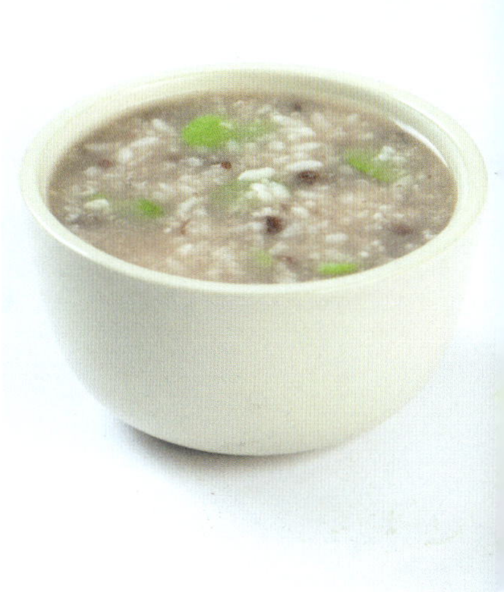

皮肤瘙痒

疏风清热、祛湿解毒是重点

随着年龄增长，老人体内的气血容易亏虚，中医认为，气血不足则风邪易侵袭人体，血热生风，会使皮肤干燥、瘙痒。调理可以从疏散风热、祛湿解毒入手。

推荐食材

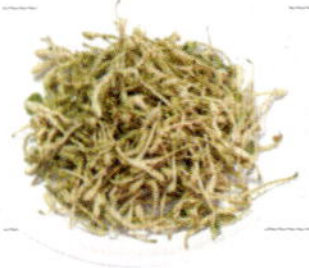

金银花
疏风清热
抗过敏

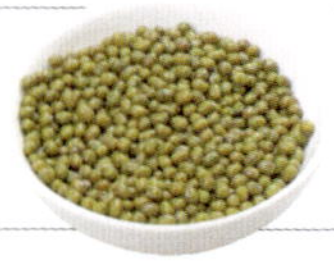

绿豆
清热解毒
凉血止痒

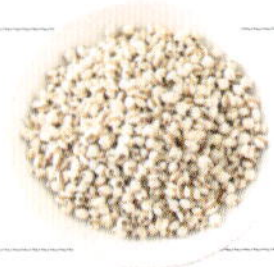

薏米
祛湿健脾
消肿止痒

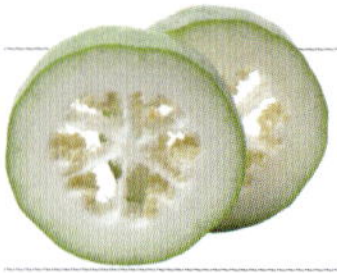

冬瓜
清湿热
除湿疹

小偏方大功效

盐浴散热止痒

盐浴可帮助皮肤止痒散热，缓解皮肤瘙痒的症状。取盐适量，煎汤洗浴。皮肤瘙痒的症状减轻后，要减少盐浴的次数，以免对皮肤造成损伤。

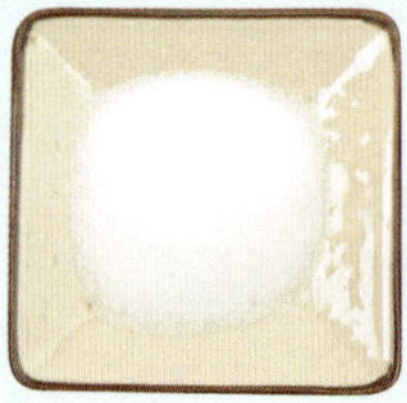

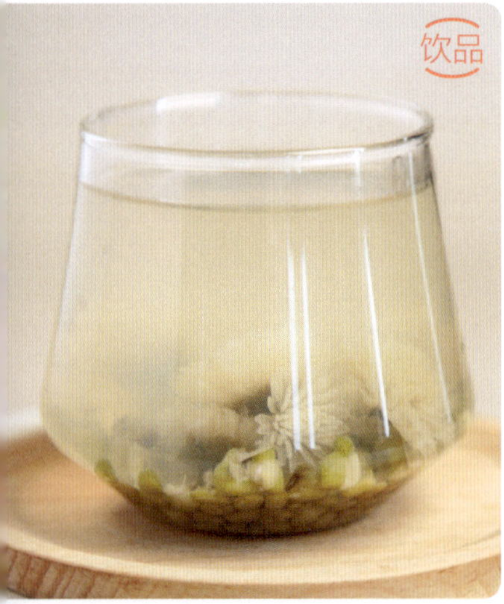

饮品

菊花绿豆饮

抗炎止痒，清热解毒

材料 菊花10克，绿豆50克。

做法

1 绿豆洗净，浸泡2小时；菊花洗净。

2 锅中加适量清水煮沸，放入绿豆煮至熟软，加入菊花稍煮即可。

用法 每日1~2次。

功效 菊花可清热明目，绿豆可解毒消肿。这款饮品有抗炎止痒、清热解毒的功效。

乌梅金银花茶

清热凉血，祛风止痒

材料 金银花干品5克，乌梅10克。

调料 白糖适量。

做法 将乌梅、金银花洗净，一起放入杯中，冲入沸水，盖上盖子闷泡约10分钟，调入白糖即可。

用法 每周3~4次。

功效 此饮品可清热解毒、止痒消炎，适用于风热袭体所致皮肤瘙痒。

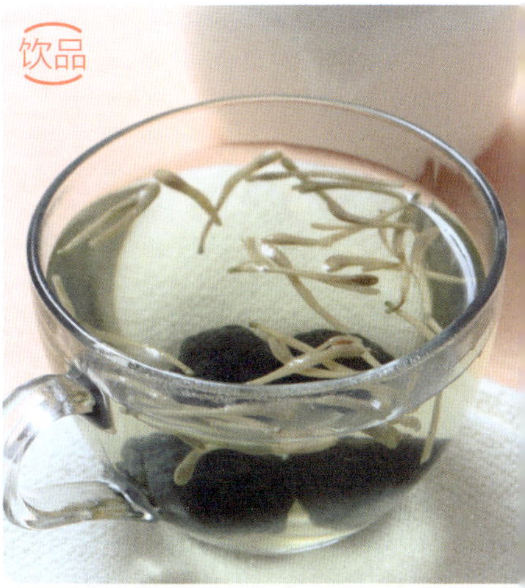

海带绿豆粥

清热解毒，凉肤止痒

材料 大米70克，水发海带50克，绿豆30克。

调料 冰糖适量。

做法

1 海带洗净，切碎；绿豆、大米洗净，浸泡4小时。

2 锅中加适量清水烧开，放入大米、海带碎、绿豆，大火煮沸后转小火熬煮成粥，加冰糖煮化即可。

用法 每周2次。

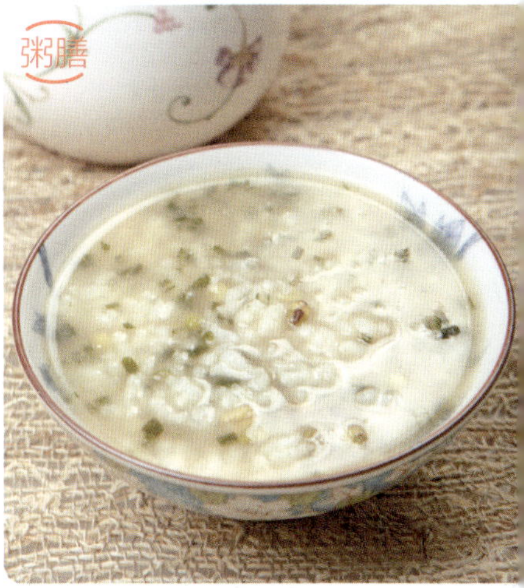

冬瓜薏米茯苓汤

改善肌肤湿热状态

材料 冬瓜300克，薏米50克，茯苓10克。

调料 盐适量。

做法

1 薏米洗净，浸泡2小时；冬瓜洗净，去瓤，切块；茯苓洗净浮尘。

2 锅内加适量清水，放入冬瓜块、薏米、茯苓，大火煮沸后转小火煲1小时，加少许盐调味即可。

用法 每周2~3次。

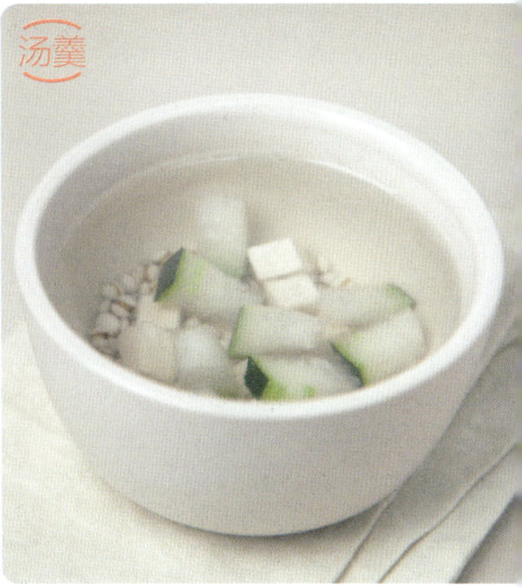

糖尿病

滋阴清热的食物是上选

糖尿病属于中医“消渴”的范畴，常表现为多饮、多食、多尿、体重减轻，主要是阴虚燥热所致。日常可适当吃些滋阴清热的食物，如苦瓜、黄瓜等，饮食上多搭配粗粮杂豆，吃饭细嚼慢咽，延长就餐时间，这样可以更好地稳定血糖。

推荐食材

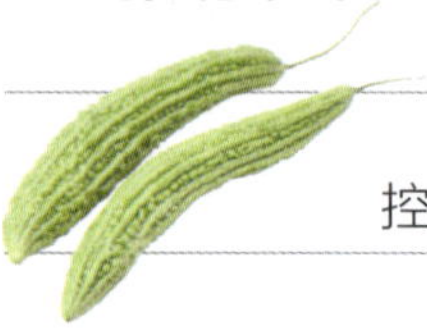

苦瓜
控糖降脂

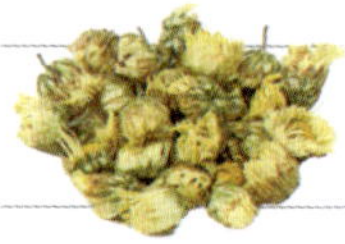

菊花
清肝明目

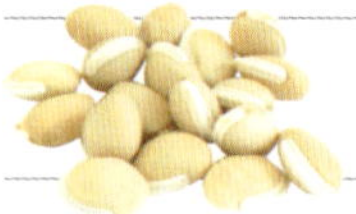

白扁豆
健脾祛湿

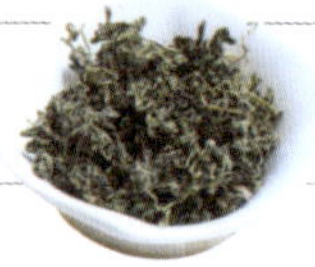

绞股蓝
平稳血糖

小偏方大功效

按揉胃俞穴
辅助改善糖尿病

胃俞穴位于脊柱区，第12胸椎棘突下，后正中线旁开1.5寸处。用拇指指腹按揉两侧的胃俞穴3分钟，可以辅助改善糖尿病。

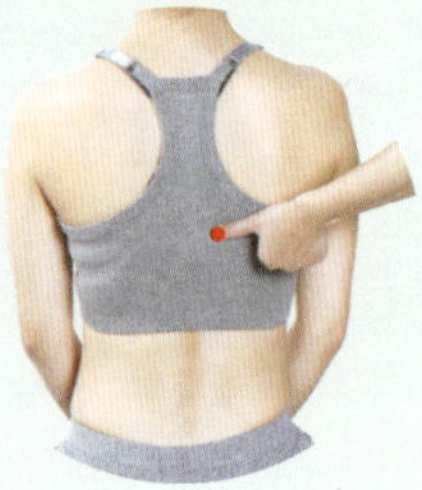

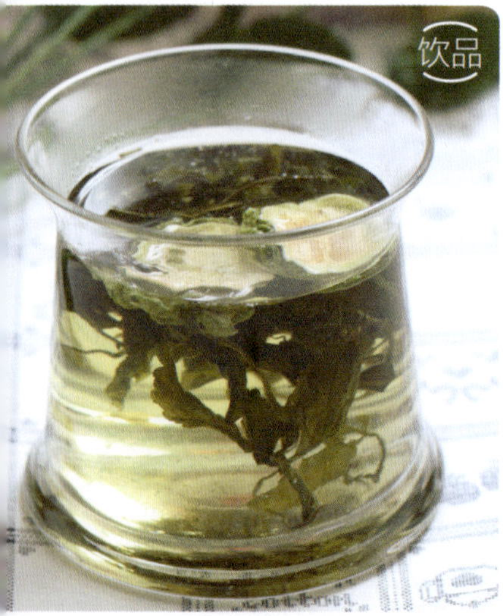

绞股蓝苦瓜茶

控糖降脂

材料 绞股蓝6克，干苦瓜片3克。

做法 将绞股蓝、干苦瓜片洗净，一起放入杯中，倒入沸水，盖上盖子闷泡约8分钟即可。

用法 代茶饮。

功效 苦瓜有助于控糖降脂；绞股蓝有助于稳定血糖。这款饮品有助于稳定血糖，调节血脂。

温馨提示 气阴两虚、口渴咽干、心烦不安者宜用绞股蓝，脾胃阳虚者不宜用。

白扁豆西洋参茶

缓解糖尿病口渴

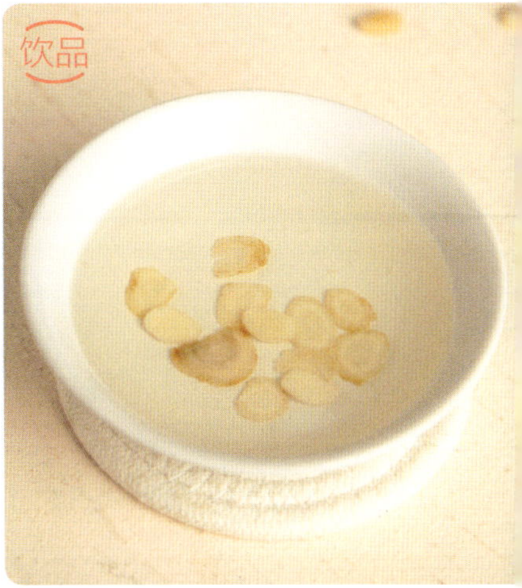

材料 白扁豆、西洋参各5克。

做法 将白扁豆、西洋参洗净，一起放入杯中，倒入沸水，盖上盖子闷泡约20分钟即可。

用法 每日2次。

功效 这款饮品可辅助缓解糖尿病口渴多饮、气短乏力等症状。

温馨提示 阴虚热盛、心烦口渴者宜用西洋参，脾胃寒湿、肢体浮肿者不宜用。

菊花枸杞茶

帮助预防糖尿病眼病

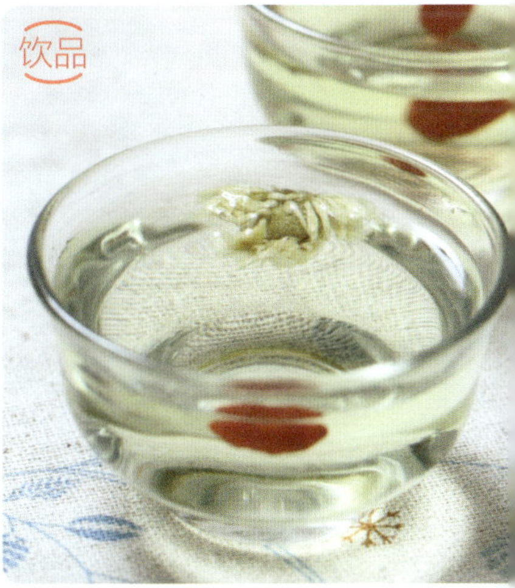

材料 菊花6克，枸杞子5克。

做法 将菊花、枸杞子洗净，一起放入杯中，倒入沸水，盖上盖子闷泡约5分钟即可。

用法 代茶饮。

功效 菊花可清肝泻火、明目养睛，枸杞子可滋阴养血、补益肝肾、明目润肤。此饮品有助于预防糖尿病眼病。

止消渴饮

清热生津止渴

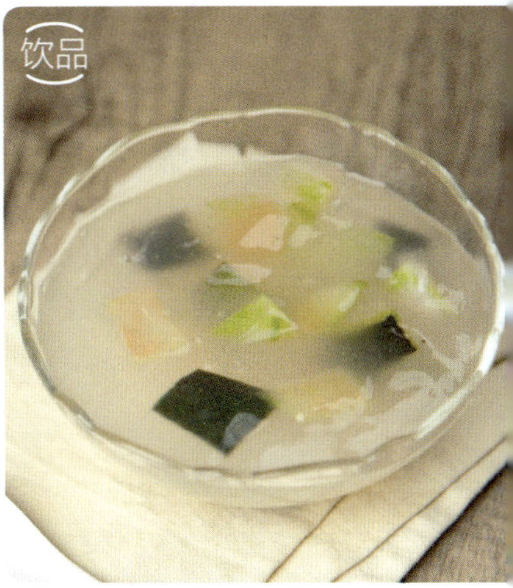

材料 鲜冬瓜皮20克，葛根粉、西瓜皮各15克。

做法

1 冬瓜皮洗净，切片；西瓜皮去外层硬皮，洗净，切片。

2 将冬瓜皮、西瓜皮和葛根粉一起放入锅中，加适量水，大火煮开后转小火继续煮10分钟即可。

用法 代茶频饮。

功效 止消渴饮有清润肺胃、生津止渴的食疗功效。

汤羹

鸽肉山药玉竹汤

缓解咽干口渴

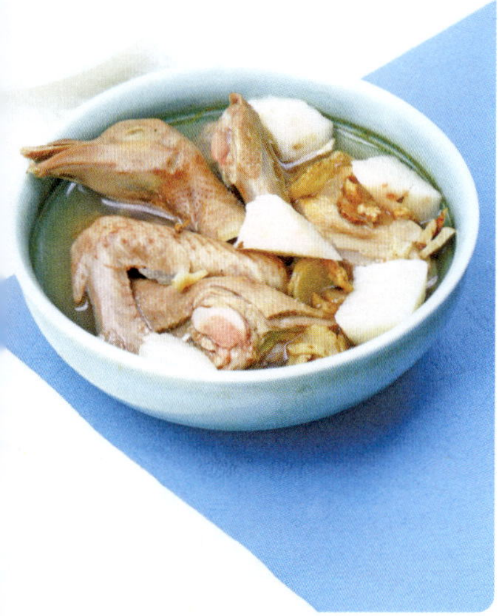

材料 玉竹15克，山药50克，净鸽子100克。

调料 葱末、姜片各10克，盐2克，料酒、胡椒粉各少许。

做法

1 净鸽子洗净，切块，放入沸水中加料酒焯烫片刻取出；山药去皮，洗净，切滚刀块，用沸水焯烫；玉竹洗净，用开水泡软备用。

2 砂锅中倒入适量沸水，放入山药块、鸽子块、玉竹、葱末、姜片，大火烧沸，去掉浮沫，煮5分钟后加盖转小火炖30分钟，开盖后加盐、胡椒粉调味即可。

用法 每周2~3次。

功效 鸽肉补血养血，补虚强身；山药和玉竹可帮助缓解内热消渴引起的咽干口渴等。

菜肴

苦瓜炒肉片

控糖调脂

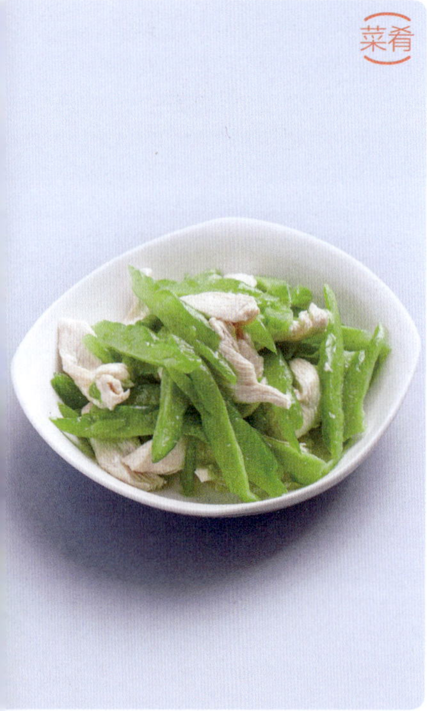

材料 苦瓜200克，猪瘦肉80克。

调料 盐、生抽各3克，葱段、姜片、蒜末各5克。

做法

1 苦瓜洗净，去瓤，切片；猪瘦肉洗净，切片，加生抽腌渍。

2 锅内倒油烧热，爆香葱段、姜片、蒜末，倒入猪瘦肉片翻炒，再放入苦瓜片炒熟，加盐调味即可。

用法 每周2~3次。

功效 苦瓜有助于控糖降脂，搭配猪瘦肉炒食，有助于稳定血糖，适合糖尿病患者食用。

高血压

通过平抑肝阳、清热养阴来改善

高血压主要是肝阳过亢和阴虚生热所致。体内阴虚阳亢，不能制约火气而阴阳失衡，容易出现头痛、头晕、气短、失眠等表现。日常应注意平肝潜阳、清热养阴，才能有效控制血压。

推荐食材

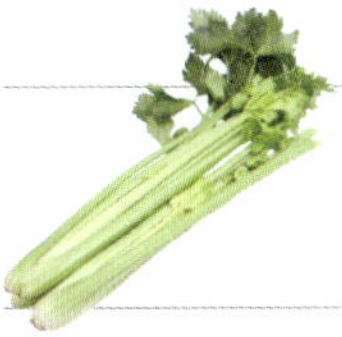

芹菜
平肝火
控血压

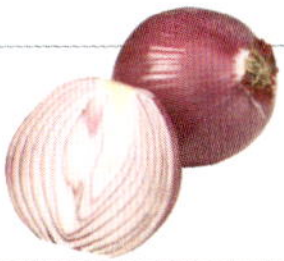

洋葱
健胃理气
控压降脂

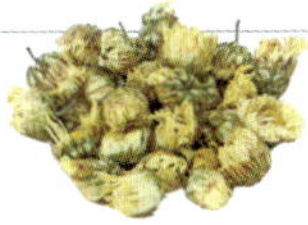

菊花
平肝明目
缓解头晕

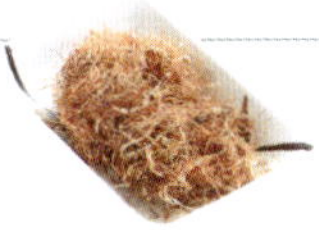

玉米须
利水泄浊
平肝潜阳

小偏方大功效

按揉内关穴
有助于稳定血压

内关穴位于前臂掌侧，腕横纹上2寸，在桡侧腕屈肌腱和掌长肌腱之间。每次用拇指指腹按揉内关穴1分钟，长期坚持有助于稳定血压。

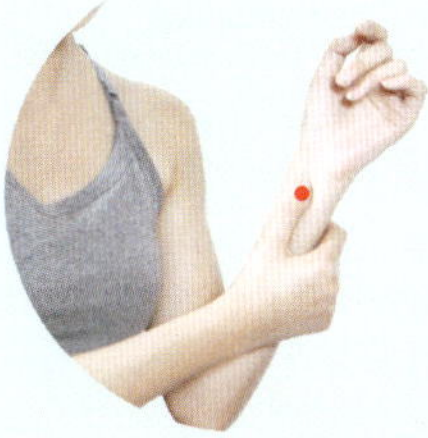

芹菜拌腐竹

稳控血压

材料 芹菜200克，腐竹20克。

调料 蒜末、香油、生抽各适量。

做法

1 芹菜洗净，切段，焯熟盛出；腐竹洗净，泡发，切小段，焯熟盛出。

2 将芹菜段、腐竹段放入盘中，加入蒜末、生抽拌匀，滴上香油即可。

用法 每周2~3次。

功效 这道菜有清肝火、控血压的功效，有助于缓解高血压引起的头晕目眩。

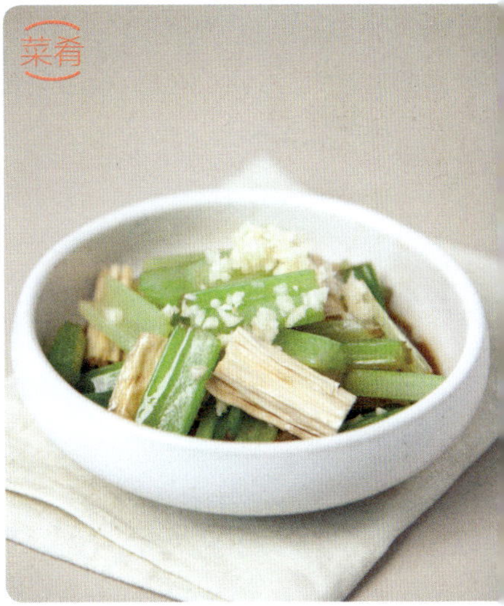

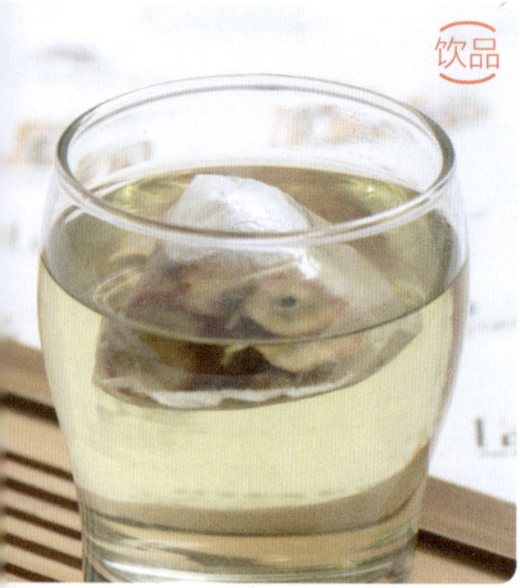

菊花山楂罗布麻茶

清火控压

材料 菊花、罗布麻叶各10克，山楂片30克。

做法

1 上述材料洗净，混匀，分成10份，分别装入茶包中。

2 每次取1包放入杯中，用沸水冲泡，盖上盖子闷泡15分钟即可。

用法 代茶饮。

温馨提示 肝阳上亢者宜用罗布麻叶，畏寒怕冷、腰膝酸软者不宜用。

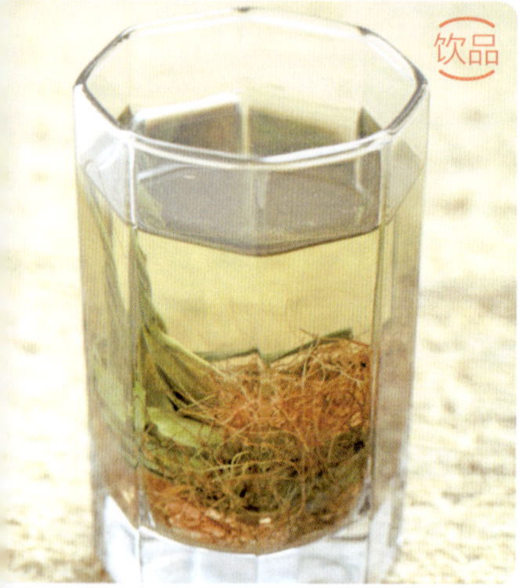

玉米须苦丁茶

稳控血压

材料 苦丁茶5克，玉米须干品8克。

做法 将苦丁茶、玉米须洗净，放入杯中，倒入沸水，盖上盖子闷泡约5分钟即可。

用法 代茶频饮。

功效 玉米须可利水消肿；苦丁茶可生津止渴、控压降脂。二者搭配，稳定血压的效果更佳。

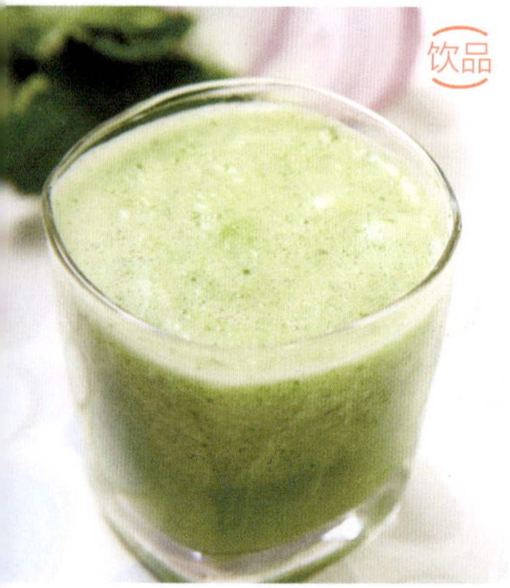

洋葱芹菜汁

控压安神

材料 芹菜150克，洋葱80克。

调料 蜂蜜适量。

做法

1 芹菜洗净，切丁；洋葱洗净，去皮，切丁。

2 将芹菜丁和洋葱丁放入榨汁机中，加适量饮用水打成汁，调入蜂蜜搅匀即可。

用法 每周3~4次。

功效 芹菜可清热泻火、控压安神，洋葱可控压降脂，二者搭配有助于缓解失眠多梦、头晕目眩、烦躁不安等症状。

天麻绿豆粥

平肝潜阳，滋阴清热

材料 天麻10克，绿豆100克，大米50克。

调料 冰糖适量。

做法

1 天麻洗净，切小块；绿豆洗净，浸泡4小时后蒸熟；大米洗净。

2 锅中倒入适量清水，加入大米和天麻块，煮至粥熟，再加入绿豆稍煮，放入冰糖煮化即可。

用法 每周2~3次。

功效 天麻和绿豆一起食用可以清肝泻火、滋阴潜阳，对老年人高血压有一定的调理作用。

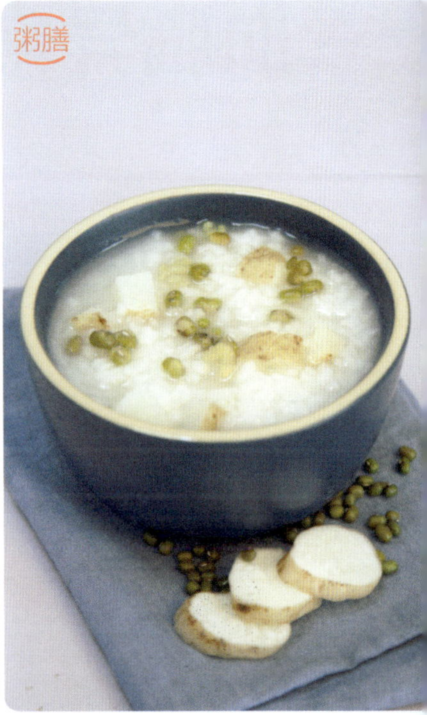

薏米枸杞粥

缓解高血压不适

材料 薏米50克，糯米60克，枸杞子10克。

做法

1 薏米、糯米分别淘洗干净，浸泡3小时；枸杞子洗净。

2 锅置火上，倒入适量清水烧开，下入薏米、糯米，大火烧开后转小火煮至米粒九成熟，放入枸杞子煮至米粒熟透即可。

用法 每周3~4次。

功效 枸杞子有滋补肝肾的功效，常用于高血压的调理，可缓解高血压引起的精神不振、头晕耳鸣等症状。

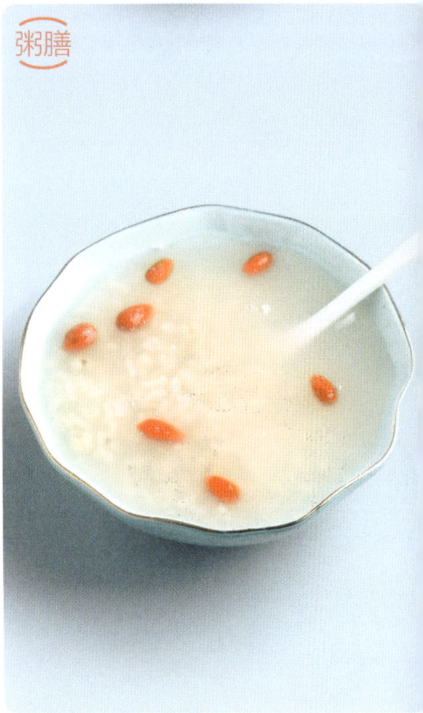

血脂异常

选择低热量、低脂肪的食物

长期食用动物内脏、蛋黄、肥肉等高热量、高脂肪的食物，体内胆固醇一直升高得不到控制，就会在血管壁中沉积，造成血脂异常。日常应适当多吃木耳、芹菜等低热量、低脂肪的食物。

推荐食材

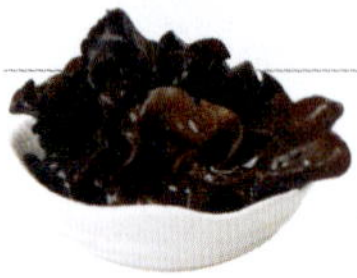

木耳
调和气血
降低血脂

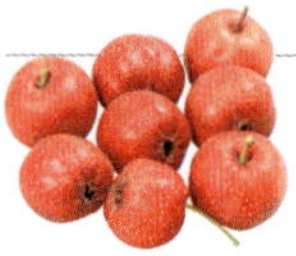

山楂
促进
脂肪代谢

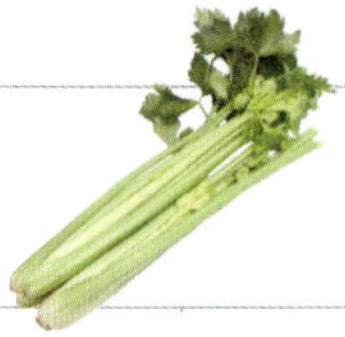

芹菜
控压降脂

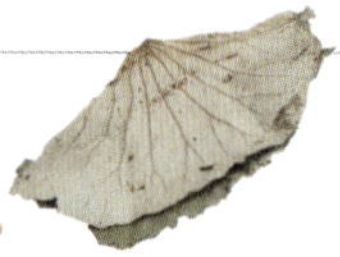

荷叶
控压降脂

小偏方大功效

按压丰隆穴
有助于降血脂

丰隆穴在小腿外侧，外踝尖上 8 寸，胫骨前肌的外缘。丰隆穴处肉厚而硬，可以用食指重按，每日按压 3 分钟，以有酸麻胀痛感为宜。按压此穴可调畅气血、化瘀通络，有助于降血脂。

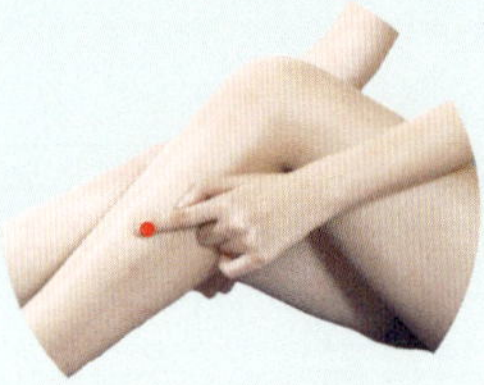

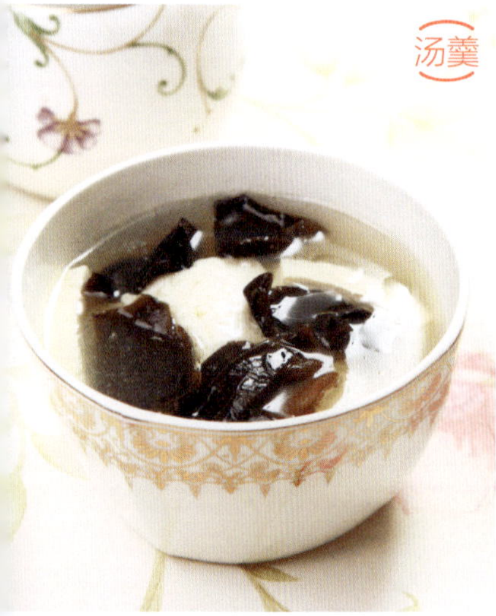

汤羹

木耳豆腐汤

调脂润肠

材料 干木耳 5 克，豆腐 100 克。

调料 盐 2 克。

做法

1 干木耳用温水泡发，洗净，撕成小朵；豆腐洗净，切片，放入沸水中焯一下。

2 锅中放入适量清水大火烧开，放入木耳和豆腐片，炖 10 分钟，加盐调味即可。

用法 每周 2~3 次。

功效 木耳有助于活血化瘀、行气通络，搭配豆腐食用，可以促进胆固醇排出体外，有助于预防血栓形成。

山楂大麦茶

加速脂肪代谢

材料 山楂片5克，大麦茶8克，陈皮2克。

做法 将所有材料洗净，一起放入杯中，倒入沸水，盖上盖子闷泡约5分钟即可。

用法 代茶饮。

功效 山楂有健胃消食、控压降脂的功效，大麦茶和陈皮可促进消化。这款饮品有助于加速脂肪代谢，预防血脂异常。

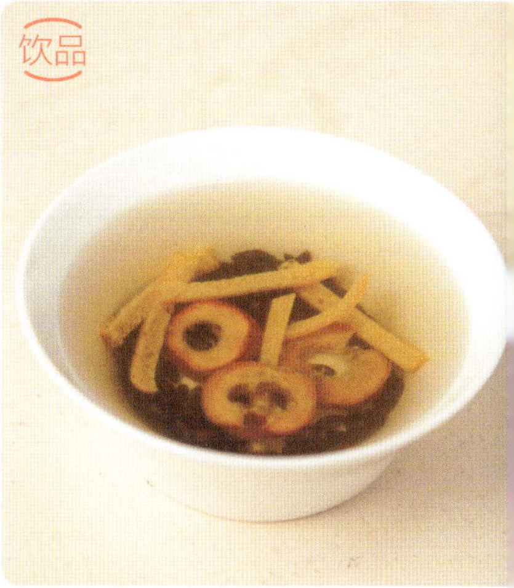

荷叶粥

降脂减肥

材料 大米100克，干荷叶10克。

调料 冰糖少许。

做法

1 大米淘洗干净，浸泡4小时；干荷叶洗净，切片。

2 锅内加入大米和适量清水，大火煮沸后转小火煮至米粒裂开，加入干荷叶片，煮至米粒软烂，加冰糖煮化即可。

用法 每周2~3次。

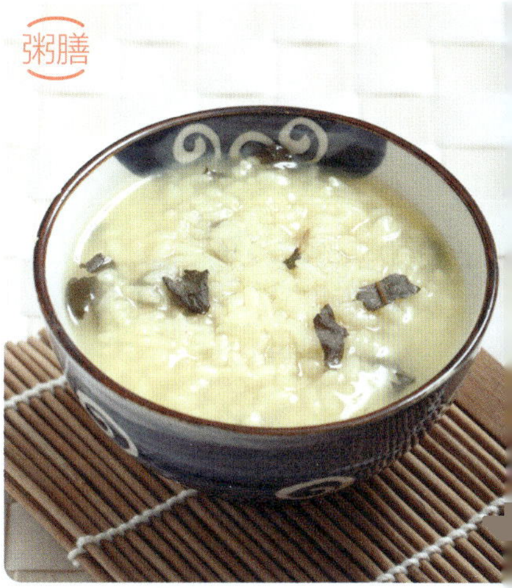

芹菜木耳拌百合

降血脂，抗氧化

材料 芹菜200克，水发木耳100克，鲜百合30克，枸杞子5克。

调料 香油、盐各2克，醋5克。

做法

1 芹菜洗净，取茎切段；木耳洗净，撕成小片；鲜百合剥开后洗净；枸杞子洗净。

2 芹菜段和鲜百合焯30秒后捞出；木耳焯1分钟后捞出。

3 将所有食材放入碗中，加入香油、盐、醋拌匀即可。

用法 每周1~2次。

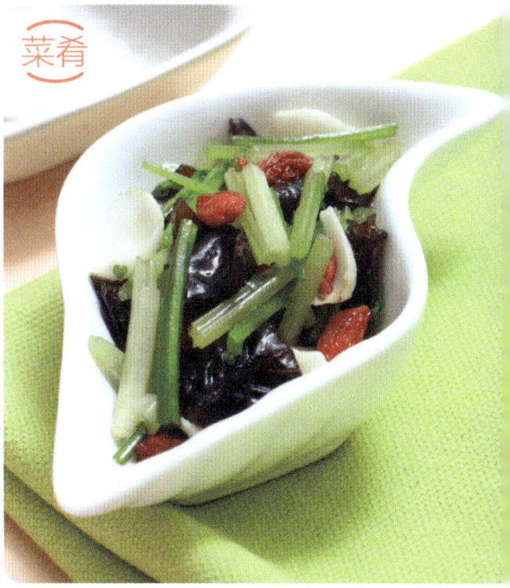

痛风

控制嘌呤的摄入

中医认为，痛风主要因脾肾功能失调、湿浊内生、郁久化热、流注关节所致。日常饮食应避免摄入高嘌呤食物，如动物内脏、大部分海鲜等；多食清淡利湿的食物，如薏米、冬瓜、丝瓜、玉米等；同时可饮用菊花茶、金银花茶等。

推荐食材

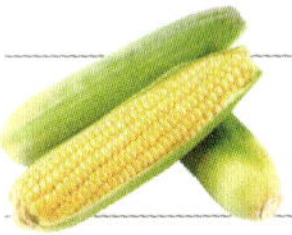

玉米
利水渗湿

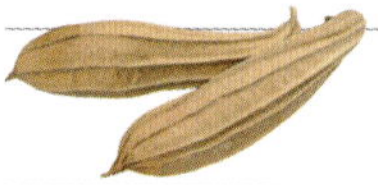

丝瓜络
清热祛湿

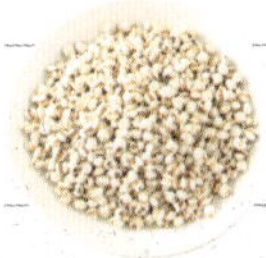

薏米
利水渗湿

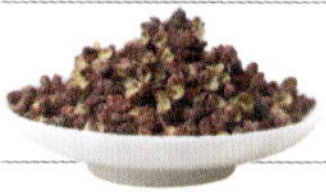

花椒
温阳止痛

小偏方大功效

老丝瓜茶可利尿除烦

取老丝瓜 3 根，洗净，切碎，放入锅中，加适量清水，大火烧开后转小火熬煮 1 小时，然后将老丝瓜茶凉凉，放入冰箱冷藏（可存放 3 天）。每日取 1/3 放入杯中代茶饮，当年新收的丝瓜效果更好。老丝瓜茶可清热祛风湿，预防痛风发作。

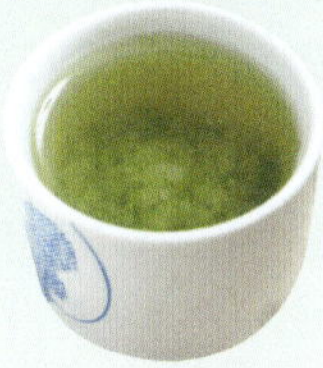

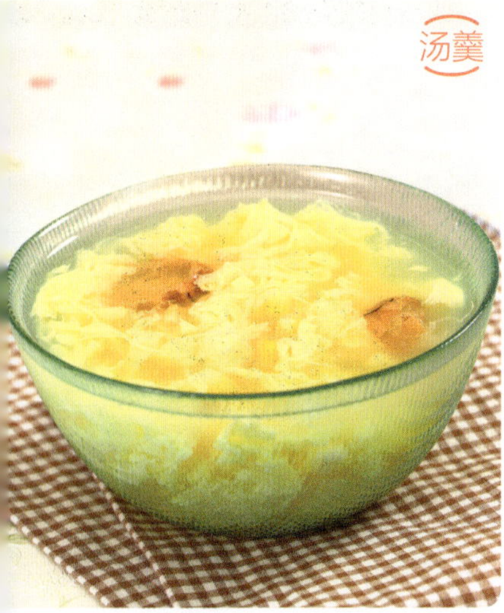

汤羹

玉米丝瓜络汤

促进尿酸排出

材料 玉米粒 100 克，丝瓜络 15 克，橘核 10 克，鸡蛋 1 个。

做法

1 丝瓜络、橘核洗净浮尘；玉米粒洗净；鸡蛋磕入碗中，打散备用。

2 将玉米粒、丝瓜络、橘核放入锅中，加适量水，大火烧开后转小火熬煮 15 分钟，将丝瓜络捞出，再将鸡蛋液倒入锅中搅成蛋花即可。

用法 每周 2~3 次。

功效 丝瓜络有清热通络、祛风除湿的功效，玉米可健脾降脂，橘核可散结止痛，搭配做汤可促进尿酸排出。

西瓜翠衣茶

促进尿酸排出

材料 鲜西瓜皮150克，鲜茅根15克。

做法

1 鲜西瓜皮去外皮及红色果肉，洗净，捣碎；鲜茅根洗净，切碎。

2 将上述材料一起放入杯中，冲入沸水，盖上盖子闷泡5~10分钟即可。

用法 每日1次。

功效 这款饮品有清热利尿、祛湿消肿的功效，可促进尿酸排出，预防高尿酸血症。

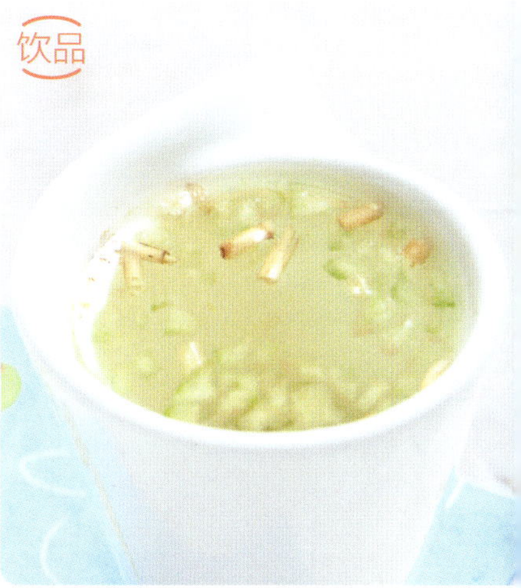

薏米茯苓水

利尿消肿

材料 薏米30克，茯苓10克，红枣3枚。

做法

1 薏米洗净，浸泡2小时；红枣、茯苓洗净。

2 锅中加适量清水烧开，放入薏米、茯苓，大火煮沸后转小火煮30分钟，加入红枣煮10分钟即可。

用法 每周3~4次。

功效 这款饮品可清热除湿、利尿消肿，帮助调节尿酸代谢，有助于预防痛风。

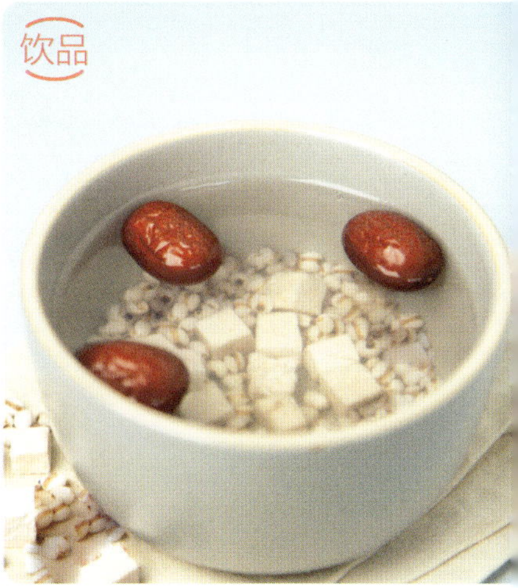

干姜花椒粥

祛湿散寒，温中止痛

材料 干姜片5克，高良姜10克，花椒3克，大米100克。

调料 红糖适量。

做法

1 干姜片、高良姜、花椒洗净，放入干净的纱布袋；大米洗净。

2 将纱布袋与大米放入锅中，加适量清水，大火煮沸后转小火煮30分钟，取出纱布袋，加入红糖，继续熬煮成粥。

用法 每周2~3次。

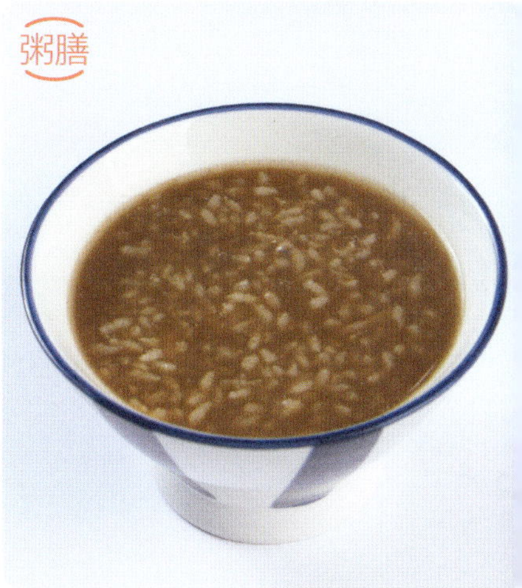

专题

老祖宗传下来的养生长寿经

人们自古以来就追求健康与长寿，老祖宗总结出很多行之有效的长寿秘诀，大家要多学习和借鉴这些养生智慧，将其融入生活，保持身体健康，才能福寿绵长，颐养天年。

日常饮食

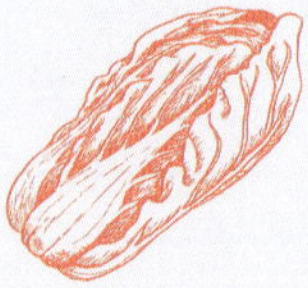

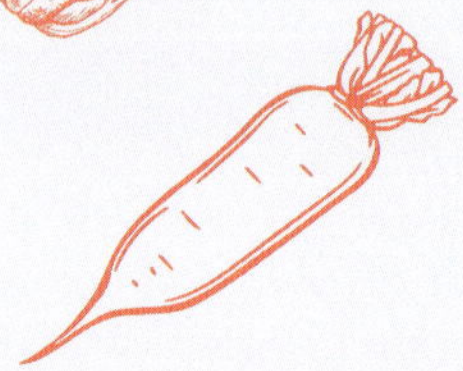

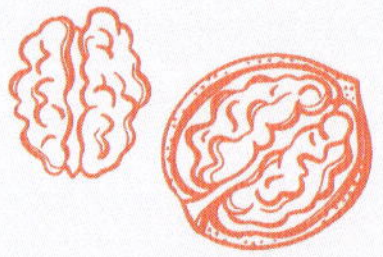

晨起三片姜，赛过喝参汤。
萝卜出了地，郎中没生意。
人愿长寿安，要减夜来餐。
三天不吃青，嘴巴冒火星。
吃米带点糠，老少都安康。
核桃山中宝，补肾又健脑。
阳春三月三，荠菜当灵丹。
饥不暴食，渴不狂饮。
鱼生火，肉生痰，萝卜白菜保平安。
早上吃好，中午吃饱，晚上吃少。

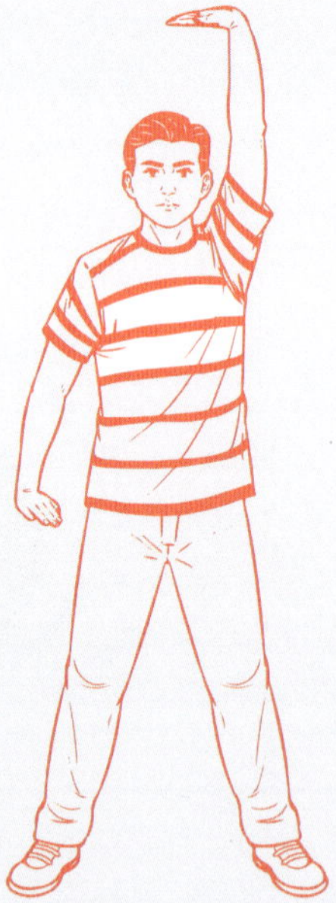

吃穿住行

头要凉，脚要暖，肚子不要满。
睡觉不蒙头，清晨郊外走。
午觉睡得好，犹如捡个宝。
菊枕常年置头下，老来身轻眼不花。
热水泡脚，胜吃补药。
日出而作，日入而息。
吃人参不如睡五更。
寒从脚起，病从口入。
汗水未干，冷水莫沾。
宁可常常三分寒，不可棉裹一身汗。
常在树林转，润肺身体健。
闻鸡起舞，床不可贪。

第4章

内调食养方，解决女性常见困扰

祛斑、除暗沉

养肝润肺功效好

中医认为，斑和暗沉的产生原因主要是肝血失养导致气血不足，无法养护肌肤，而肺的津液不足则易导致肌肤干燥。女性想要美白淡斑，先要调补好肝肺，只有内调外养，肌肤才会真正健康。

推荐食材

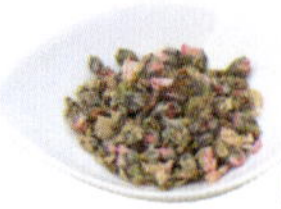

桃花
改善色素沉着

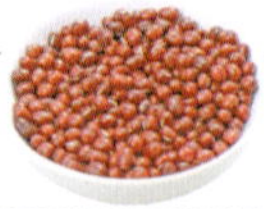

红豆
养血淡斑

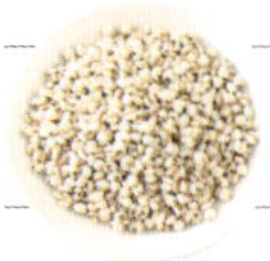

薏米
利水渗湿

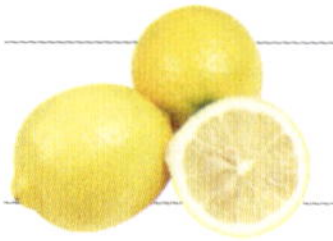

柠檬
美白淡斑

小偏方大功效

橘叶柠檬茶可帮助淡斑
取干橘叶、干柠檬片各5克，洗净后放入杯中，冲入沸水，加红糖搅匀，盖上盖子闷泡10分钟即可饮用。橘叶柠檬茶有理气淡斑的功效。

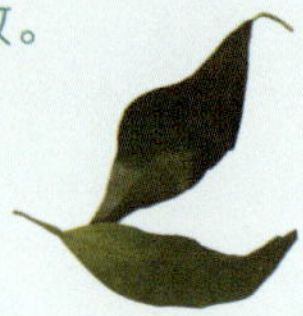

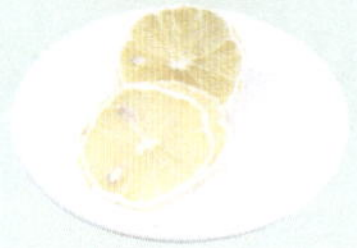

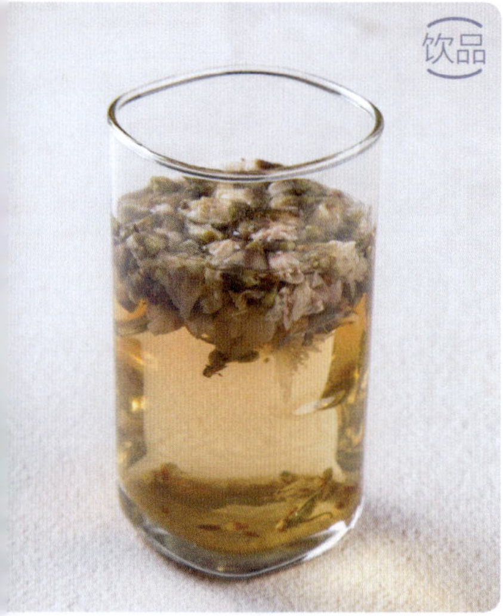

桃花茶

帮助改善面部黑斑

材料 干桃花4克。
调料 蜂蜜适量。
做法
1 将干桃花洗净，置于杯中，冲入沸水，盖上盖子闷泡约10分钟。
2 稍凉后加入蜂蜜，搅拌均匀即可。

用法 代茶饮。

功效 桃花有养颜护肤的功效。常饮桃花茶有助于改善面色，减少黑斑形成。

四物汤

补血养颜，改善面部暗沉

材料 熟地黄、白芍各12克，当归10克，川芎8克。

做法

1 将四味药洗净，在凉水中浸泡30分钟以上，将药物泡软。

2 将泡好的药物连同泡药的水放入锅中，再加适量清水，大火煮开后转小火慢炖30分钟即可。

用法 每周2~3次。

功效 将这四味药煎汤服用，可使气血通畅、面色红润，发质也会变得润泽。

温馨提示 面色萎黄、月经不调、须发早白者宜用熟地黄，脾胃虚弱、腹满便溏者不宜用。

面色无华、头痛眩晕者宜用白芍，脾虚泄泻者不宜用。

痛经、闭经者宜用川芎，阴虚火旺者不宜用。

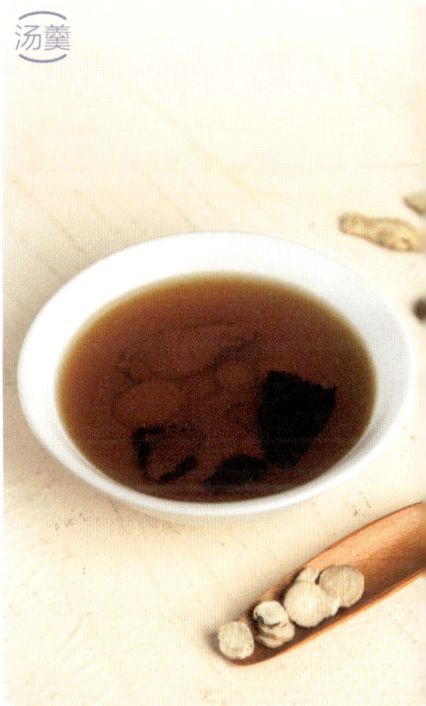

薏米燕麦红豆粥

帮助祛斑

材料 薏米、燕麦各30克，红豆20克，大米10克。

调料 冰糖少许。

做法

1 薏米、燕麦、红豆、大米分别淘洗干净，薏米、红豆、大米分别浸泡4小时。

2 锅置火上，加适量清水烧沸，放入薏米、红豆，大火煮沸后继续煮20分钟。

3 再加入大米熬煮，粥将熟时放入燕麦，煮熟后加入冰糖煮化即可。

用法 每周2~3次。

功效 薏米可美白淡斑、养肺健脾；燕麦可益肝和胃、美容护肤；红豆可补益气血、淡斑养颜。三者搭配煮粥，有淡斑的功效。

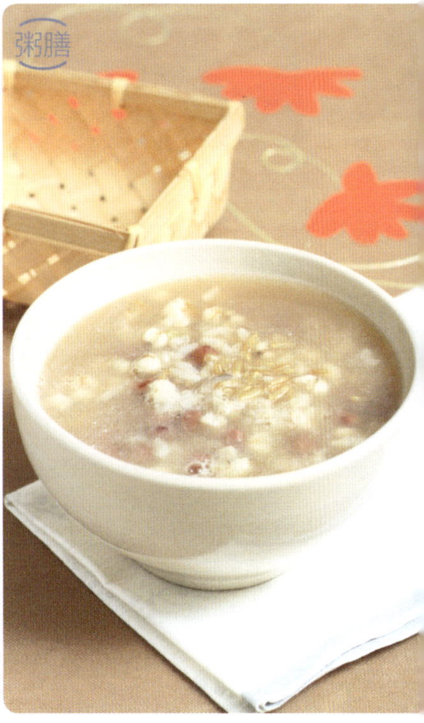

嫩肤、美白、除皱

多吃补益气血的食物

中医认为，人体内在气血充盈与否，决定了面部肌肤的状态。如果体内气血亏虚，就会皮肤粗糙、皱纹增多，加速衰老进程。平常可以吃些补益气血的食物，如山药、红枣、牛肉等。只有气血充足、通畅，皮肤才会白皙、有光泽。

推荐食材

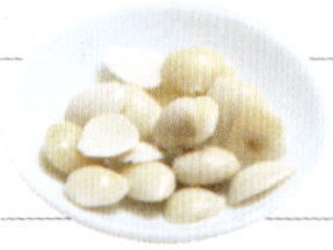

杏仁
润肺养颜

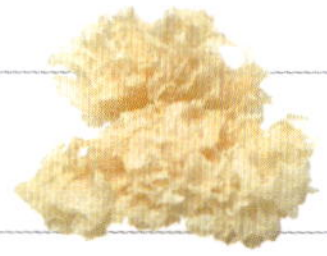

银耳
养肤抗皱

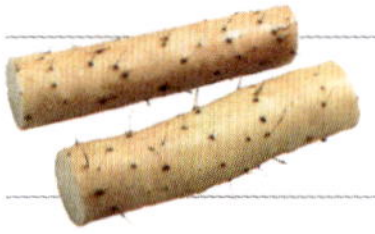

山药
延缓衰老

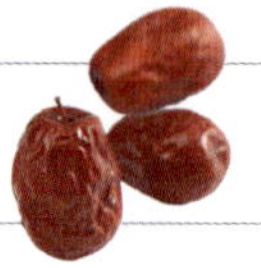

红枣
改善气色

小偏方大功效

红酒珍珠粉面膜有助于美白肌肤

取红酒 20 克，珍珠粉适量。将红酒倒入碗中，加入珍珠粉搅拌均匀。洁面后，先用热毛巾敷脸，然后将自制面膜涂于面部，避开眼周和唇部肌肤，敷 15 分钟，每周 1 次（注意：敷面膜前请先做皮肤测试）。此款自制面膜可促进皮肤的新陈代谢，有助于美白肌肤。

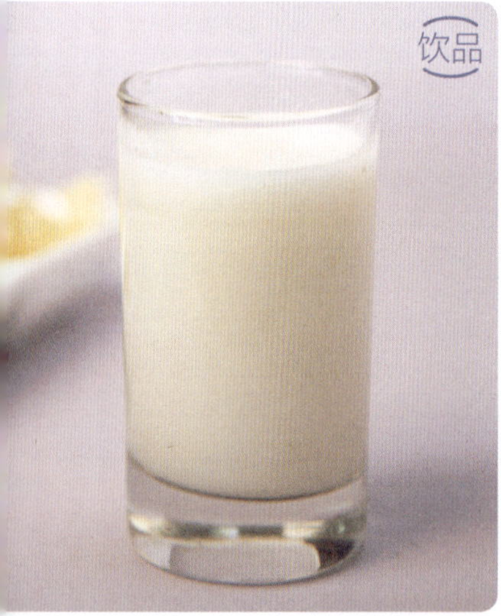

七白饮

美白养颜

材料 杏仁、莲子、山药片、茯苓、百合、糯米、干银耳各 10 克。

调料 冰糖适量。

做法

1 所有食材洗净，银耳用水泡发。

2 将所有食材放入豆浆机中，加入适量清水，按下“豆浆”键，提示做好后倒入杯中，加冰糖搅匀即可。

用法 每日 1 杯。

功效 此饮品有美白润肤、健脾祛湿的功效，适合肤色萎黄、肌肤干燥的人饮用。

核桃黑芝麻牛奶糊

养肤抗皱

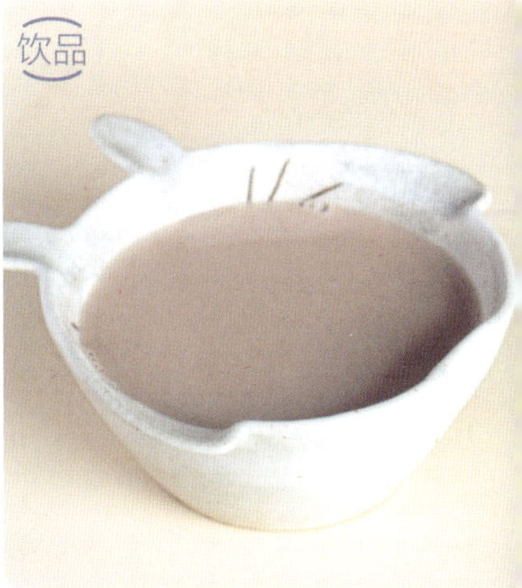

材料 核桃仁 50 克，黑芝麻 20 克，牛奶 100 克。

做法

1 核桃仁、黑芝麻洗净。

2 将所有食材倒入破壁机中，加入少量清水，按下“米糊”键，提示做好即可。

用法 每周 3~4 次。

功效 核桃与黑芝麻可养肾补肝、养血填精，牛奶可滋阴生津、润肺养胃。此饮品有助于抗皱养肤，增加皮肤弹性。

美龄粥

驻颜抗衰

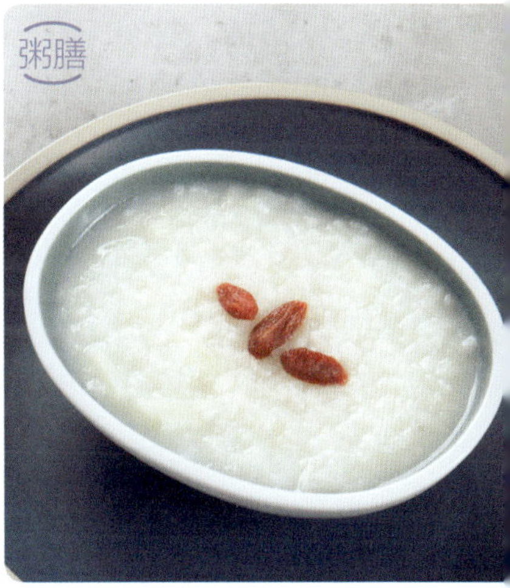

材料 黄豆、山药各 50 克，大米、糯米各 100 克，枸杞子 5 克。

调料 冰糖适量。

做法

1 黄豆洗净，浸泡 4 小时，打成豆浆；山药去皮，洗净，切小段；大米、糯米洗净，浸泡 4 小时；枸杞子洗净。

2 锅中加入豆浆和适量清水煮开，放入大米、糯米熬煮成粥，放入山药段煮熟，加入枸杞子略煮，加冰糖煮化即可。

用法 每周 2~3 次。

山药红枣泥

护肤养颜

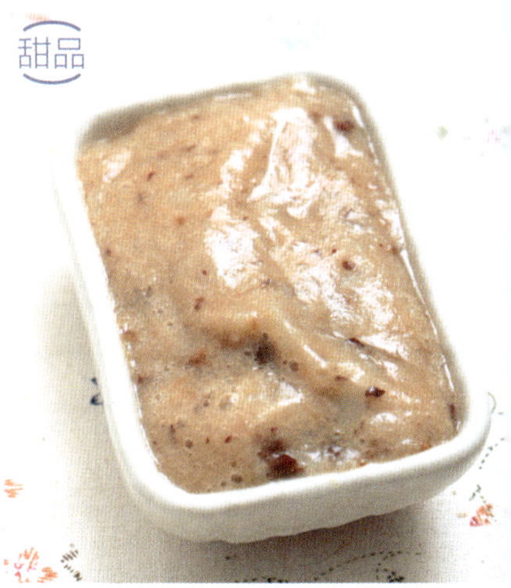

材料 山药 100 克，红枣 10 枚。

做法

1 山药去皮，洗净，切块，蒸熟；红枣洗净，去核，放入锅中，加适量清水煮软。

2 将红枣、山药一起用搅拌机打成泥即可。

用法 每周 2~3 次。

功效 山药可益气养血、补肺健脾，红枣可补血补气、养胃和中，二者搭配，可使肤色红润，有助于皮肤保持光滑与柔嫩。

手脚冰冷

温阳散寒、行气活血是根本

中医认为，手脚冰凉的根本原因是体内阳气不足，气血运行不畅，不能与寒邪抗衡。想摆脱“冷美人”的称号，需要温阳散寒、行气活血，日常饮食建议选择红枣、生姜、羊肉等食物。

推荐食材

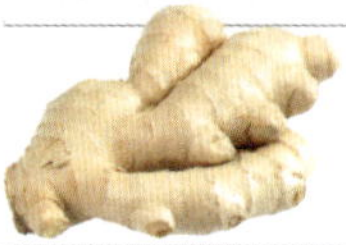

生姜
温阳散寒

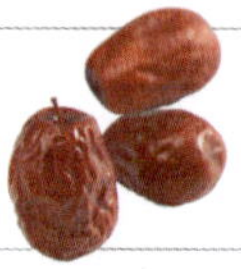

红枣
行气活血

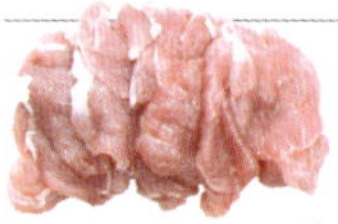

羊肉
祛寒暖身

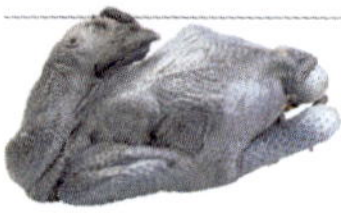

乌鸡
补益气血
温暖手脚

小偏方大功效

按揉阳池穴
可改善手脚冰冷

将手背往上翘，在手背上会出现几条皱褶，用另一只手的食指在靠手背边缘的皱褶上按压，仔细感受，会有一个压痛点，这个点就是阳池穴。按揉此穴 3~5 分钟，有升发阳气、沟通表里的功效，可以让四肢气血通畅，改善手脚冰冷。

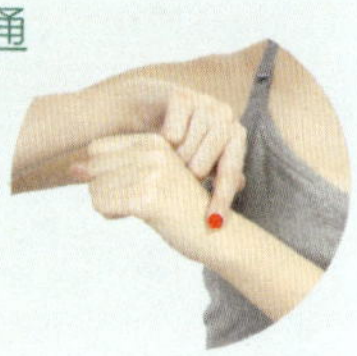

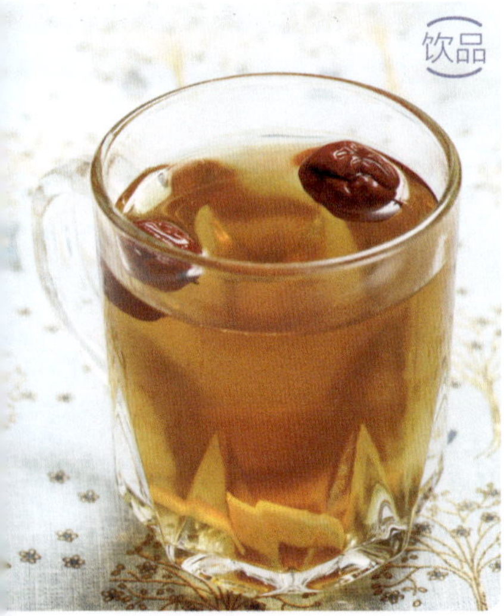

生姜红枣茶

补血活血，温阳益气

材料 生姜片 10 克，红枣 3 枚。

调料 红糖 5 克。

做法 将生姜片、红枣洗净，一起放入杯中，倒入沸水，盖上盖子闷泡约 10 分钟，加入红糖搅匀即可。

用法 每日 1 次。

功效 生姜可温阳散寒、行气活血；红枣可补血和中。二者搭配，有助于缓解手脚冰冷。

当归生姜羊肉汤

温阳，健脾，补肾

材料 羊肉200克，当归10克，生姜20克。

调料 盐、料酒各适量。

做法

1 当归洗净；生姜洗净，切片；羊肉剔去筋膜，切块，焯去血水，洗净备用。

2 砂锅中加入适量水，大火煮沸，加入当归、生姜片、羊肉块、料酒，转小火煲3~4小时，加盐调味即可。

用法 每周2~3次。

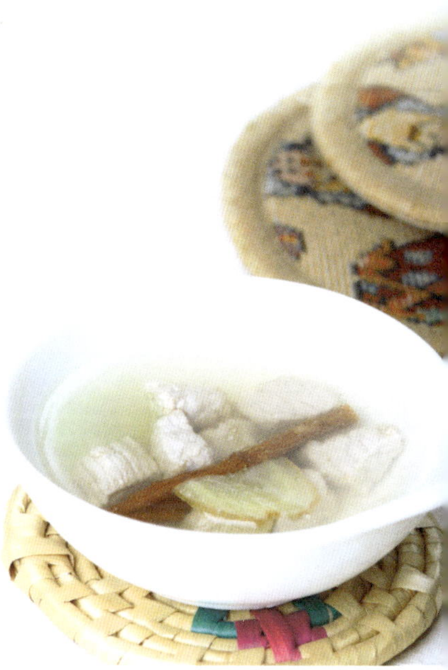

黄芪党参乌鸡汤

促进血液循环

汤羹

材料 净乌鸡1只，山药50克，莲子5克，红枣6枚，黄芪、党参各10克。

调料 葱段、盐各适量。

做法

1 乌鸡焯烫；山药去皮，洗净，切块；黄芪、党参、莲子、红枣洗净。

2 炖锅中放入乌鸡、葱段与适量清水煮沸，放入黄芪、党参、莲子、红枣煮沸，小火煲30分钟，放入山药块煲10分钟，加盐调味即可。

用法 每周2~3次。

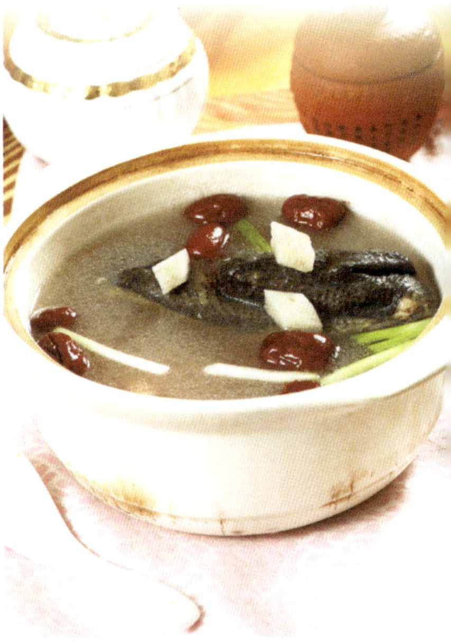

痛经

温经散寒、活血化瘀效果好

生活中，许多女性都受过痛经的折磨，不仅小腹疼痛难忍，还会伴随腹部坠胀、腰酸无力的情况。中医认为“不通则痛”，寒邪侵袭人体，会导致气血运行不畅形成瘀血，引发痛经。调理应以活血化瘀、温经止痛为主，还要避免食用生冷食物。

推荐食材

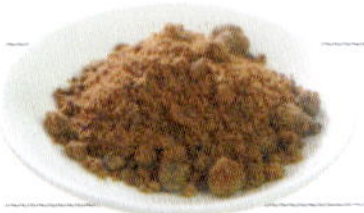

红糖
温经止痛

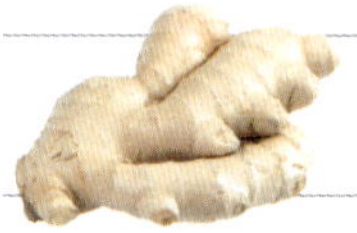

生姜
温中散寒

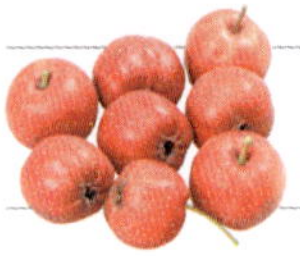

山楂
活血散瘀

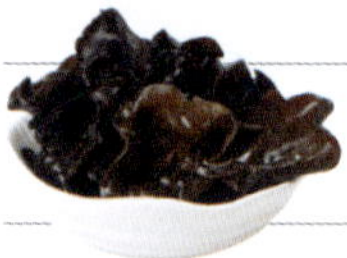

木耳
养血化瘀

小偏方大功效

白芍姜糖茶可缓解痛经

取白芍9克，干姜片3克，红糖适量，白芍、干姜片洗净。将所有材料一起放入杯中，冲入沸水，盖上盖子闷泡约15分钟，调匀即可。在痛经伴行经有血块时，饮用1杯，可缓解疼痛。

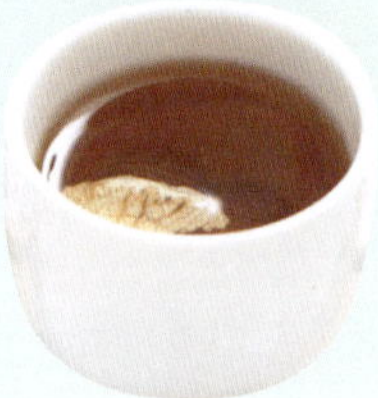

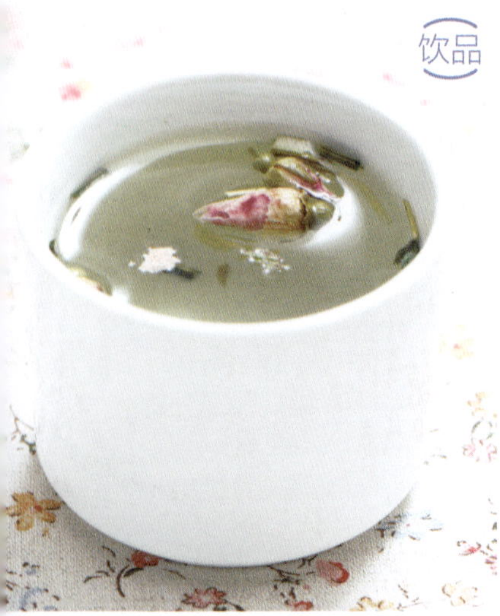

饮品

益母草玫瑰茶

理气活血，通经止痛

材料 益母草5克，玫瑰花10克。

做法 将益母草、玫瑰花洗净，一起放入杯中，倒入沸水，浸泡约5分钟即可。

用法 痛经时饮用，每日1杯。

功效 益母草可活血祛瘀、止痛调经；玫瑰花可行气活血、散瘀止痛。二者搭配，不仅可以补益气血，还有助于活血调经。

桂皮山楂饮

温经散寒，补中益气

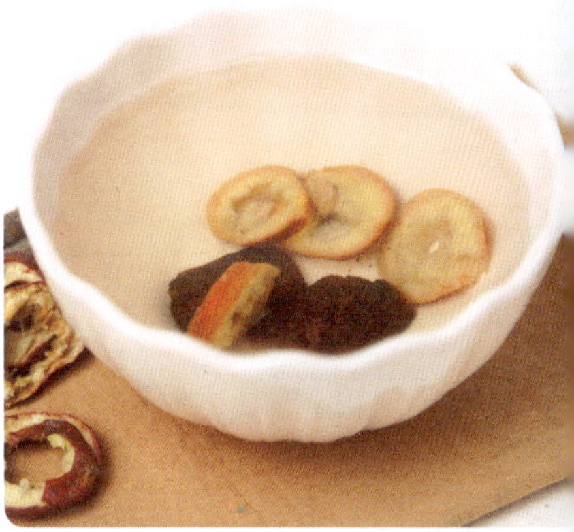

材料 山楂片、桂皮各5克。

做法 将山楂片、桂皮洗净，一起放入杯中，倒入沸水，盖上盖子闷泡约8分钟即可。

用法 每日1次。

功效 山楂可活血散瘀、行气止痛；桂皮可温中散寒。二者搭配，有助于活血祛寒、温经止痛。

红花糯米粥

散瘀止痛

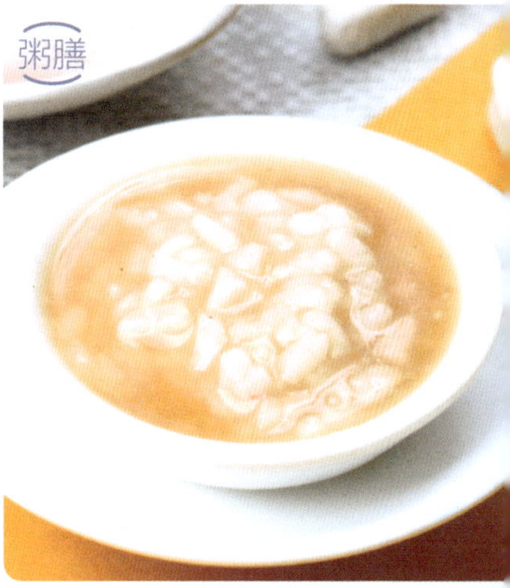

材料 糯米100克，当归、丹参各10克，红花3克。

做法

1 糯米淘洗干净，充分浸泡；当归、丹参、红花洗净浮尘。

2 将红花、当归、丹参放入砂锅中，倒入适量水，煎煮30分钟，去渣取汁。

3 将糯米放入锅内的药汁中，熬煮至熟即可。

用法 经前食用，每周2~3次。

温馨提示 孕妇忌用红花、丹参。

山楂木耳粥

活血散瘀，缓解疼痛

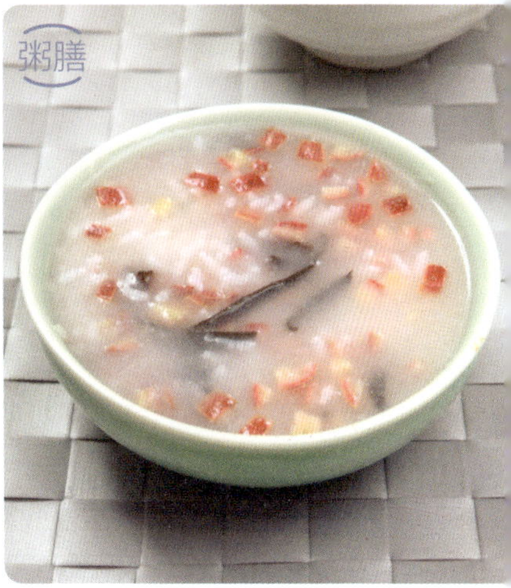

材料 大米100克，鲜山楂20克，干木耳8克。

调料 冰糖适量。

做法

1 木耳泡发，洗净，切丝；大米淘洗干净，浸泡30分钟；山楂洗净，去核，切碎。

2 锅中倒入适量清水，放入木耳丝，煮开后倒入大米，大火烧开后转小火煮20分钟，放入山楂碎，待大米熟烂后，放入冰糖煮化即可。

用法 每周2~3次。

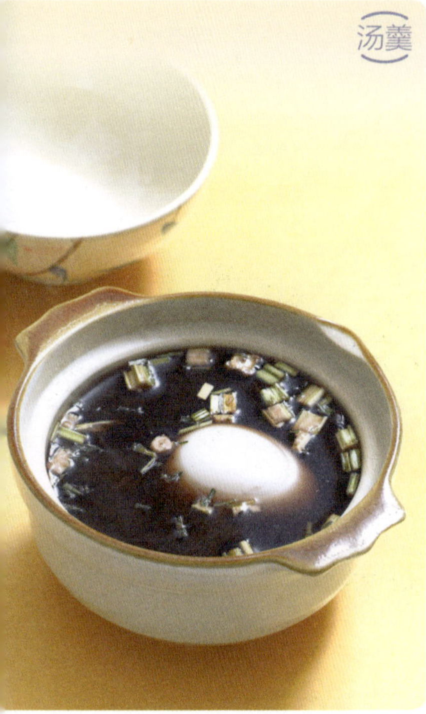

益母草蛋汤

改善经期小腹胀痛

材料 益母草5克，鸡蛋1个。

做法 将益母草、鸡蛋洗净，加水同煮，蛋熟后去壳，放回汤中再煮片刻，去渣吃蛋饮汤。

用法 痛经伴经量少时食用，每日1次。

功效 益母草可活血调经、化瘀止痛，搭配鸡蛋，可活血化瘀、调理气血，缓解经期小腹胀痛。

温馨提示 痛经、月经不调、产后腹痛者宜用益母草，月经量过多者、孕妇忌用。

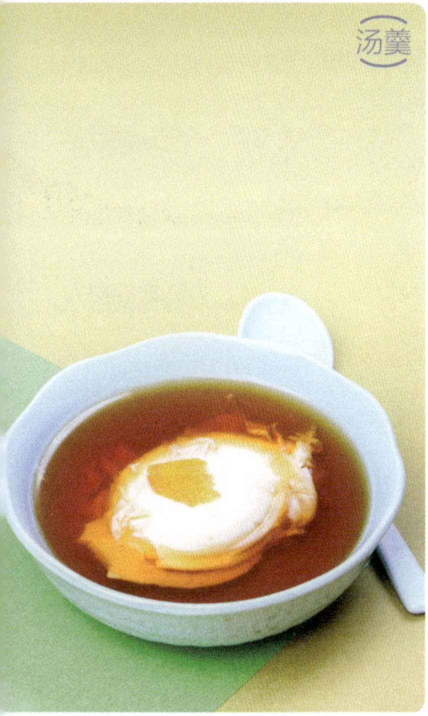

红糖姜汁荷包蛋

温经活血，补气养血

材料 鸡蛋1个，老姜5克，红糖10克。

做法

1 老姜洗净，切片，放入锅中，加入500毫升清水，用小火煮20分钟。

2 将火调小，在姜汁中磕入鸡蛋成荷包蛋，煮至鸡蛋浮起，加入红糖搅拌，盛入碗中即可。

用法 痛经时食用，吃蛋饮汤，每日1次。

功效 红糖可补血暖胃、温经活血，老姜可解表散寒、温中止痛。二者搭配鸡蛋，可以温经散寒、补益气血，有助于调理痛经。

月经不调

养肝补肾最重要

中医认为，月经不调主要与肝肾有关。五脏中肾是先天之本，肾虚会使肾精不充盈，而肾精是月经的一大来源，来源虚乏，会直接导致月经紊乱；而肝血亏虚和肝气郁结很容易使月经推后。女性可以从疏肝补肾入手，改善月经不调。

推荐食材

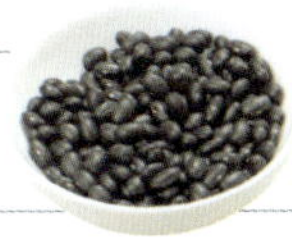

黑豆
温经止痛

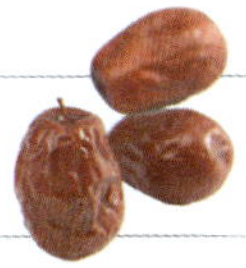

红枣
补肝养血

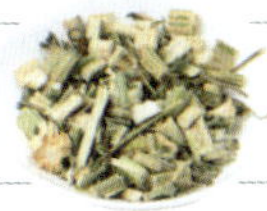

益母草
活血调经

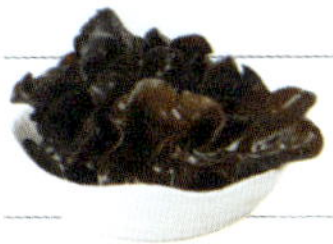

木耳
养血调经

小偏方大功效

点按血海穴
可调理月经不调

血海穴位于股前区，髌底内侧端上2寸，股内侧肌隆起处。用拇指点按血海穴，力度控制在微微感觉酸痛即可，停留2~3秒钟后松开，每次点按3~5分钟。点按血海穴有清除瘀血、化生气血的功效。

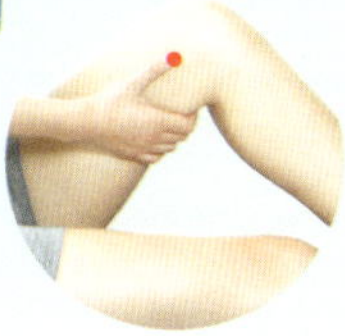

红枣当归茶

调月经

材料　红枣5枚，当归5克。

调料　红糖5克。

做法

1 红枣洗净，去核，切片；当归洗净。

2 将红枣片、当归、红糖放入炖锅内，加适量水，大火烧开后转小火煮15分钟即可。

用法　经前服用，代茶饮。

功效　当归可补血活血、调经止痛，搭配红枣，对血虚、血瘀型的月经不调有一定的调理作用。

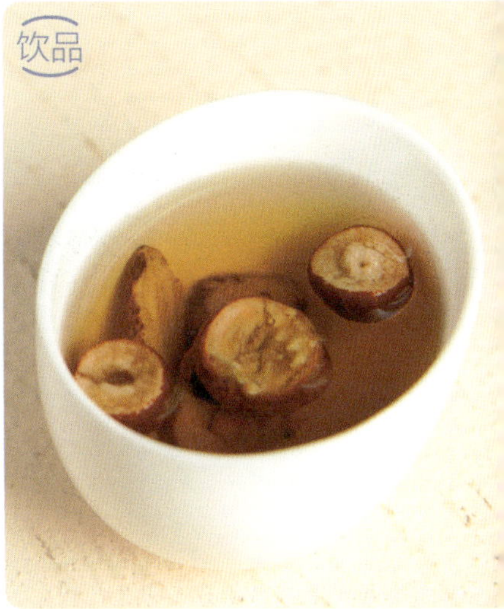

汤羹

桂圆红豆红枣汤

补血益气，活血调经

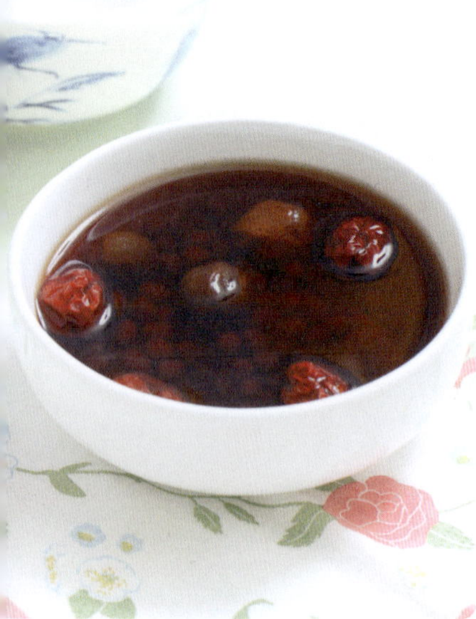

材料 红枣10枚，红豆30克，桂圆肉20克。

调料 红糖10克。

做法

1 红枣洗净，去核；红豆洗净，充分浸泡；桂圆肉洗净。

2 砂锅内放适量水，放入红豆、红枣和桂圆肉，炖至红豆熟烂，加入红糖，小火再炖10分钟即可。

用法 经前服用，每日1次，连服5~7日。

功效 红枣养肝和中、补血调经，红豆养心补血、健脾消肿，桂圆肉和红糖养血补血。此汤适用于调理女性月经不调。

汤羹

黑豆益母草瘦肉汤

补血化瘀

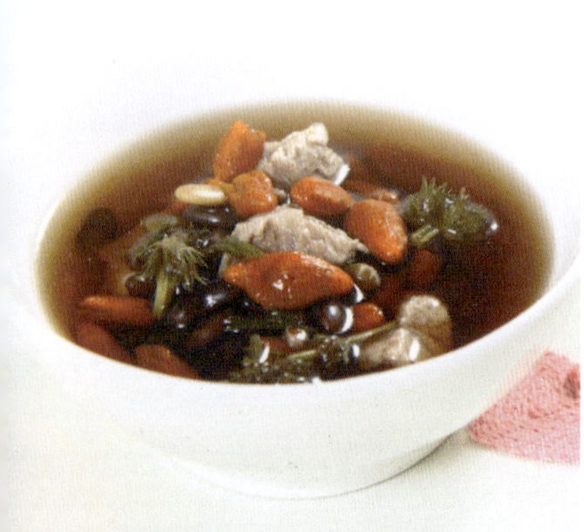

材料 猪瘦肉250克，黑豆40克，益母草、枸杞子各10克。

调料 盐、姜片各适量。

做法

1 黑豆洗净，浸泡4小时；猪瘦肉洗净，焯水，切块；益母草、枸杞子分别洗净。

2 将黑豆、瘦肉块、姜片、益母草、枸杞子放入锅中，加入适量清水。

3 大火煮沸后转小火煲2小时，调入盐即可。

用法 每周2~3次。

功效 黑豆可滋补肝肾、活血化瘀；益母草可活血调经、利水消肿；枸杞子可补益肝肾、固本填精。三者搭配猪瘦肉制成汤，有补血化瘀、调经固冲的功效。

红糖艾叶煮鸡蛋

调理宫寒、月经量少

汤羹

材料 艾叶10克，鸡蛋1个，红糖适量。

做法 将艾叶洗净，放入锅中，加水煮成汁，加入煮好去壳的鸡蛋和红糖，再煮10分钟即可。

用法 经前服用，每日1次，连服7日，趁热食用。

功效 艾叶可温经通络，红糖可补血。二者搭配，有活血化瘀、暖宫止痛的功效。

温馨提示 月经不调、小腹冷痛者宜用艾叶，阴虚血热、外感风热者不宜用，孕妇忌用。

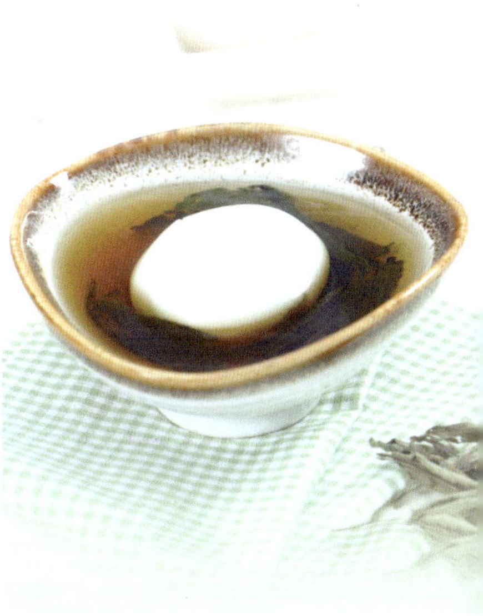

木耳核桃仁粥

补血调经

粥膳

材料 大米100克，水发木耳50克，核桃仁15克，红枣8枚。

调料 冰糖适量。

做法

1 大米淘洗干净；水发木耳洗净，切丝；核桃仁碾碎；红枣洗净，去核。

2 锅内放入大米与适量清水煮开，加入木耳丝、核桃碎、红枣，大火煮沸后转小火熬成稠粥，加入冰糖煮化即可。

用法 经期每日1次。

功效 木耳可润肺养阴，调补血虚；核桃仁可补血养气、补肾填精。木耳与核桃仁搭配，有助于改善女性因气血不足导致的月经不调及月经量少。

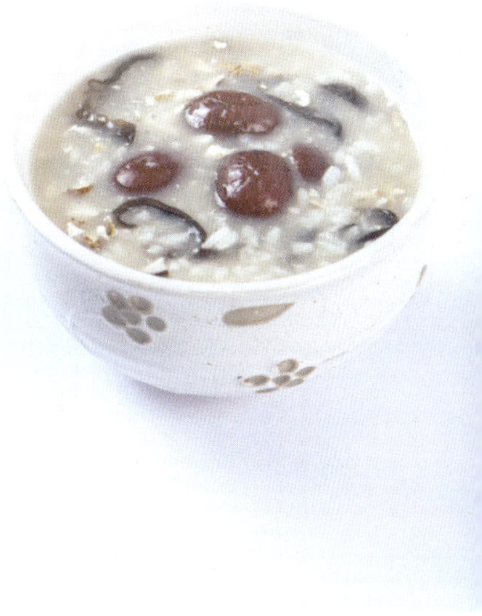

更年期综合征

解郁安神的食物要选对

女性进入更年期后，由于雌激素分泌量下降、自主神经功能失调等，会出现内分泌失调、情绪不稳定等症状。建议多吃一些解郁安神的食物，如百合、莲子等。

推荐食材

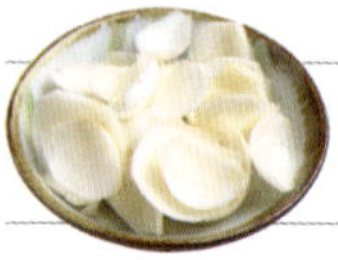

百合
养阴安神

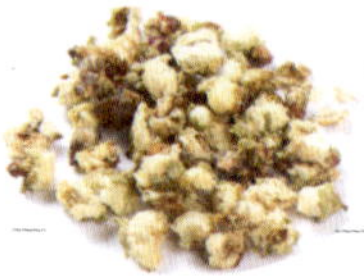

梅花
疏肝解郁

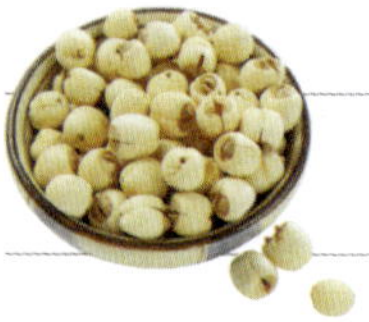

莲子
安定心神

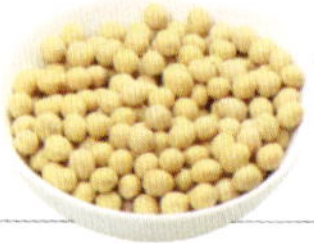

黄豆
调节内分泌

小偏方大功效

按压三阴交穴有助于缓解心烦多汗症状

三阴交穴位于小腿内侧，内踝尖上3寸，胫骨内侧缘后方。用拇指指腹按压三阴交穴后立即松开手指，连续按压30~50次。按压三阴交穴有助于缓解更年期心烦、燥热、多汗等症状。

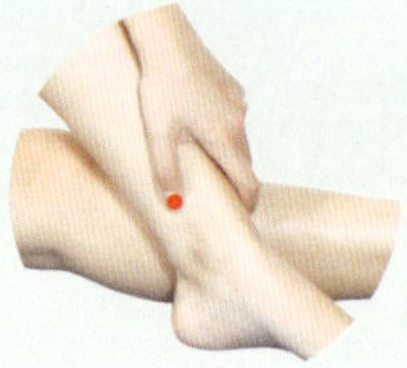

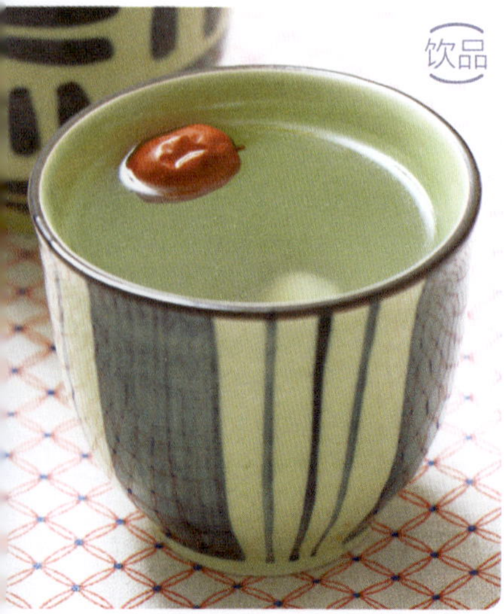

饮品

桂圆莲子饮

改善更年期失眠

材料 桂圆肉15克，莲子6克，红枣2枚。

调料 冰糖适量。

做法

1 莲子用温水泡发，洗净，去心；红枣、桂圆肉洗净。

2 将红枣、莲子、桂圆肉一起放入锅中，倒入适量清水，大火烧沸后转小火煮至莲子熟烂，加入冰糖煮化即可。

用法 每日1~2次，温热饮用。

功效 这款饮品可补心脾、益气血，能帮助改善更年期女性出现的失眠多梦症状。

黄豆豆浆

调节内分泌

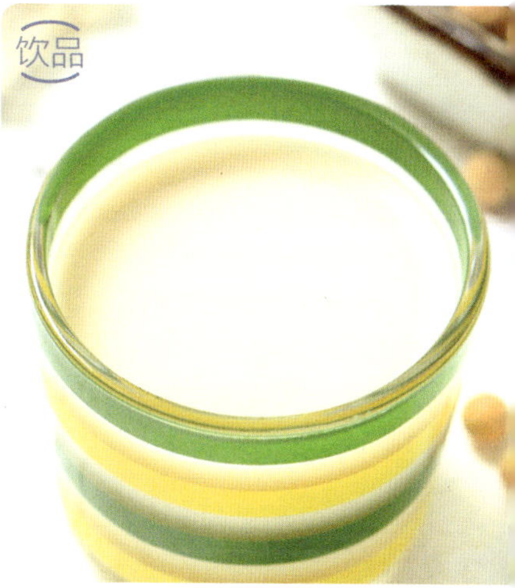

材料 黄豆100克。

调料 白糖适量。

做法

1 黄豆洗净，浸泡4小时。

2 将黄豆放入全自动豆浆机，加适量清水，按下“豆浆”键，提示豆浆做好后，加白糖调味即可。

用法 每日1杯。

功效 黄豆可帮助调节内分泌，改善更年期不适症状。

百合鸡蛋汤

滋阴养血，清心安神

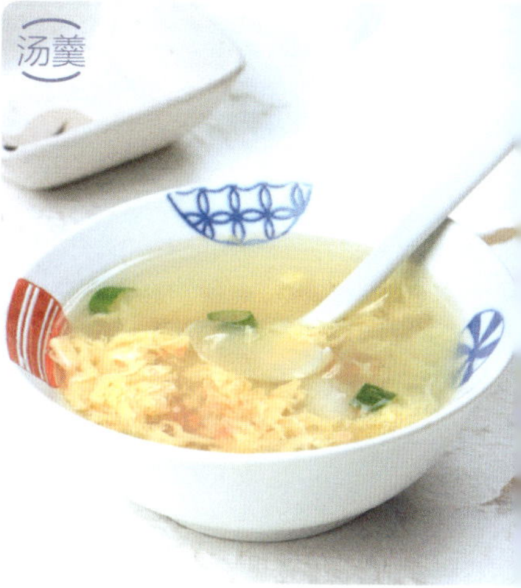

材料 干百合20克，火腿10克，鸡蛋1个。

调料 鸡汤200克，葱末5克，盐3克。

做法

1 干百合洗净，泡软；火腿切末；鸡蛋磕入碗中，打散。

2 锅中放入百合、火腿末，加入鸡汤，大火烧开后转小火煮10分钟，淋入鸡蛋液搅成蛋花，加盐调味，撒上葱末即可。

用法 每周2~3次。

八宝滋补鸡汤

调和气血，缓解潮热

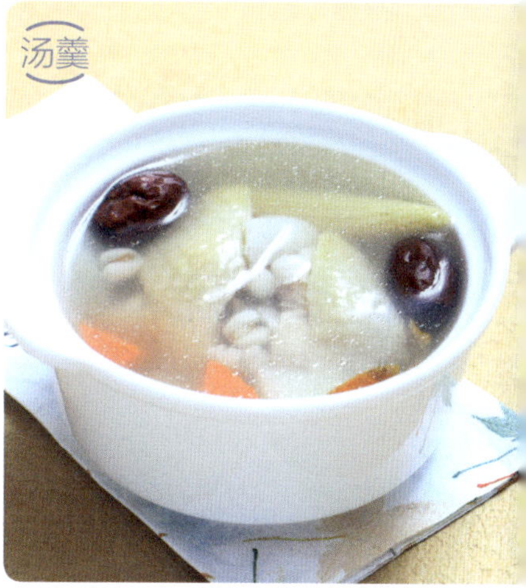

材料 净三黄鸡1只，山药块、胡萝卜块、荸荠块各100克，玉米笋、薏米各30克，红枣5枚。

调料 盐、陈皮各适量。

做法

1 薏米洗净，浸泡4小时；净三黄鸡切大块，焯水；玉米笋、陈皮、红枣洗净。

2 锅内倒入适量清水，放入所有食材、陈皮，大火煮沸后转小火煲2小时，加盐调味即可。

用法 每周2次。

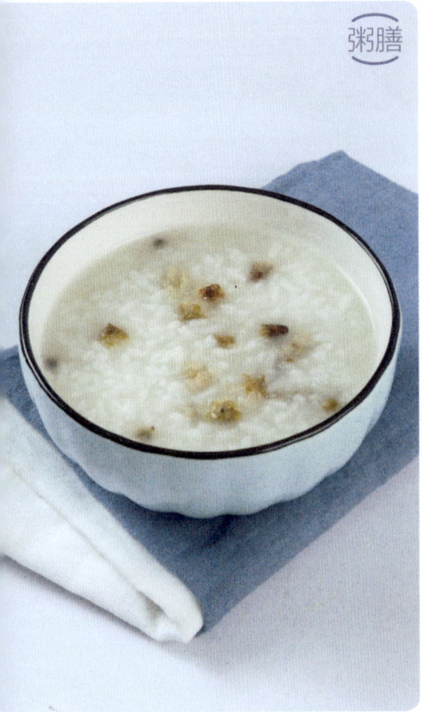

梅花粥

疏肝行气，稳定情绪

材料 白梅花10克，大米100克。

调料 冰糖适量。

做法

1 大米洗净，浸泡30分钟；白梅花洗净。

2 锅中加入大米和适量水，大火煮开后转小火熬煮，粥将成时加入白梅花，小火继续煮20分钟，加入冰糖煮化即可。

用法 每周2~3次。

功效 此粥有疏肝理气、化痰解郁的功效，可缓解女性焦虑不安、烦躁易怒的情绪，还可缓解胸肋胀痛、食欲不振等症状。

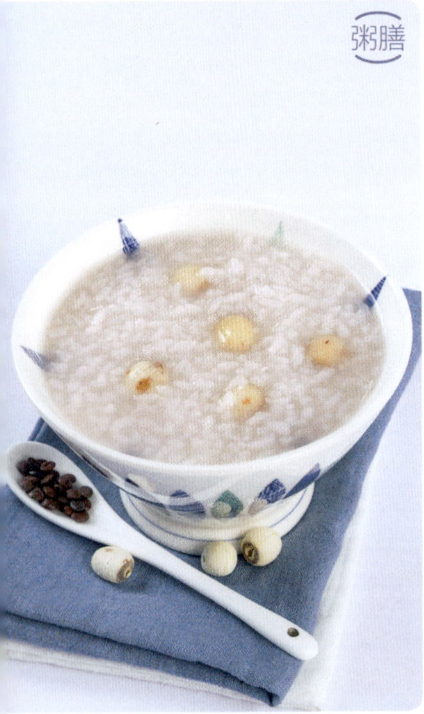

酸枣仁莲子粥

改善心悸、失眠

材料 去心莲子30克，酸枣仁10克，大米80克。

做法

1 酸枣仁洗净，放入纱布袋中；大米、莲子分别洗净。

2 将大米、莲子、装酸枣仁的纱布袋放入锅中，加入适量清水煮粥，粥熬好后，将纱布袋取出即可。

用法 每周2~3次。

功效 酸枣仁可养心清肝、宁心安神，莲子可安定心神、健脾止泻。此粥可改善心悸、失眠等症状。

白带异常

宜选择健脾、清热、利湿的食物

正常的白带是无色无味的，对女性的阴道有保护与润滑作用。白带增多或颜色发生改变时，即为白带异常。这些问题多是脾虚湿盛和湿热下注引起的，宜选择健脾、清热、利湿的食物，如薏米、苋菜、白扁豆等。

推荐食材

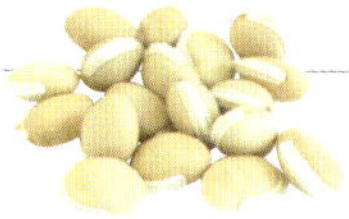

白扁豆 健脾化湿

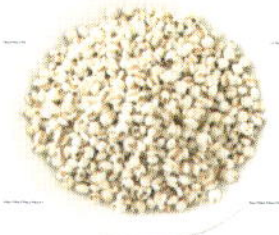

薏米 健脾行气

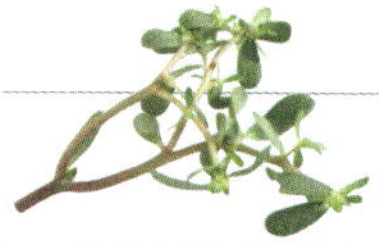

马齿苋 清热利湿

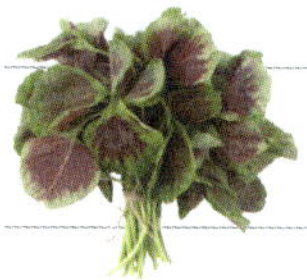

苋菜 利湿止带

易黄汤

止黄带，清湿热

材料 炒山药、炒芡实各20克，盐炒黄柏、白果各5克，酒炒车前子3克。

做法 将材料处理干净，用水煎煮40分钟。

用法 经前每日1剂，分2次服用。

功效 山药可补脾；芡实可益肾止带；黄柏和车前子可清下焦湿热。这款汤可调理脾肾虚弱、湿热下注所致白带黏稠、颜色黄绿、小便发黄等。

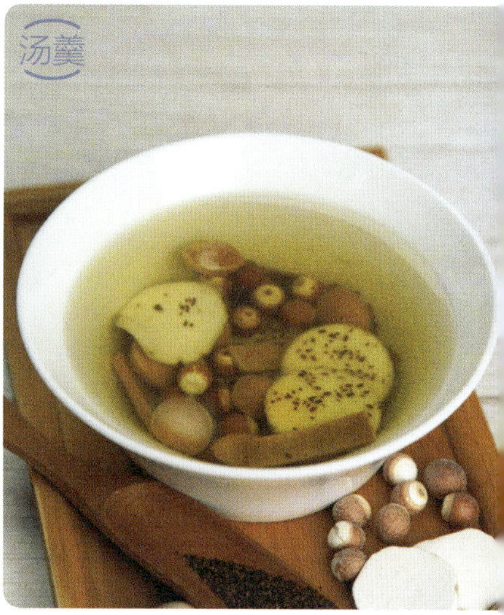

小偏方大功效

艾灸脾俞穴可健脾祛湿

取新鲜的生姜，切成0.3厘米厚的姜片，在姜片上扎小孔。把姜片放在脾俞穴（位于脊柱区，第11胸椎棘突下，后正中线旁开1.5寸处）处，然后把艾炷放在姜片上，点燃，小心施灸10～20分钟。艾灸脾俞穴有健脾祛湿的功效。

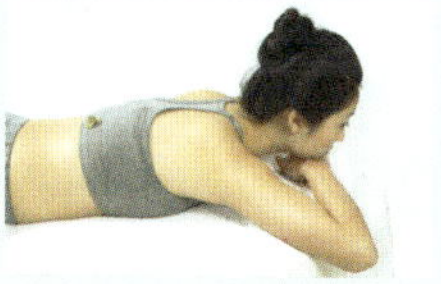

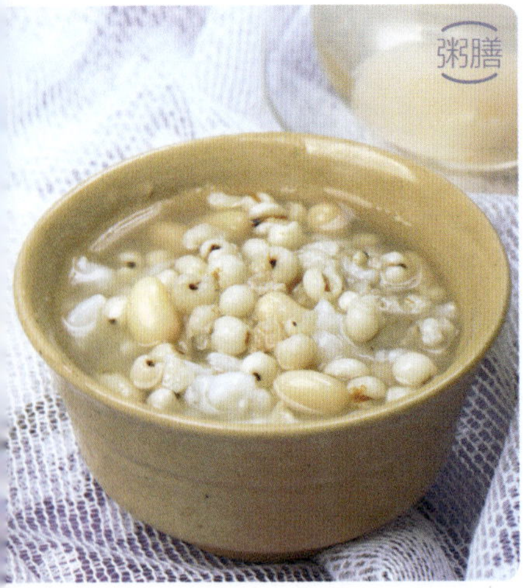

白扁豆薏米粥

健脾益气，除湿止带

材料 薏米60克，白扁豆20克，大米80克。

做法

1 白扁豆、薏米、大米洗净，浸泡4小时。

2 锅中放入白扁豆、薏米、大米，加入适量清水，大火烧开后转小火熬至粥熟即可。

用法 每周3~5次。

功效 白扁豆和薏米可利水消肿、健脾益气、燥湿止带，此粥适用于脾虚湿盛导致的白带色白、量多不绝、肢体倦怠等症状。

菜肴

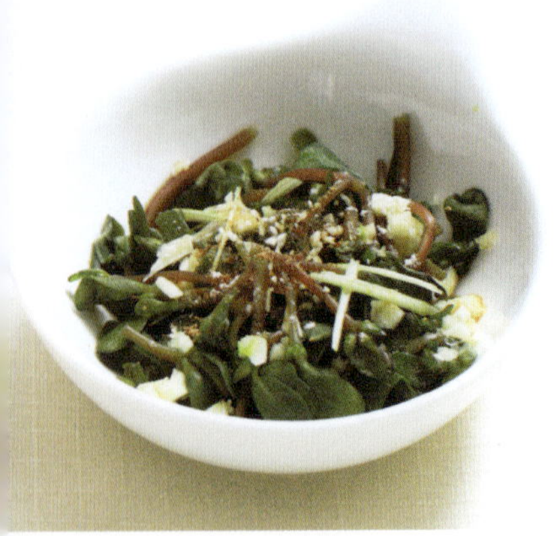

凉拌马齿苋

清热解毒，祛湿止带

材料 马齿苋250克，熟白芝麻少许。

调料 葱丝、蒜泥各10克，白糖、醋、酱油、盐各适量。

做法

1 马齿苋洗净，焯熟，沥干，放入碗中。

2 将蒜泥、葱丝、白糖、醋、酱油、盐加入马齿苋中拌匀，撒上熟白芝麻即可。

用法 每周2~3次。

功效 马齿苋可清热解毒、利水祛湿，可改善白带量多、颜色黄绿且有异味的症状。

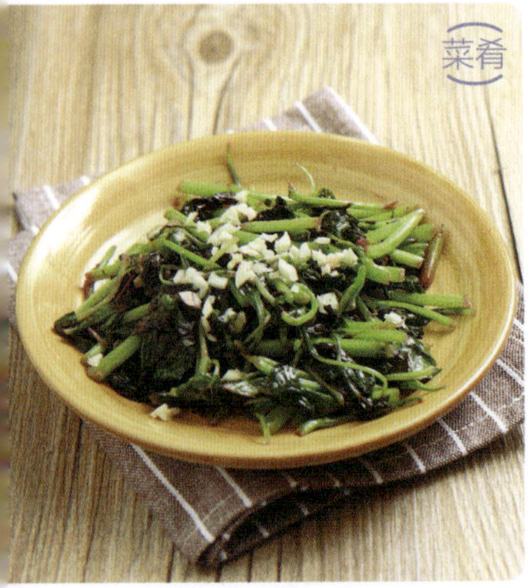

蒜香苋菜

清热，利湿，止带

材料 苋菜250克，大蒜20克。

调料 盐适量。

做法

1 大蒜去皮，洗净，切末；苋菜洗净，切成小段。

2 锅中倒油烧热，放入苋菜炒熟，加盐和蒜末调味即可。

用法 每周2~3次。

功效 这道菜可清肝泻火、除湿止带，适合白带黏稠、量多的女性食用。

乳腺增生、乳腺炎

需要疏肝理气、化瘀散结

现代女性工作和生活压力大，产生的很多不良情绪没有及时排解，容易导致肝气郁结，从而阻塞气血运行，时日一长，患乳腺增生、乳腺炎的概率就会增加。预防和改善乳腺增生、乳腺炎最好的方法是疏肝理气、化瘀散结。

推荐食材

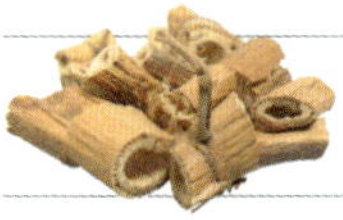

芦根
清热消肿

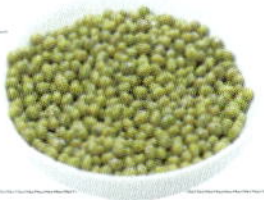

绿豆
清热解毒

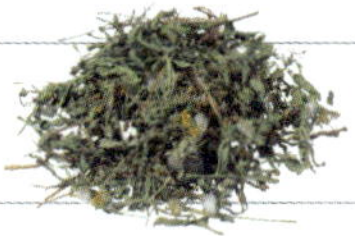

蒲公英
散结消肿

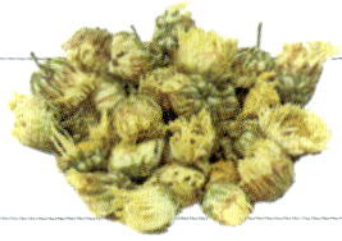

菊花
通络解郁

小偏方大功效

按揉膻中穴可软坚散结、活血通络

除拇指外其余四指并拢，用指腹轻轻按揉膻中穴（两乳头连线的中点），按揉1~3分钟为宜。按揉膻中穴有软坚散结、活血通络、疏肝解郁的功效，有助于调理乳腺增生。

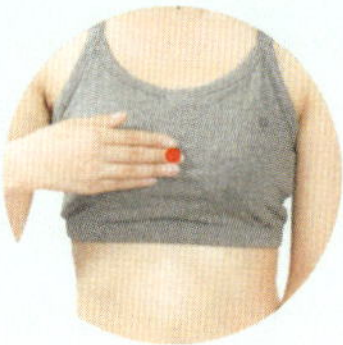

饮品

菊花蒲公英芦根饮

帮助消肿散结

材料 菊花、蒲公英、芦根各10克，去核红枣2枚。

调料 姜片5克。

做法

1 所有材料洗净。

2 将所有材料及姜片放入砂锅中，加适量清水煎煮20分钟。

用法 每周2~3次。

功效 蒲公英可清热解毒、消肿散结，芦根可清热泻火、生津止渴，菊花可清肝散热、解毒消肿。此饮品有助于消肿散结，缓解乳房胀痛。

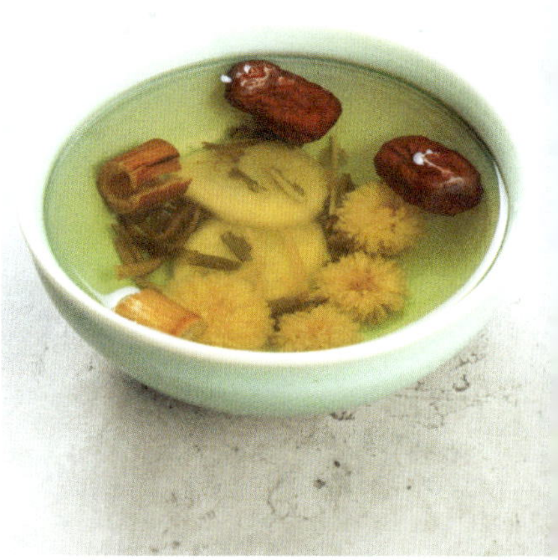

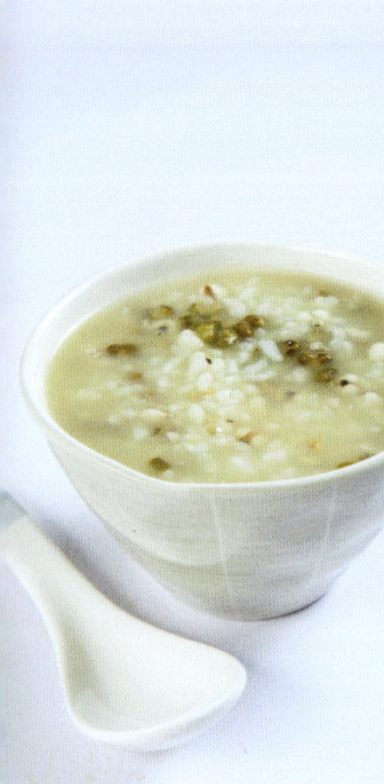

粥膳

绿豆薏米粥

疏肝清胃，通乳消肿

材料 大米100克，绿豆、薏米各30克。

做法

1 绿豆、薏米分别洗净，浸泡4小时；大米洗净，浸泡30分钟。

2 锅内倒入适量清水大火烧开，加入绿豆和薏米煮沸，转小火煮至六成熟。

3 放入大米，大火煮沸后转小火继续熬煮至米烂粥稠即可。

用法 每周2～3次。

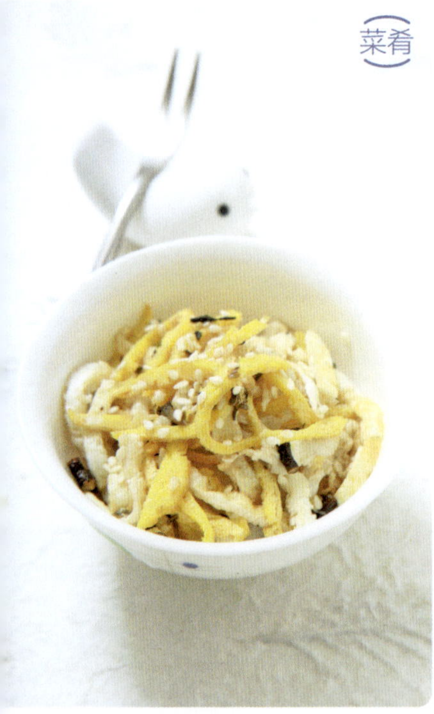

菜肴

蛋丝蒲公英

清热散结

材料 干蒲公英20克，鸡蛋2个。

调料 生抽、醋、熟白芝麻、白糖、盐各适量。

做法

1 将蛋清和蛋黄分开，分别加少许盐搅匀，摊成鸡蛋片后切成丝；蒲公英洗净，焯水。

2 将蒲公英、鸡蛋丝一起放入碗中，加适量生抽、醋、白糖搅拌均匀，撒上熟白芝麻即可。

用法 每周2～3次。

产后恶露不尽

选择补气血、化瘀通络的食物

一般来说，从子宫里排出的恶露在产后 4~6 周排干净。如果此后恶露仍不断排出，即为产后恶露不尽。中医认为，产后恶露不尽可能是血虚或血瘀导致的，调理思路为补气血或活血化瘀，可以选择莲藕、山楂等食物来调理。

推荐食材

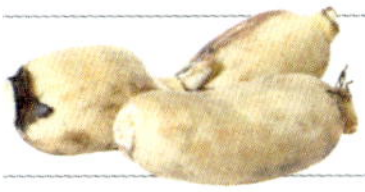

莲藕
凉血止血

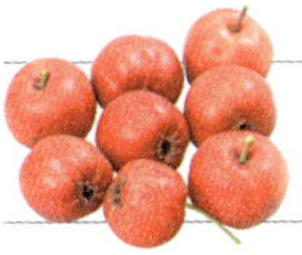

山楂
活血化瘀

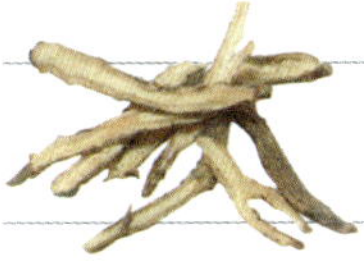

当归
补血活血

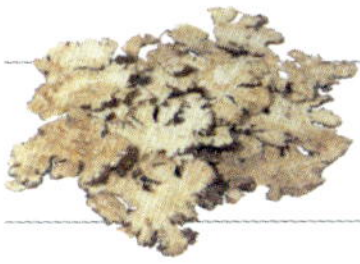

川芎
化瘀通络

小偏方大功效

按揉气海穴有助于调理产后恶露不尽

气海穴位于脐下 1.5 寸，前正中线上。用拇指或食指指腹按揉气海穴 3~5 分钟，动作要轻柔缓慢，按揉至有热感为宜。按揉气海穴可温阳益气、培元补虚，有助于调理产后恶露不尽。

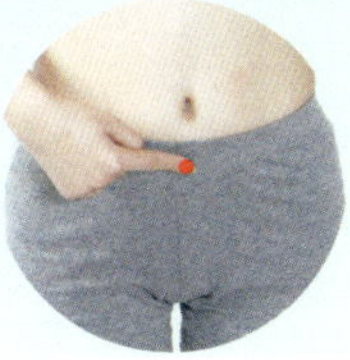

藕汁饮

养阴清热，凉血止血

饮品

材料 鲜莲藕 200 克。

调料 蜂蜜适量。

做法

1 鲜莲藕洗净，切成薄片。

2 将莲藕片捣烂，用洁净纱布绞取鲜汁倒入杯中，调入适量蜂蜜即可。

用法 每日 1 次。

功效 生莲藕有凉血止血、清热生津的功效，有助于改善产后恶露不尽、烦热口渴、便血等症状。

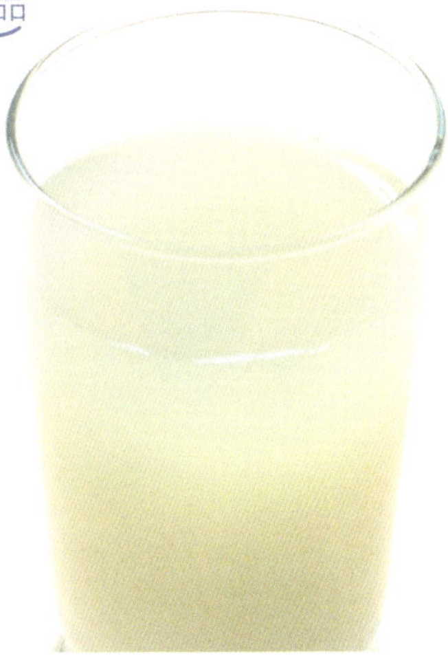

汤羹

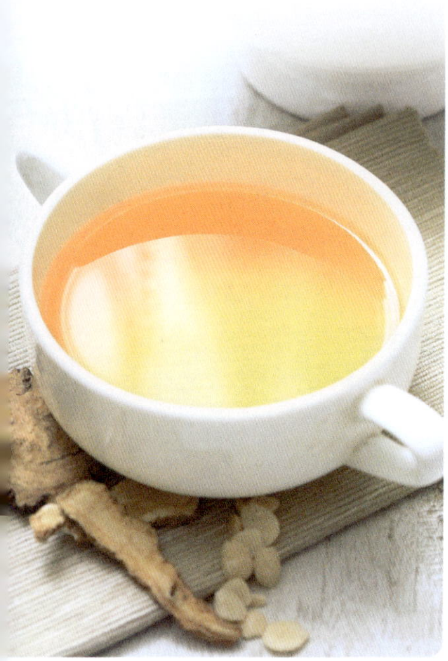

生化汤

活血散寒，祛瘀止血

材料 当归、桃仁（去皮、尖）、川芎各10克，炮姜、炙甘草各1克。

调料 黄酒适量。

做法 将材料处理干净，将桃仁敲碎后与当归、川芎、炙甘草、炮姜一起放入锅中，加入等量的黄酒和水（以没过药材为宜）煎成一碗。

用法 每日正餐前空腹服用约50毫升。顺产后第2~3天、剖宫产后7天开始服用。疗程以7天为宜，不要超过2周。

功效 当归活血止痛，川芎散寒化瘀，桃仁活血祛瘀，炮姜温中止痛。生化汤可以调理血虚寒凝、瘀血阻滞引起的产后恶露不尽。

粥膳

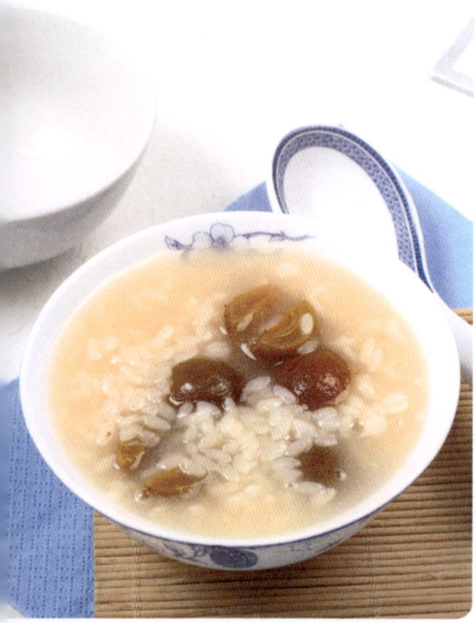

山楂粥

活血化瘀，化浊行气

材料 山楂25克，大米100克。

做法

1 山楂洗净，去核；大米洗净，浸泡30分钟。

2 锅中加适量清水煮开，放入山楂、大米，大火煮沸后转小火熬煮成粥。

用法 每日1次。

功效 此粥有活血散瘀、化痰消积的功效，对产后恶露不尽有一定的调理作用。

产后缺乳

通乳络的食物最下奶

乳汁的分泌与产妇的精神、情绪、营养状况、休息和活动状况都有关系。产后乳汁少或完全无乳，称为缺乳。母乳是宝宝最好的营养品，产妇可以通过食疗的方式，让乳汁充足起来。黄花菜、猪蹄等食物都是不错的选择。

推荐食材

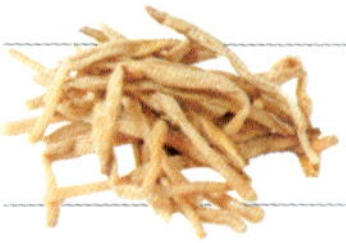

黄花菜 养肝下乳

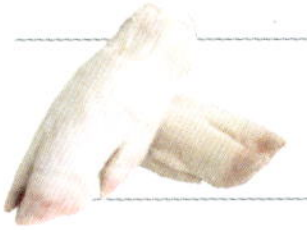

猪蹄 通络下乳

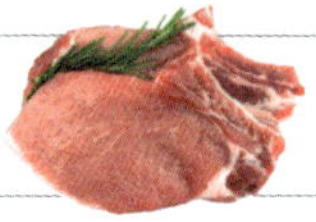

猪瘦肉 帮助下奶

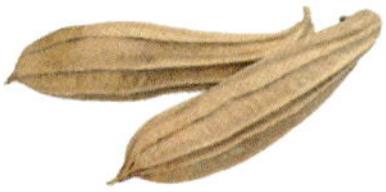

丝瓜络 通络下乳

通草猪蹄汤

改善乳汁不下

材料 猪蹄500克，通草5克，枸杞子3克。

调料 盐2克，料酒10克，葱段、姜片各5克。

做法

1 猪蹄洗净，切块，焯烫去血沫，捞出；通草、枸杞子分别洗净。

2 汤锅内加适量清水，放入猪蹄块、料酒、葱段、姜片，大火煮开后转小火炖1小时，放入通草再炖1小时，加入枸杞子煮10分钟，加盐调味即可。

用法 吃肉饮汤，每周2~3次。

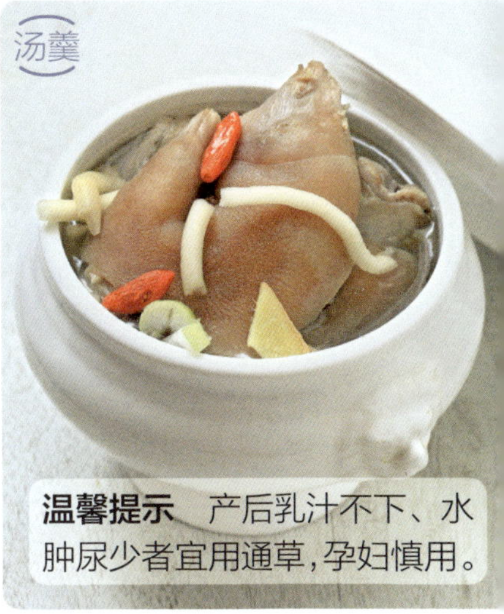

温馨提示 产后乳汁不下、水肿尿少者宜用通草，孕妇慎用。

小偏方大功效

按揉期门穴
有助于行气通乳

期门穴位于胸部乳头直下，第6肋间隙，前正中线旁开4寸处。用拇指或食指指腹按揉期门穴10~15分钟，有助于疏肝行气、通络下乳。

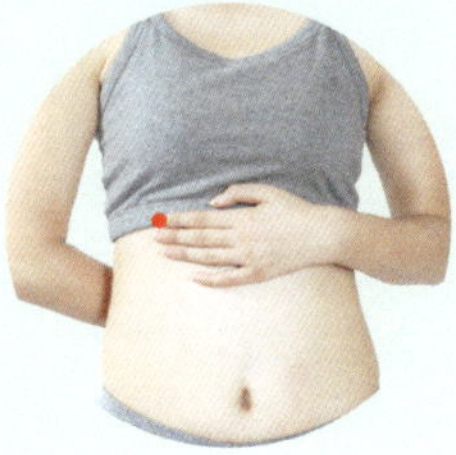

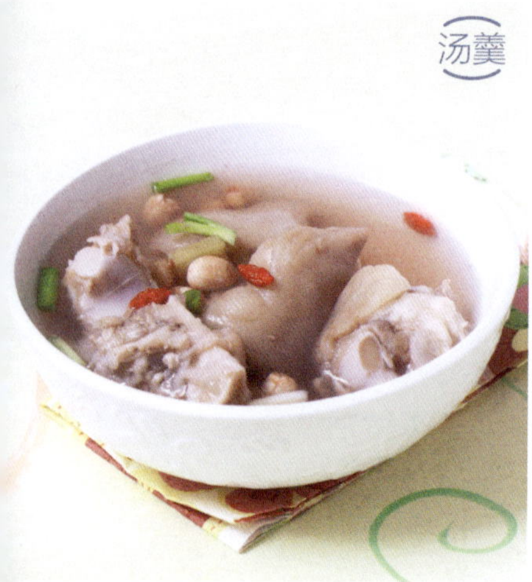

汤羹

花生猪蹄汤

通络下乳

材料 净猪蹄400克，花生仁50克，枸杞子5克。

调料 盐适量，葱段、姜片各少许。

做法

1 猪蹄洗净，剁块，焯水；花生仁洗净，浸泡30分钟；枸杞子洗净。

2 锅中加入适量清水，放入猪蹄块、葱段、姜片，大火煮沸后转小火炖1小时，放入花生仁再煮1小时，加入枸杞子煮10分钟，加盐调味即可。

用法 吃肉饮汤，每周2次。

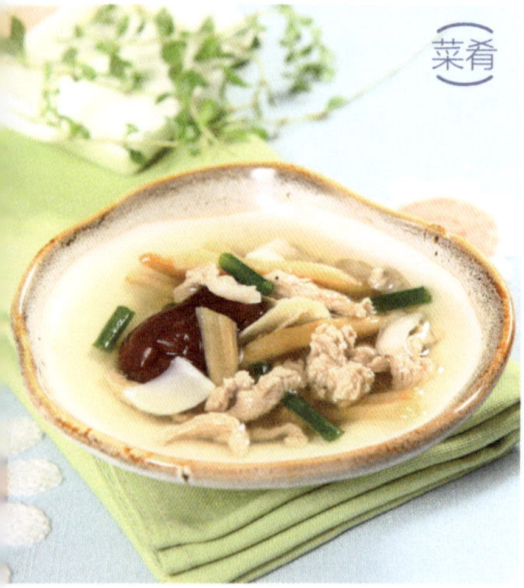

菜肴

黄花菜瘦肉煲

疏肝解郁，通络下乳

材料 猪瘦肉丝50克，干黄花菜20克，干百合10克，红枣4枚。

调料 葱段10克，姜片5克，盐3克。

做法

1 干黄花菜用清水泡发，择洗干净；百合洗净；红枣洗净，去核。

2 将黄花菜、瘦肉丝、百合、红枣、葱段、姜片放入锅内，加入适量清水，大火煮沸后转小火煲30分钟，调入盐即可。

用法 每周2~3次。

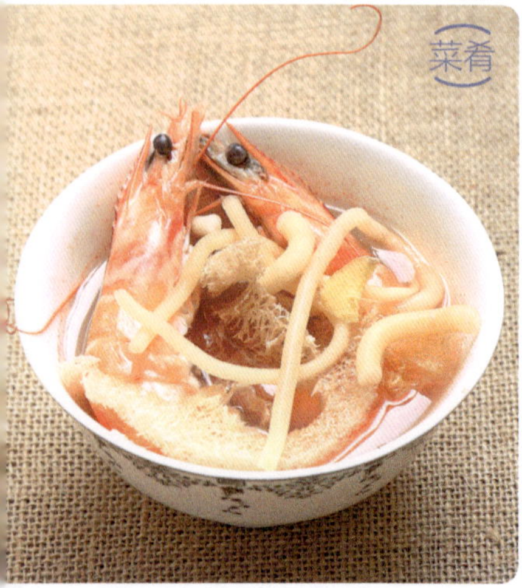

菜肴

丝瓜络通草炖对虾

补气催乳

材料 丝瓜络15克，通草10克，对虾2只。

调料 姜片少许，盐适量。

做法

1 丝瓜络、通草分别洗净；对虾洗净，去虾线，剪去虾足。

2 锅中加入适量清水煮沸，放入丝瓜络、通草和姜片煮15分钟，放入对虾煮熟，加盐调味即可。

用法 每周1~2次。

产后回乳

食用一些消导性食物

回乳就是“止乳”，也叫“断乳”，产后不哺乳者可进行回乳。回乳是哺乳期的最后一步，医学上主张健康回乳。产后女性想要回乳，宜多食炒麦芽、韭菜等消导性食物，忌食花生、猪蹄、鲫鱼等促进乳汁分泌的食物。

推荐食材

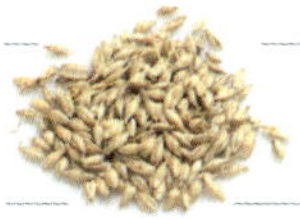

炒麦芽
帮助回乳

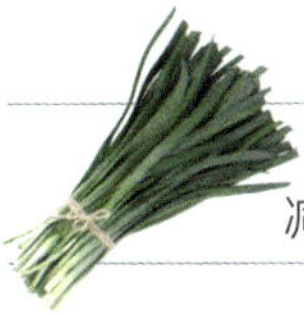

韭菜
减少乳汁分泌

小偏方大功效

按揉足临泣穴
有助于回乳

足临泣穴位于足背外侧，第四趾、小趾跖骨夹缝中。可用食指指腹按揉足临泣穴3~5分钟。刺激足临泣穴有助于疏肝利胆、消胀回乳。

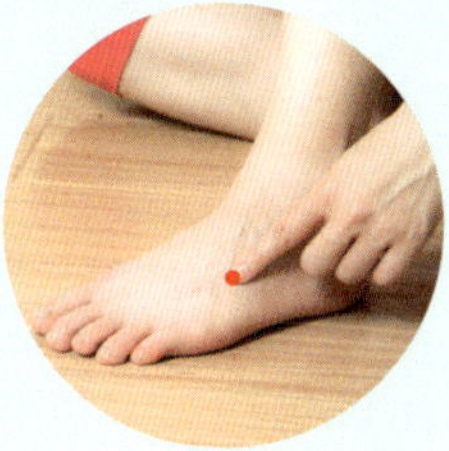

炒麦芽水

抑制乳汁产生

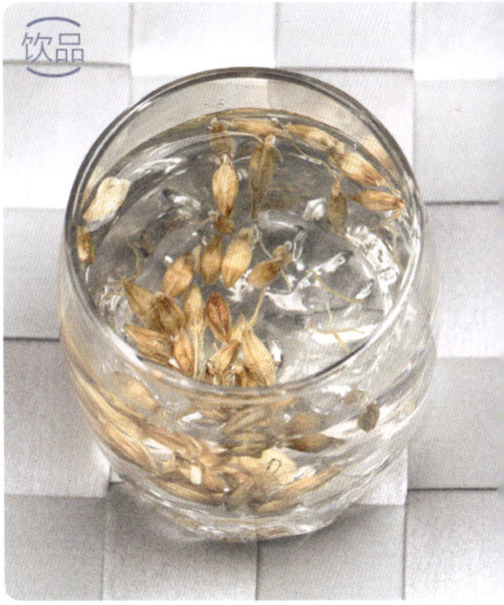

饮品

材料 炒麦芽60克。

做法

1 炒麦芽洗净，放入锅中，加入500毫升冷水，浸泡半小时。
2 用大火将其烧沸后转小火煎煮20分钟即可。

用法 代茶饮，每日2~3次，服用1周左右可见效。

功效 此饮品有助于抑制催乳素分泌，从而抑制乳汁产生。

加味逍遥丸

疏肝解郁、理气止痛

出处 《中国药典》

主要成分 柴胡、当归、白芍、白术、茯苓、牡丹皮、栀子、薄荷、甘草

功效 疏肝清热，健脾养血

主治 用于肝郁血虚。症见两胁胀痛、月经不调、脐腹胀痛、烦躁、汗出。

人参养荣丸

补气血、安心神

出处 《太平惠民和剂局方》

主要成分 人参、白术、茯苓、炙甘草、当归、熟地黄、白芍、炙黄芪、陈皮、制远志、肉桂、五味子

功效 温补气血

主治 用于心脾不足、气血两亏、形瘦神疲、食少便溏、病后虚弱。

乌鸡白凤丸

补气益血、调经止带

出处 《中国药典》

主要成分 乌鸡、鹿角胶、鳖甲、牡蛎、桑螵蛸、人参、黄芪、当归、白芍、香附、天冬、甘草、生地黄、熟地黄、川芎、银柴胡、丹参、山药、芡实、鹿角霜

功效 益气养血，调经止带

主治 用于气虚血亏。症见月经不调、崩漏带下、腰酸腿痛等。

更年安片

滋肝补肾、清热除烦

出处 《中国药典》

主要成分 生地黄、泽泻、麦冬、熟地黄、玄参、茯苓、仙茅、磁石、牡丹皮、珍珠母、五味子、首乌藤、制何首乌、浮小麦、钩藤

功效 滋阴潜阳，镇静安神

主治 用于潮热汗出、眩晕耳鸣、失眠多梦、烦躁不安等。

第5章

男性常见病食疗，精力足、肾不虚、身体棒

将军肚

选择健脾利湿的食物

中医认为，“将军肚”多是脾胃虚弱，不能运化水湿，而使痰湿积聚在腹部引起的。此外，压力过大、情绪不稳定、久坐不动也容易让男性“大腹便便”。想要减掉大肚腩，除了适当运动，饮食上也要多选择健脾利湿的食物，如冬瓜、薏米等。

推荐食材

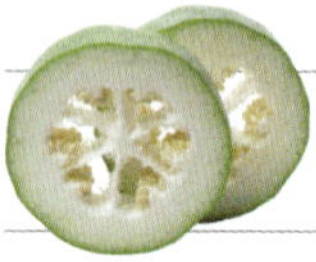

冬瓜 利水消肿

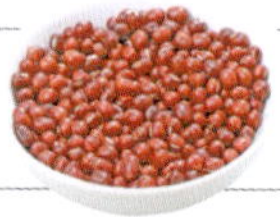

红豆 健脾利湿

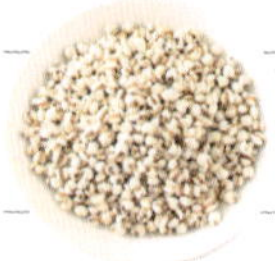

薏米 除湿利尿

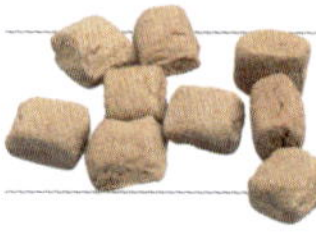

神曲 健胃消食

小偏方大功效

按揉大横穴
帮助甩掉大肚腩

大横穴位于人体的中腹部，距脐中4寸处。用食指指腹按揉此穴3~5分钟，可以促进消化，有助于减少腹部脂肪堆积。

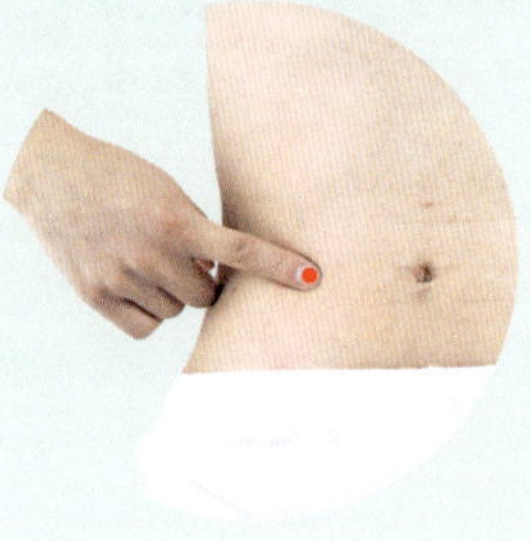

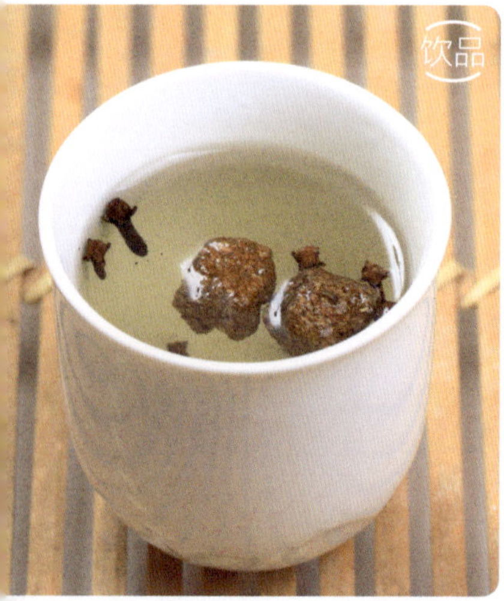

神曲丁香茶

温中健胃，消食导滞

材料 神曲15克，丁香2克。

做法 将神曲、丁香洗净，放入杯中，用沸水冲泡即可。

用法 代茶饮。

功效 此饮品通过温中散寒、行气化积，帮助改善脾胃运化功能，减少腹部脂肪堆积。

紫菜冬瓜薏米汤

调脂利水

材料 冬瓜200克，薏米50克，紫菜5克。

调料 盐3克。

做法

1 冬瓜除瓤，洗净，切片；紫菜撕碎；薏米洗净，浸泡2小时。

2 锅内加入薏米和适量清水，大火烧开后转小火煮30分钟，加入冬瓜片、紫菜稍煮，加盐调味即可。

用法 每周3~4次。

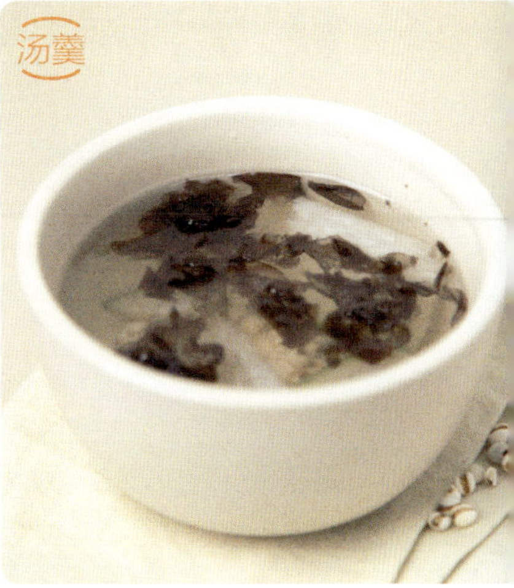

红豆绿豆瘦身粥

帮助减去腹部脂肪

材料 红豆、绿豆各30克，大米50克，山楂20克，红枣5枚。

做法

1 红豆、绿豆、大米分别淘洗干净，浸泡4小时；山楂、红枣分别洗净，去核，山楂切开。

2 将所有材料一起放入锅中，加入适量水，大火烧开后转小火煮至豆熟烂即可。

用法 每周3~4次。

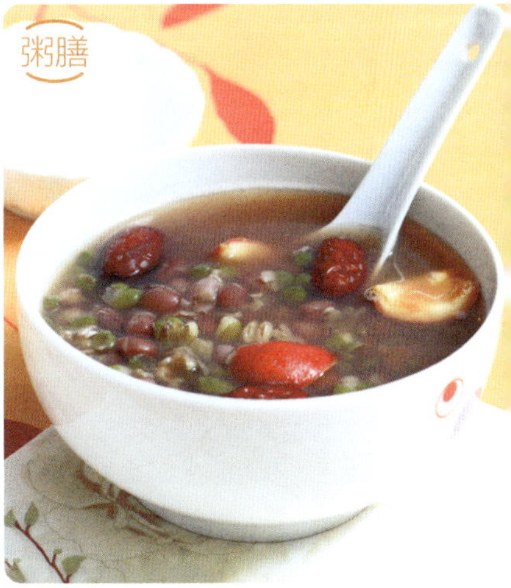

山药薏米茯苓粥

健脾除湿，利尿

材料 山药50克，薏米30克，大米100克，茯苓粉10克，枸杞子5克。

做法

1 薏米洗净，浸泡4小时；大米洗净；山药去皮，洗净，切块；枸杞子洗净。

2 锅内加入适量清水，大火烧开，放入薏米、大米煮开后转小火煮至米烂，加入山药块和茯苓粉煮20分钟，加入枸杞子略煮即可。

用法 每周2~3次。

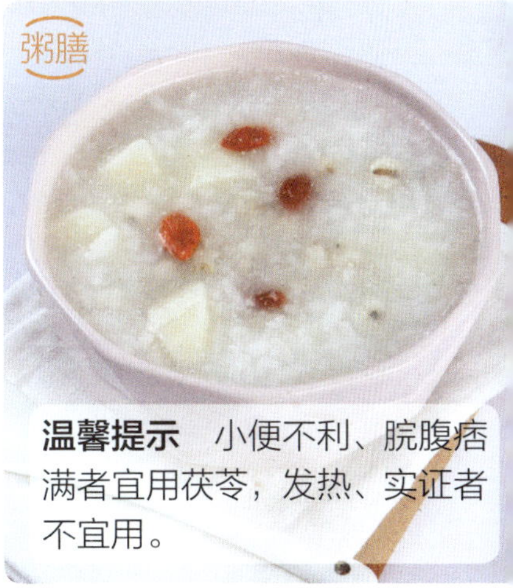

脱发

选择补肾养发的食物

中医认为，肾主藏精，其华在发。这意味着肾精的盛衰直接体现在头发上。肾精充足的男性，头发通常浓密、有光泽；肾精不足的男性，头发通常稀疏、易脱落。改善脱发可以吃些补肾养发的食物。

推荐食材

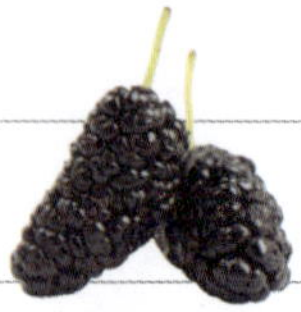

桑葚
养发生发

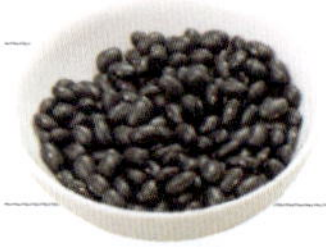

黑豆
补肾乌发

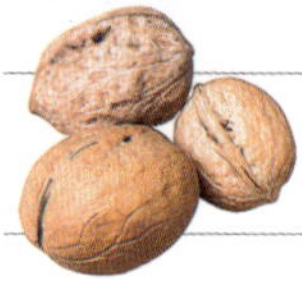

核桃
滋养头发

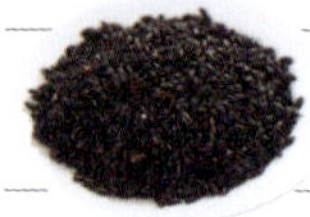

紫米
滋阴养肾

小偏方大功效

勤于梳头
有助于改善脱发

每日早、中、晚各梳头1次，用力适中，将头发全部梳理一遍，再用木梳齿轻轻叩打头皮，每次3~5分钟。梳头可以促进头部的血液循环，改善肾虚脱发。

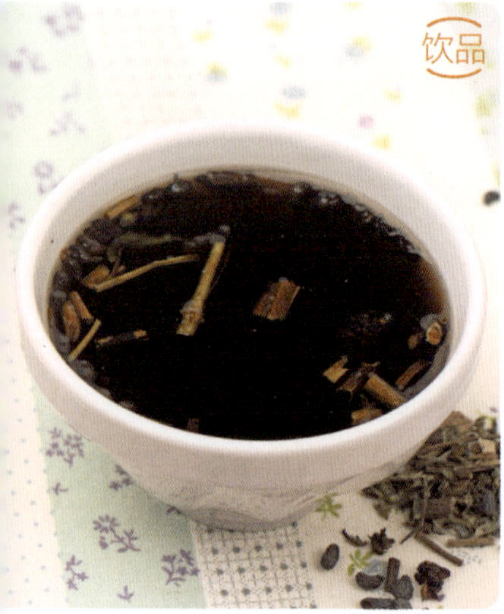

桑葚养发茶

补益肝肾，保养头发

材料 桑葚干品6克，女贞子干品、墨旱莲干品各3克。

做法

1 所有材料洗净。

2 将所有材料一起放入杯中，倒入沸水，盖上盖子闷泡8分钟即可。

用法 代茶饮。

功效 桑葚、女贞子可补益肝肾、补血生发；墨旱莲可滋补肝肾。三者搭配，有助于头发乌黑亮丽。

温馨提示 须发早白、腰膝酸软者宜用女贞子，阳虚者不宜用。头发干枯、肝肾阴虚者宜用墨旱莲，阳虚者不宜用。

莲藕黑豆汤

补肾固发

汤羹

材料 莲藕300克，黑豆50克，红枣5枚。

调料 姜丝、陈皮各5克，盐3克。

做法

1 黑豆洗净，浸泡4小时；莲藕去皮，洗净，切片；红枣洗净；陈皮洗净，泡软，切丝。

2 锅内倒入适量清水煮沸，放入莲藕片、陈皮丝、姜丝、黑豆和红枣，大火煮沸后转小火煮30分钟，加盐调味即可。

用法 每周2~3次。

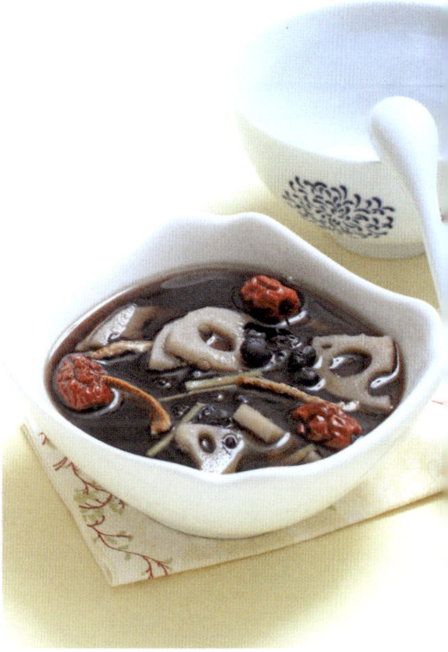

核桃紫米粥

滋养头发

粥膳

材料 紫米40克，核桃仁25克，大米50克。

做法

1 紫米、大米洗净，浸泡4小时；核桃仁洗净，压碎。

2 锅内加适量清水烧开，加入紫米、大米，大火煮开后转小火煮40分钟，放入核桃碎继续熬煮至粥熟即可。

用法 每周2~3次。

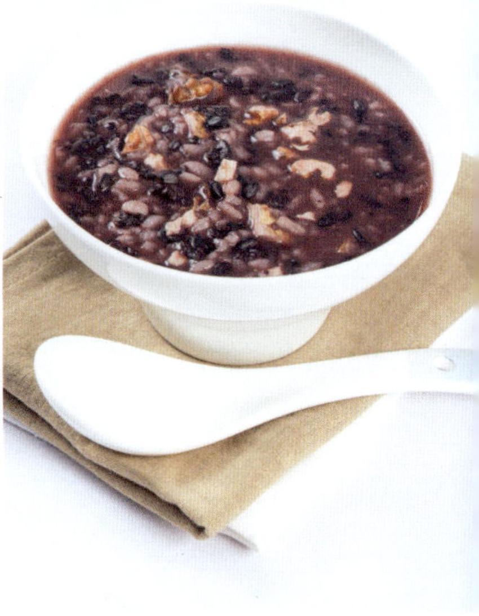

前列腺炎

侧重于补肾缩尿、清热利湿

男性患前列腺炎常表现为尿频、尿急、尿痛、尿不尽等症状，在中医看来，缓解要侧重于补肾缩尿、清热利湿。莲子、枸杞子、马齿苋等都是不错的食物选择。

推荐食材

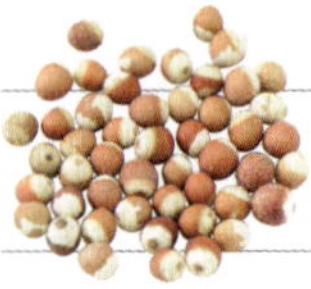

芡实
固肾健脾

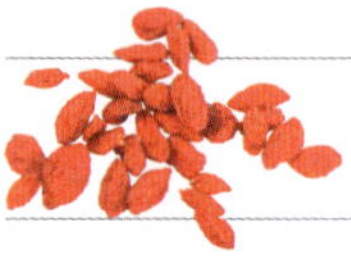

枸杞子
养肾补虚

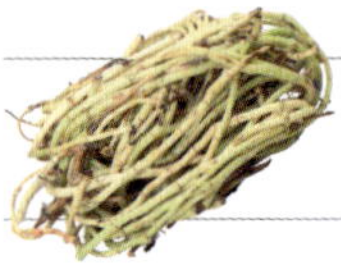

鱼腥草
清热解毒

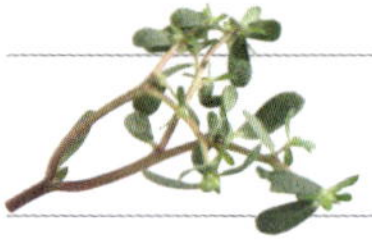

马齿苋
清热利湿

小偏方大功效

按揉曲骨穴

有助于缓解尿频、尿急

曲骨穴位于下腹部，耻骨联合上缘，人体前正中线上。每日按摩此穴50~100次，有助于缓解因前列腺炎导致的尿频、尿急。

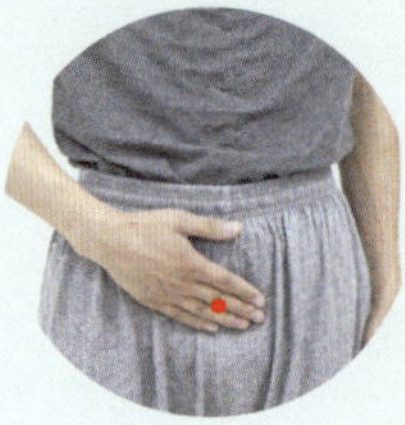

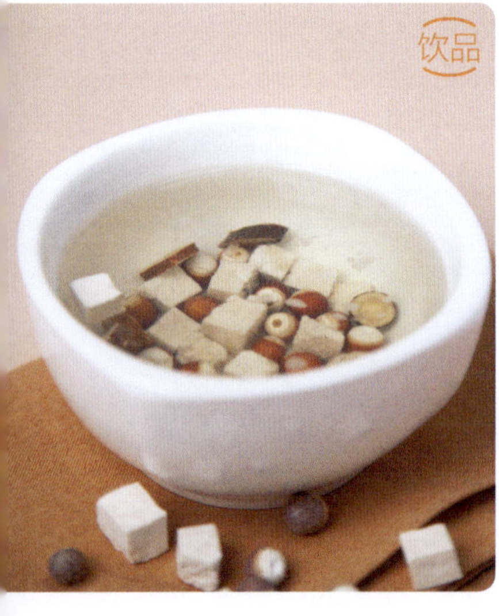

芡实甘草茶

固精缩尿，缓急止痛

材料 芡实15克，甘草5克，茯苓10克。

调料 冰糖适量。

做法

1 芡实洗净，浸泡1小时；甘草、茯苓洗净。

2 锅中放入所有材料，加入适量水，大火煮开后转小火熬煮30分钟，加冰糖煮化即可。

用法 每日1次。

功效 这款饮品可健脾祛湿、清热解毒，改善水液代谢，减少尿路刺激。

凉拌鱼腥草

适用于热毒炽盛型前列腺炎

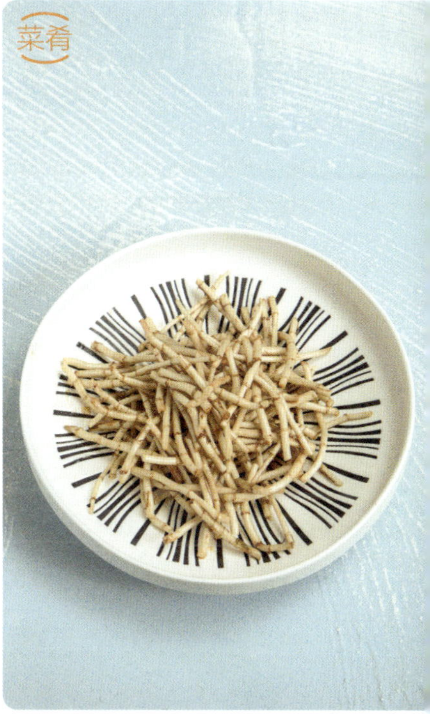

材料 鱼腥草200克。

调料 盐、醋、生抽、香油各适量。

做法

1 鱼腥草去老根，洗净，用冷水浸泡10分钟，焯水后捞出控干。

2 将鱼腥草放入盘中，加入盐、生抽、醋、香油拌匀即可。

用法 每周2~3次。

功效 鱼腥草有清热解毒、利尿消肿的功效，可以清除体内的湿热毒邪，缓解小便不利、尿道灼痛等症状。

马齿苋炒鸡蛋

适用于湿热下注型前列腺炎

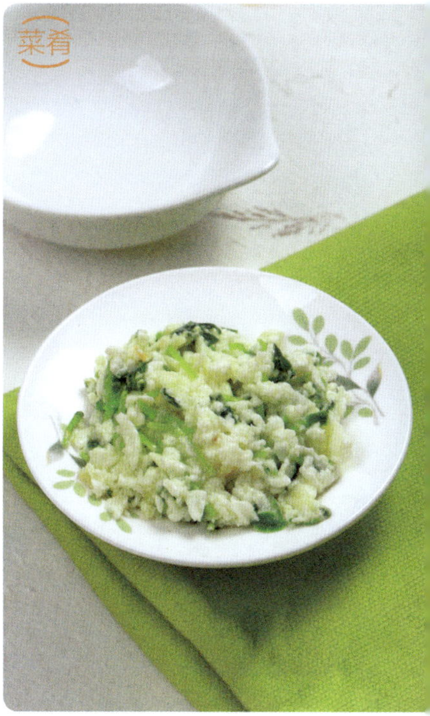

材料 马齿苋100克，鸡蛋清适量。

调料 盐1克，料酒5克。

做法

1 马齿苋择洗干净，切段；鸡蛋清打散，放入马齿苋段调匀，加入盐、料酒调味。

2 锅内倒油烧热，倒入马齿苋段和蛋清液快速翻炒至熟即可。

用法 每周2~3次。

功效 这道菜可清热利湿、凉血解毒，有助于缓解尿痛、小腹拘急等症状。

早泄

补肾的食物防早泄

早泄是一种常见的男性性功能障碍，指在性生活中射精过快，或阴茎尚未插入阴道就已经射精，无法进行正常的性生活。中医认为，肾虚是造成早泄的重要原因，可以通过食用韭菜、羊肾、海参等来补肾止泄。

推荐食材

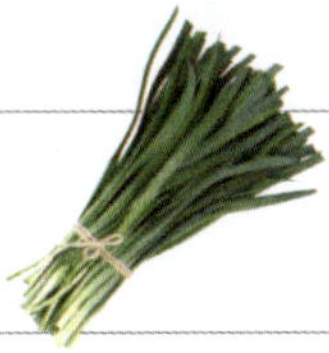

韭菜
补肾温阳
益精填髓

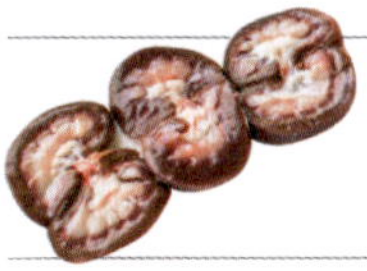

羊肾
温肾止泄

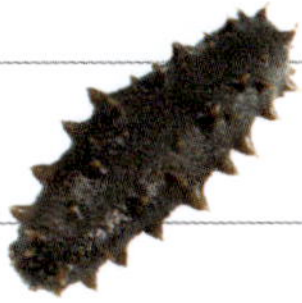

海参
补肾固精

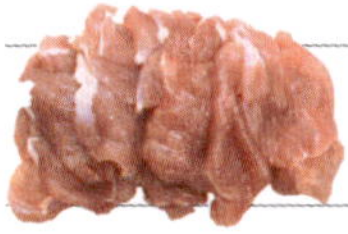

羊肉
温补肝肾

小偏方大功效

艾灸肾俞穴
有助于调理早泄

肾俞穴在腰部，第2腰椎棘突下，旁开1.5寸处。点燃艾条，对准肾俞穴，在距离皮肤2厘米处施灸，以局部有温热感而不灼痛为宜。艾灸肾俞穴可温补肾阳，有助于调理早泄。

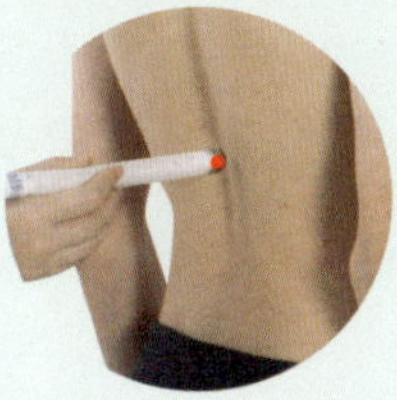

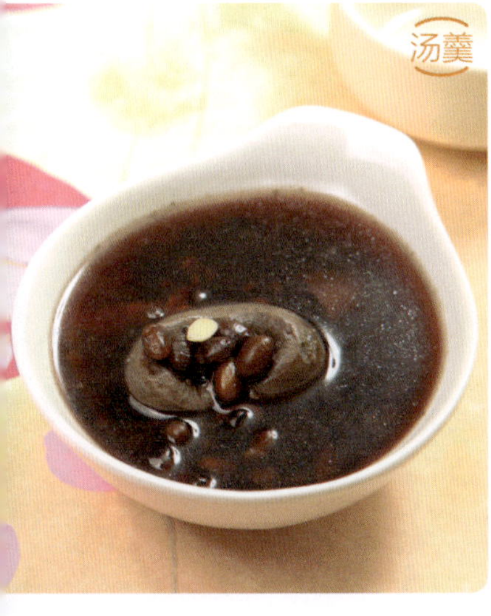

黑豆杜仲羊肾汤

补肾壮腰，温阳止泄

材料 羊肾200克，黑豆60克，杜仲10克。

调料 姜片、小茴香各适量。

做法

1 羊肾对半剖开，清理干净；黑豆洗净，浸泡4小时；杜仲洗净浮尘。
2 将杜仲、姜片、小茴香一起装入纱布袋中，扎好袋口，放入锅中，加适量水，煎煮20分钟。
3 加入黑豆及羊肾，煮至豆熟后，取出纱布袋即可。

用法 每周2次。

海参粥

益肾固精

材料 大米、泡发海参各100克。

调料 高汤200克，姜片、葱末、盐各3克。

做法

1 大米洗净；海参洗净，切块，下入凉水锅，加姜片、葱末煮5分钟，捞出。

2 锅内加入高汤和适量清水烧开，放入大米熬煮成粥，将海参块加入粥中，熬煮至黏稠，加盐调味即可。

用法 每周2~3次。

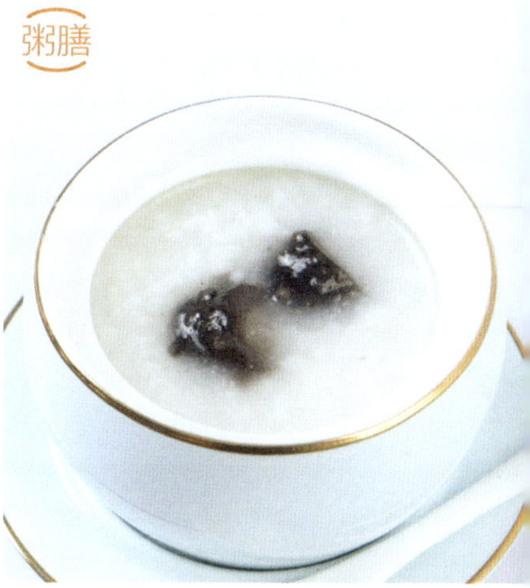

肉苁蓉羊肉粥

改善肾虚引起的早泄

材料 肉苁蓉20克，麦冬10克，枸杞子15克，大米100克。

调料 姜丝3克，红糖5克。

做法

1 肉苁蓉、麦冬洗净，加水煎煮，去渣取汁；枸杞子洗净；大米淘洗干净，浸泡30分钟。

2 锅内加适量清水烧开，加入药汁、大米、枸杞子、姜丝，大火煮沸后转小火煮至米熟，加红糖调味即可。

用法 每周2~3次。

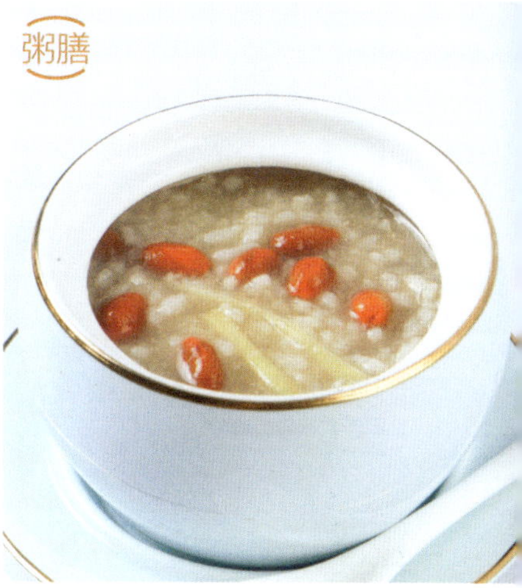

核桃仁炒韭菜

补肾壮阳，改善早泄遗精

材料 核桃仁30克，韭菜200克。

调料 盐适量。

做法

1 韭菜洗净，切长段；核桃仁洗净，沥干。

2 锅内倒油烧热，放入核桃仁炒至金黄，放入韭菜段翻炒至熟，加盐调味即可。

用法 每周3~4次。

功效 韭菜与核桃仁均有补肾温阳、益精填髓的功效，二者搭配，有助于改善肾阳虚、肾精不固所致早泄遗精。

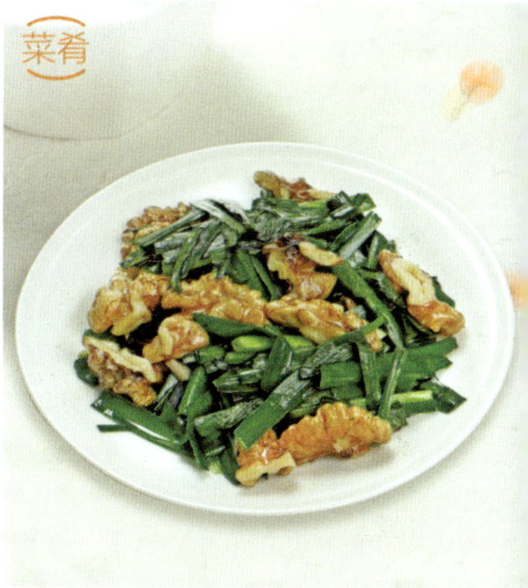

阳痿

补肾壮阳是根本

阳痿是指有性欲要求时阴茎不能勃起或勃起不坚，或者虽有勃起但不能保持足够的性交时间，从而妨碍性交或不能完成性交。中医认为，这多是肾阳虚衰、精气亏损所致，可以通过温肾壮阳、固本益精的方法来调理。

推荐食材

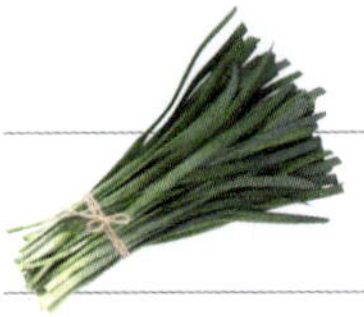

韭菜
温肾壮阳

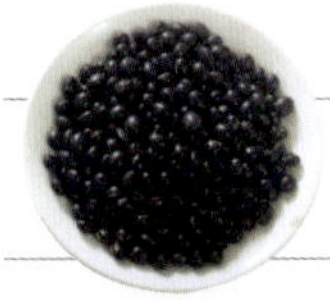

黑豆
补肾益精

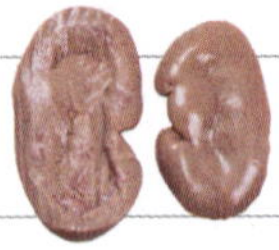

猪腰
补肾壮腰

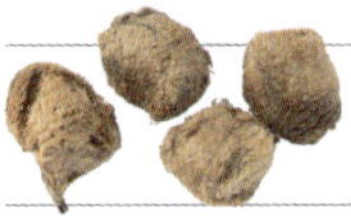

桑螵蛸
固摄肾气

小偏方大功效

按摩中极穴
有助于补肾壮阳

男性可以经常按摩中极穴（位于下腹部，脐中下4寸，前正中线上）。每晚睡觉前空腹，将双手搓热，手掌放在穴位上，按顺时针方向揉动，每次180下，有助于补肾壮阳。

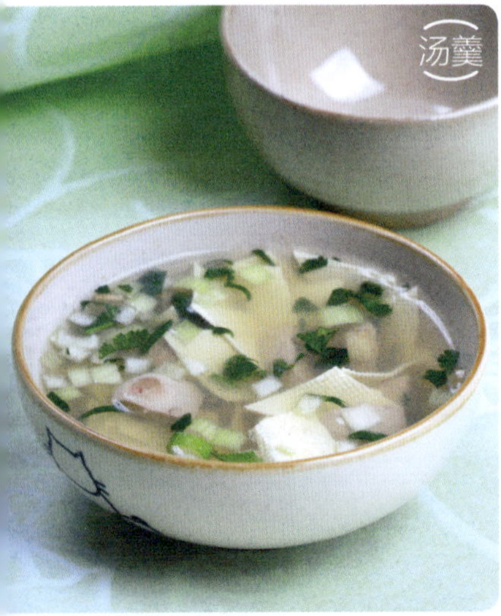

豆腐皮腰片汤

壮阳强肾

材料 豆腐皮100克，猪腰1个。

调料 葱末、姜末、香菜末各10克，料酒、盐、胡椒粉各适量。

做法

1 猪腰切开，去净筋膜，用清水浸泡去血水，洗净，切片，焯水；豆腐皮洗净，切菱形片。

2 锅内倒油烧热，炒香葱末、姜末，放入猪腰片和豆腐皮翻炒均匀，淋入料酒，加入适量清水烧开，加盐、胡椒粉调味，撒上香菜末即可。

用法 每周2~3次。

黑豆猪肚汤

健脾养肾

汤羹

材料 黑豆30克，益智仁、桑螵蛸、金樱子各10克，猪肚1个。

调料 盐适量。

做法

1 黑豆、益智仁、桑螵蛸和金樱子洗净，用干净纱布包裹好；猪肚清洗干净，去除异味。

2 将猪肚和纱布包一起放入锅中，加适量水炖熟，用刀划开纱布包，取出纱布，加盐调味即可。

用法 每周2次。

功效 此汤可用于调理脾肾亏虚引起的阳痿、遗精、尿频等症状。

温馨提示 阳痿、遗精、遗尿者宜用金樱子，口舌生疮、大便干结、实火者不宜用。肾虚不固、遗精者宜用桑螵蛸，阴虚火旺者忌用。腹中冷痛、尿频者宜用益智仁，发热、便秘者不宜用。

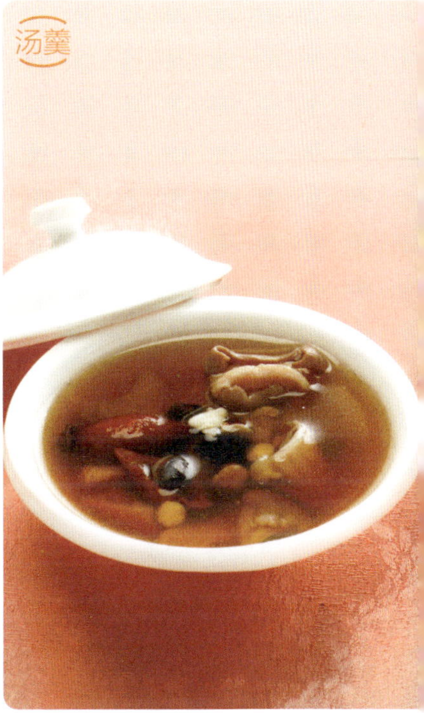

韭菜瑶柱豆腐羹

改善阳痿

汤羹

材料 豆腐150克，韭菜100克，瑶柱（干贝）40克，鸡蛋清适量。

调料 盐2克，白糖3克，胡椒粉、水淀粉、鸡汤各适量。

做法

1 韭菜择洗干净，切末；豆腐洗净，切小丁；瑶柱洗净，蒸熟后切丁；鸡蛋清打散。

2 锅中倒入鸡汤烧开，加入韭菜末、豆腐丁、瑶柱丁略煮。

3 淋入鸡蛋清搅成蛋花，加盐、白糖、胡椒粉调味，用水淀粉勾芡即可。

用法 每周2~3次。

功效 韭菜可补肾壮阳，瑶柱可补肾气。此汤有助于改善阳痿、精薄清冷、畏寒肢冷等症状。

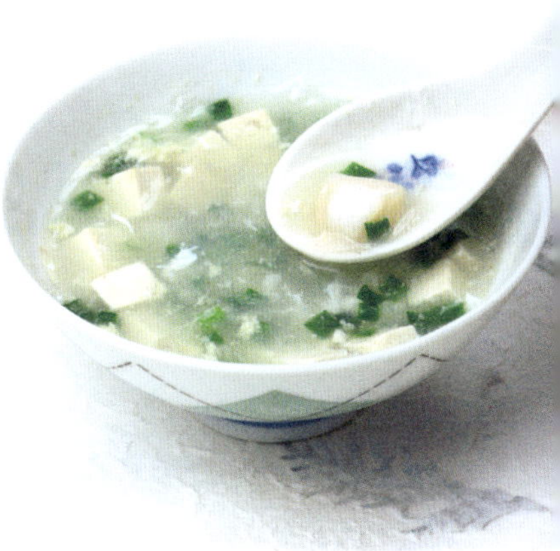

遗精

选择固肾涩精的食物

中医认为，肾有贮藏、固摄精气的作用，遗精就是典型的肾不藏精的表现，调理应以补肾固摄为主。虾、板栗、山药等补肾食物有涩精止遗的作用。

推荐食材

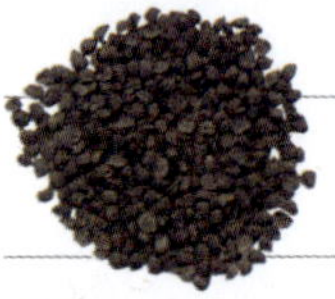
韭菜子
固涩止遗

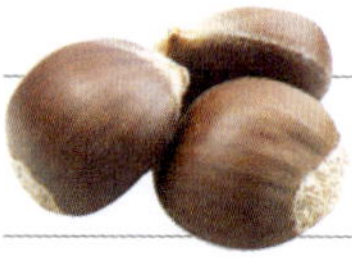
板栗
补肾益精

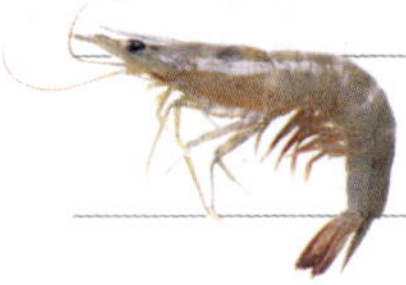
虾
温补肾阳

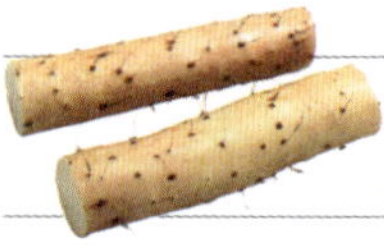
山药
养肾补虚

小偏方大功效

按揉长强穴
有助于改善遗精

长强穴位于尾骨下方，尾骨端与肛门连线的中点处。用食指指腹用力按揉此穴1~3分钟，以有酸胀感为度。按揉长强穴可补肾固本，有助于改善遗精。

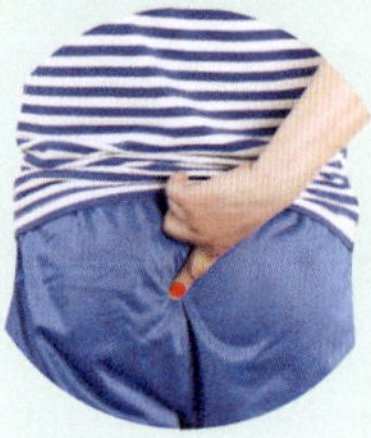

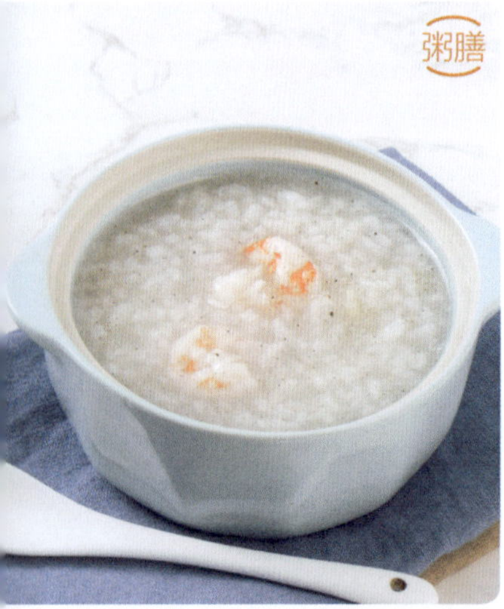

韭菜子虾仁粥

补肾阳，固肾精

材料 韭菜子10克，虾仁50克，大米100克。

调料 鸡汤、盐各适量。

做法

1 韭菜子洗净，控干，研为细末；大米淘洗干净，浸泡30分钟；虾仁去虾线，洗净，焯水。

2 锅置火上，倒入鸡汤和适量清水烧开，加入大米和韭菜子末，大火煮沸后转小火熬煮至黏稠。

3 将虾仁放入粥中，继续煮3分钟，加盐调味即可。

用法 每周2~3次。

补肾板栗粥

调补心脾，益气摄精

材料 山药50克，板栗肉60克，大米80克，枸杞子5克，红枣5枚。

做法

1 板栗肉掰小块；大米洗净，浸泡30分钟；山药去皮，洗净，切小块；红枣洗净，去核；枸杞子洗净。

2 锅内加适量清水烧开，加入大米、山药块、红枣和板栗肉，大火煮沸后转小火煮30分钟，加入枸杞子继续煮10分钟即可。

用法 每周3~4次。

功效 板栗可益气补脾、补肾强筋；山药可健脾养肾、固肾益精；枸杞子可补肾益精。此粥可调补心脾、养肾摄精。

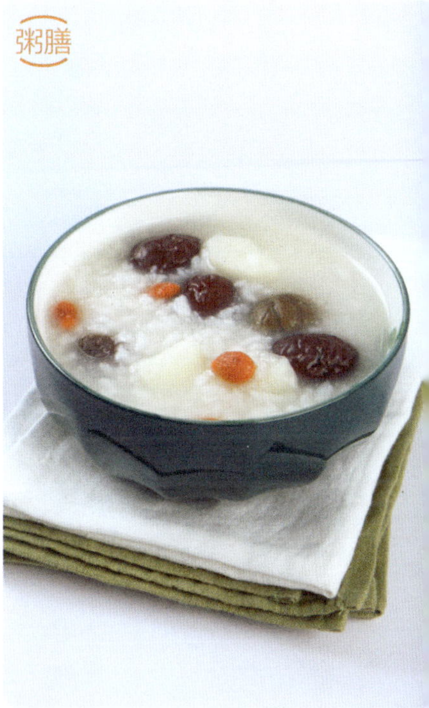

枸杞羊肾粥

补肾益精

材料 枸杞子10克，大米100克，羊肾1个。

做法

1 枸杞子洗净；羊肾去筋膜，洗净，切小块；大米洗净，浸泡30分钟。

2 锅内加适量水烧开，放入大米煮开，放入枸杞子、羊肾块，大火煮沸后转小火煮熟即可。

用法 每周2~3次。

功效 枸杞子可补益肝肾，羊肾可固肾填精。此粥可培元固本，对遗精有一定的调理作用。

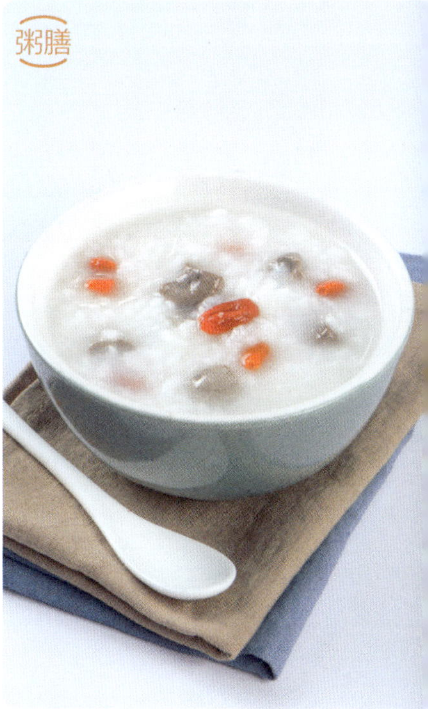

十全大补丸

补益气血

出处 《太平惠民和剂局方》
功效 温补气血，养肾健脾
主要成分 人参、白术、茯苓、炙甘草、熟地黄、当归、白芍、川芎、炙黄芪、肉桂
适用病症 用于腰膝乏力、身体消瘦、精神倦怠、头晕目眩
使用注意 体内有热、感冒者慎用

桂附地黄丸

补肾壮阳

出处 《中国药典》
功效 温补肾阳
主要成分 肉桂、制附子、熟地黄、山茱萸、牡丹皮、山药、茯苓、泽泻
适用病症 用于肾阳不足所致腰痛、水肿、咳喘、消渴
使用注意 肺热津伤、胃热炽盛、阴虚内热者慎用

五子衍宗丸

温肾助阳，止遗固精

出处 《证治准绳》
功效 补肾益精，温阳止遗
主要成分 枸杞子、菟丝子、覆盆子、五味子、车前子
适用病症 用于肾虚精少、阳痿不育、早泄遗精、小便后余沥不尽
使用注意 感冒发热者慎用

锁阳固精丸

补肾壮阳，固精止遗

出处 《济生方》
功效 益肾助阳，涩精止遗
主要成分 熟地黄、山茱萸、锁阳、巴戟天、补骨脂、山药、茯苓、泽泻、牛膝、杜仲、龙骨、牡蛎、知母
适用病症 用于肾气不固、遗精滑泄、四肢无力、精神倦怠
使用注意 感冒发热者慎用

第6章

不同体质食疗，吃出饱满精气神

辨九种偏颇体质，1分钟知道自己是什么体质

偏颇体质是中医体质分类中除平和体质（健康状态）外的其他体质类型的总称。每种体质的表现若有3条及以上与自己相符，就基本可以判断为该体质。若兼具几种体质的特征，则为混合体质。

气虚体质

1. 你容易疲乏无力吗？ □
2. 你容易心慌吗？ □
3. 你比一般人更容易感冒吗？ □
4. 你容易气短（呼吸短促、接不上气）吗？ □
5. 你说话时的声音低弱无力吗？ □
6. 你稍一活动就会出汗吗？ □
7. 你容易头晕或站起来眩晕吗？ □
8. 你平常会懒得讲话吗？ □

阳虚体质

1. 你的手脚经常发凉吗？ □
2. 你的胃脘部、腰部、膝盖怕冷吗？ □
3. 你比一般人更受不了寒凉（夏天吹空调、电风扇及冬天的寒冷）吗？ □
4. 你吃凉的食物或喝冷饮后容易腹泻吗？ □
5. 你总是怕冷，衣服比别人穿得多吗？ □
6. 你晚上小便的次数超过2次吗？ □

血虚体质

1. 你的面部、指甲、嘴唇颜色苍白吗？ ☐
2. 你经常记不住事情吗？ ☐
3. 你有视物不清或视力有所减退的表现吗？ ☐
4. 你容易失眠、做梦吗？ ☐
5. 你有脱发或头发早白的表现吗？ ☐
6. 你的肢体经常感到麻木、震颤吗？ ☐

阴虚体质

1. 你感到手脚心发热吗？ ☐
2. 你经常口干咽燥，总想喝水吗？ ☐
3. 你容易便秘或大便干燥吗？ ☐
4. 你总在晚上睡觉时出汗，醒后汗止吗？ ☐
5. 你面部的两侧颧骨部位容易在午后发红、发热吗？ ☐
6. 你经常感到心情烦躁吗？ ☐

湿热体质

1. 你的嘴里总是有异味吗？ ☐
2. 你排便时有黏滞不爽、解不尽的感觉吗？ ☐
3. 你的小便总是色黄量少吗？ ☐
4. 你容易生痤疮吗？ ☐
5. 你的面色发黄吗？ ☐
6. 你有眼部分泌物增多的表现吗？ ☐
7. 你的阴囊部会经常感到潮湿吗？（男性回答） ☐
8. 你的白带量增多并且颜色偏黄吗？（女性回答） ☐

痰湿体质

1. 你的面部总是有油腻感吗？ ☐
2. 你容易感到腹部胀满吗？ ☐
3. 你的腹部肥满松软吗？ ☐
4. 你嘴里有黏腻的感觉吗？ ☐
5. 你平时痰多，特别是咽部总感到有痰堵着吗？ ☐
6. 你平常大便总是不成形吗？ ☐
7. 你总是睡不醒、睡不够，还感觉身体沉重吗？ ☐

血瘀体质

1. 你的皮肤会在不知不觉中出现青紫瘀斑吗？ □
2. 你的面色晦暗或容易出现黄褐斑吗？ □
3. 你口唇的颜色偏深吗？ □
4. 你身上经常有疼痛感或刺痛感吗？ □
5. 你容易有黑眼圈吗？ □
6. 你有皮肤鳞屑增多的表现吗？ □

气郁体质

1. 你感到闷闷不乐、情绪低落吗？ □
2. 你容易精神紧张、焦虑不安吗？ □
3. 你的胁肋部或乳房容易感到胀痛吗？ □
4. 你经常无缘无故地叹气吗？ □
5. 你的咽部总有异物感，并且有吐不出、咽不下的感觉吗？ □
6. 你的胃口不好，总吃不下饭吗？ □
7. 你对事物失去了兴趣吗？ □
8. 你总是无法控制情绪吗？ □

特禀体质

1. 你经常因异味、季节变化、温度变化而出现咳喘吗？ □
2. 你容易过敏（对药物、花粉、气味、食物等过敏）吗？ □
3. 你没有感冒时也会打喷嚏吗？ □
4. 你没有感冒时也会鼻塞、流涕吗？ □
5. 你的皮肤容易起荨麻疹吗？ □
6. 你的皮肤容易有抓痕吗？ □

伸伸舌头，快速自测体质

体质	舌象	其他症状
气虚体质 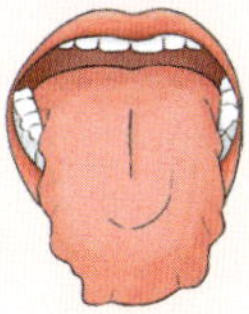	舌淡红，舌边有齿痕	四肢无力，声音低弱，气短懒言，容易疲乏，精神不振，易出汗，性格内向
阳虚体质 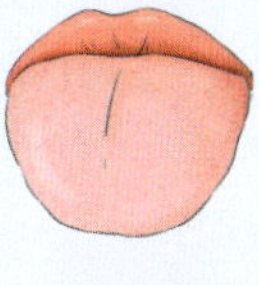	舌淡胖嫩	平时怕冷，四肢冰凉，喜欢温热食物，精神不振，性格多内向
阴虚体质 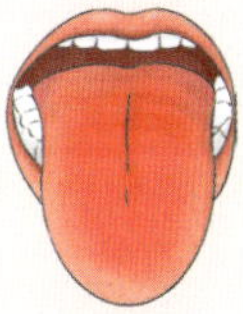	舌红少津	体形偏瘦，手足心热，容易口燥咽干，喜食寒凉食物，大便干燥，性情急躁，外向好动、活泼
痰湿体质 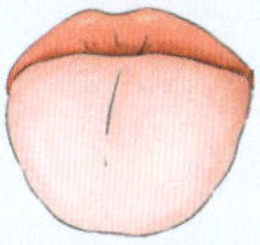	舌体胖大，苔白腻	体形肥胖，腹部肥满松软，面部皮肤油腻，多汗且汗液黏腻，胸闷，痰多，喜食肥甘厚腻的食物
湿热体质 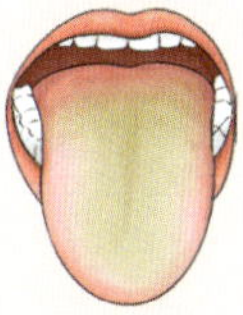	舌质偏红，苔黄腻	体形中等或偏瘦，面垢油光，易生痤疮，口苦口干，身重困倦，大便黏滞不畅或燥结，小便短黄，容易心烦急躁
血瘀体质 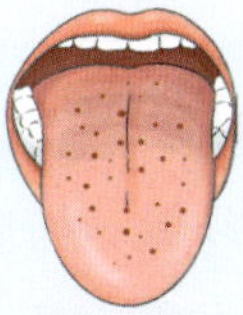	舌暗或有瘀点，舌下络脉暗紫或增粗	肤色晦暗、色素沉着，容易出现瘀斑，口唇暗淡，易烦躁，健忘
气郁体质 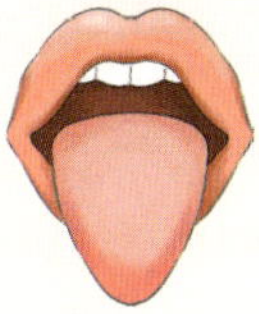	舌头尖，舌边和舌尖发红	体形瘦者居多，神情抑郁，口苦咽干，咽喉有异物感，眩晕头痛，易怒，胸胁胀痛

注：通过舌诊来判断血虚体质不太明显，通过面色观察效果更佳。一般来说，面色苍白、面无血色、印堂发白的人，大多为血虚体质。

气虚体质

特点

- ☑ 易患感冒易疲倦
- ☑ 气短心慌头晕沉
- ☑ 喜静懒言身无力
- ☑ 稍一活动汗全身

饮食宜忌

宜吃 大米、小米、红薯、黄豆、土豆、胡萝卜、鸡肉、牛肉、兔肉、鲢鱼、鲈鱼、蜂蜜、扁豆、山药、红枣等。

慎吃 肥肉、甜食、油炸食品等油腻食物；冷饮、生冷的水果、苦寒的凉茶等；佛手柑、芥菜等破气耗气的食物。

粥膳

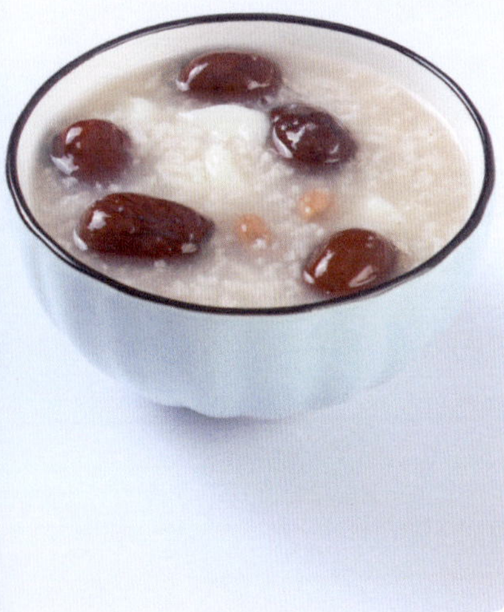

花生红枣山药粥

扶正补虚，润肺化痰

适合人群 身体乏力、懒言少语的人

材料 糯米80克，山药50克，花生仁30克，红枣6枚。

做法

1 糯米洗净，浸泡4小时；山药去皮，洗净，切块；花生仁洗净；红枣洗净，去核。

2 锅内加适量清水烧开，加入糯米、花生仁、红枣、山药块，大火煮开后转小火煮至粥熟即可。

功效 山药可以健脾养肺、益肾补气；花生可以润肺化痰、养胃和中；红枣可以补气养血、补虚解乏。此粥有助于改善脾肺气虚所致咳嗽咳痰、食欲不佳、倦怠乏力等。

菜肴

黄芪蒸鸡

益气升阳，健脾补虚

适合人群 气血两亏、面色萎黄的人

材料 乌鸡300克，黄芪15克，胡萝卜30克。

调料 盐2克。

做法

1 乌鸡治净，焯去血水，切块；黄芪洗净；胡萝卜去皮，洗净，切片；盐用水化开。

2 将乌鸡、黄芪、胡萝卜片放入炖盅中，浇入盐水，上锅蒸50分钟即可。

功效 黄芪可补气升阳，生津养血，对气虚乏力、中气下陷者，尤其是肺气虚弱、咳喘气短者有较好的补益作用。乌鸡有温中益气、补精填髓的功效。

温馨提示 内脏下垂、久泻脱肛、表虚自汗者宜用黄芪，表实邪盛、阴虚阳亢者不宜用。

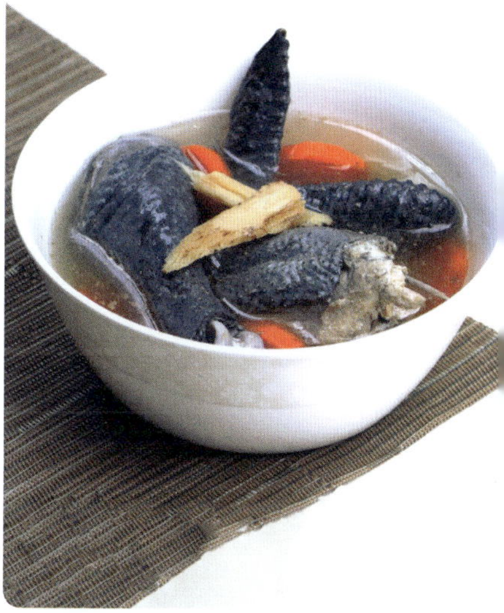

番茄炖牛腩

益气养胃，强筋健脾

适合人群 气短体虚、筋骨无力的人

材料 牛腩300克，番茄200克。

调料 料酒、酱油各10克，葱末、姜末各5克，盐3克。

做法

1 牛腩洗净，切块，焯烫，捞出备用；番茄洗净，去皮，取一半切碎，另一半切块。

2 锅内放油烧热，爆香姜末，放入番茄碎，煮成酱。

3 加入牛腩块、酱油、料酒翻炒，加适量水炖至牛腩块熟烂，放入番茄块炖5分钟，撒上葱末，加盐调味即可。

功效 牛肉可补脾气、强筋骨，番茄可养阴生津、健脾养胃。这道菜尤其适合患有骨质疏松的人，能帮助其强健筋骨、增强体力。

菜肴

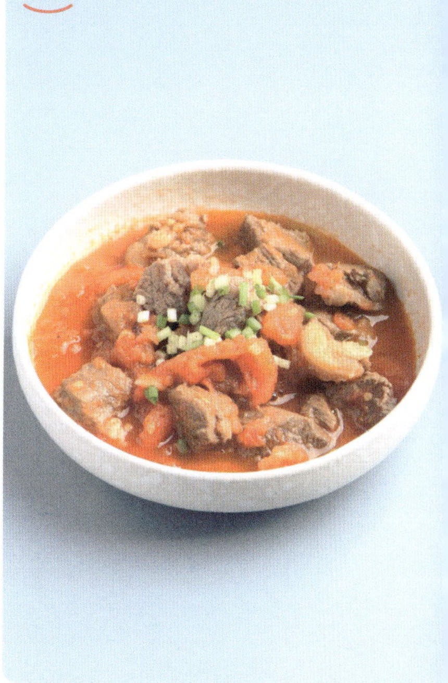

阳虚体质

特点

- 手足冰凉难缓解
- 食冷食后易泄泻
- 性格沉静多内向
- 讨厌吹风和寒凉

饮食宜忌

宜吃 红枣、桂圆、韭菜、板栗、生姜、辣椒、荔枝、羊肉、猪肚、虾、带鱼等。

慎吃 冰激凌及其他冷饮、生鱼片等生冷食物；西瓜、苦瓜等性质寒凉的食物。

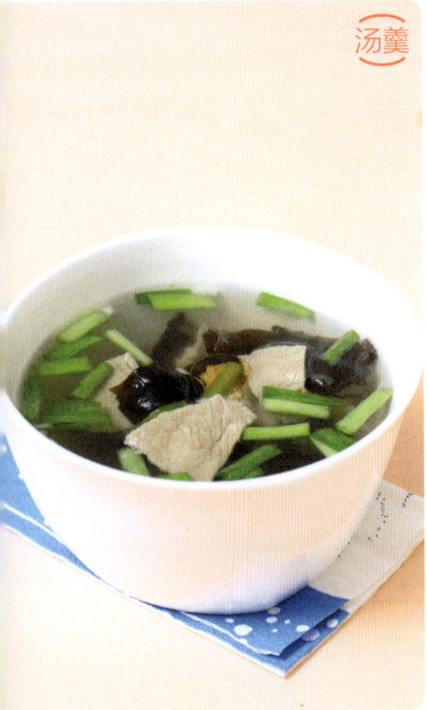

韭菜羊肉汤

改善阳虚畏寒

适合人群 心悸出冷汗、四肢不温、精神萎靡的人

材料 羊肉200克，韭菜50克，干木耳5克。

调料 盐2克，姜末、蒜末、香油各适量。

做法

1 羊肉洗净，切片；韭菜洗净，切段；干木耳泡发，洗净，撕成片。

2 锅内放油烧至六成热，爆香姜末、蒜末，加羊肉片快速翻炒至颜色变白，加适量清水，大火烧沸，加入韭菜段、木耳片，待汤再次煮沸，加盐、香油调味即可。

功效 韭菜辛温散寒、益肾固精；羊肉温中养血、强筋健骨。二者搭配有助于改善阳虚畏寒、腰膝冷痛、夜尿频多、性功能减退，尤其适合冬季进补。

山药羊肉粥

补中益气，温阳散寒

适合人群 腹部冷痛、喜温喜按、泄泻的人

材料 羊瘦肉、山药各50克，大米100克。

调料 姜片、盐各3克。

做法

1 羊瘦肉洗净，切小块；山药去皮，洗净，切小块；大米洗净，浸泡30分钟。

2 锅内加适量清水烧开，加入大米、姜片、羊肉块和山药块，大火煮开后转小火煮40分钟，加盐调味即可。

功效 羊肉有健脾暖肾、祛寒通阳的功效，山药有补中养胃的功效。此粥可缓解脾胃虚寒导致的脘腹冷痛、食欲不振、肠鸣泄泻等症状。

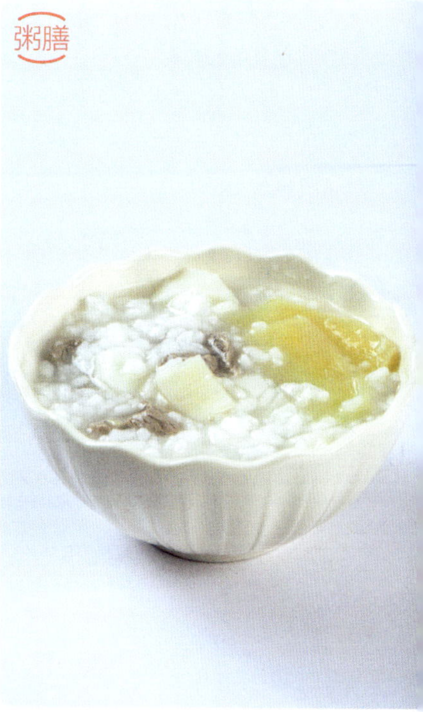

虾仁炒韭菜

补虚助阳，养肾填精

适合人群 腰膝冷痛、阳痿遗精的人

材料 虾仁200克，韭菜150克。

调料 酱油、盐、料酒、葱丝、姜丝各适量。

做法

1 虾仁洗净；韭菜洗净，切段。

2 锅中放油烧热，下葱丝、姜丝炝锅，放入虾仁煸炒，加入酱油、料酒、盐稍炒，放入韭菜段大火炒2分钟即可。

功效 韭菜可补肾壮阳、温中行气，虾可养肾固精，二者搭配有助于缓解肾阳虚导致的阳痿早泄、遗尿遗精、腰腿冷痛、性欲减退等症状。

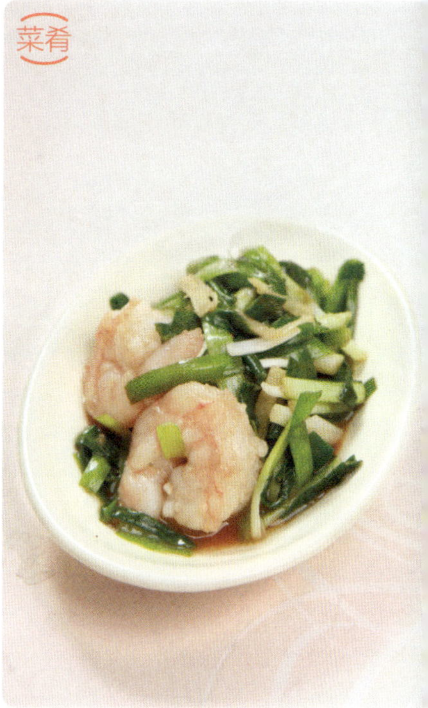

血虚体质

特点

- ☑ 头昏眼花面苍白
- ☑ 失眠健忘心里烦
- ☑ 月经量少还色淡
- ☑ 肢体麻木睡不安

饮食宜忌

宜吃 菠菜、胡萝卜、木耳、桂圆、桑葚、葡萄、荔枝、猪心、猪肝、鸡肉、鳝鱼、海带、红糖等。

慎吃 油炸食品、肥肉、甜食等油腻厚味食物。

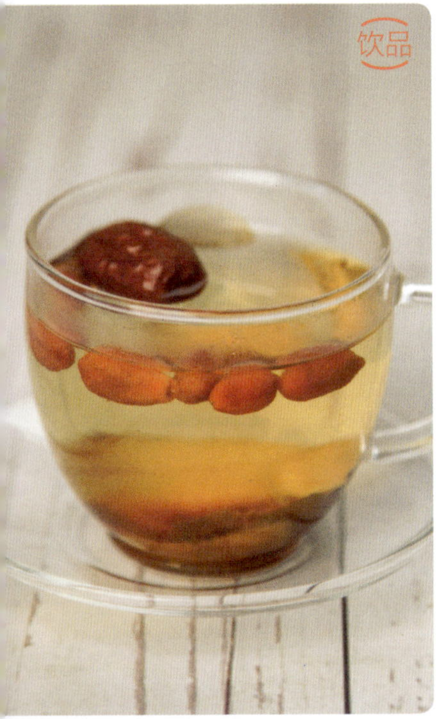

红枣当归枸杞茶

养血补血

适合人群 面色苍白、头晕乏力、月经量少的人

材料 红枣、当归、枸杞子各 5 克。

做法 将上述材料洗净，放入杯中，冲入沸水，盖上盖子闷泡约 8 分钟即可。

功效 当归和红枣可补血养血，枸杞子可滋肝补肾。三者搭配制作饮品可养血补血。

茶树菇土鸡瓦罐汤

养血润燥

汤羹

适合人群 指甲色淡、面色无华的人

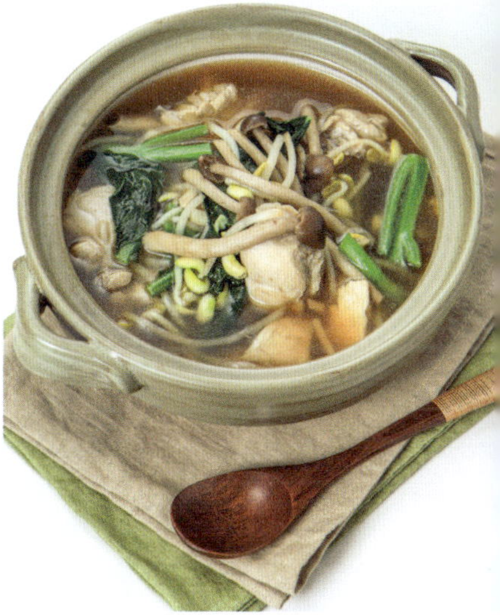

材料 去皮土鸡腿250克，茶树菇50克，黄豆芽100克，芥蓝150克。

调料 姜片、葱段各少许，盐适量。

做法

1 土鸡腿洗净，剁块，焯烫，冲去浮沫；芥蓝洗净，切段；黄豆芽、茶树菇洗净。

2 将土鸡腿块、茶树菇、葱段、姜片放入瓦罐中，加适量清水，盖上盖，小火煨1小时，撇去浮沫和油，放入黄豆芽和芥蓝段煮熟，放盐调味即可。

功效 茶树菇可滋阴润燥、养血除烦，土鸡可补虚强身、益精填髓。此汤可缓解面色淡白、皮肤干燥、身体虚弱等症状。

桑葚枸杞粥

调理肝肾血虚

粥膳

适合人群 脱发、长白发、关节活动不利的人

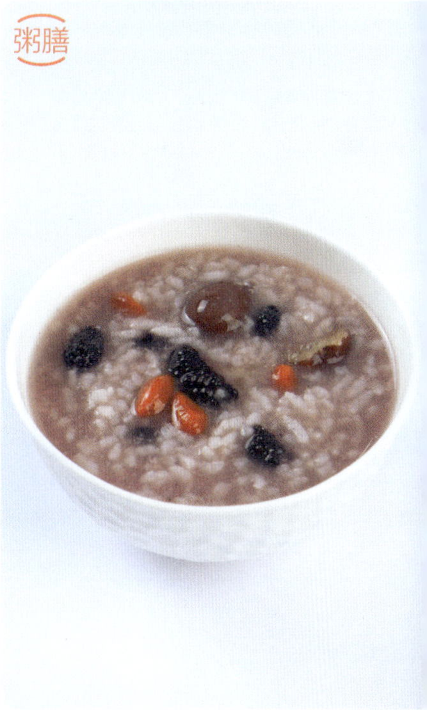

材料 桑葚40克，大米100克，枸杞子10克，红枣6枚。

做法

1 枸杞子、桑葚洗净；红枣洗净，去核；大米洗净，浸泡30分钟。

2 锅内加适量清水烧开，加入大米和红枣，大火煮开后转小火煮30分钟，加入枸杞子、桑葚继续煮5分钟即可。

功效 枸杞子有养血滋阴、补益肝肾的功效，桑葚可养肝补血、养阴益肾。此粥对肝肾血虚引起的须发早白、眩晕耳鸣、虚烦失眠有一定的调理作用。

阴虚体质

特点

- ☑ 大便硬结便秘找
- ☑ 咳嗽少痰口干燥
- ☑ 面热两侧颧骨红
- ☑ 声音嘶哑阴液少

饮食宜忌

宜吃 番茄、百合、银耳、黑芝麻、甘蔗、梨、西瓜、菠萝、猪肺、鸭肉、鹅肉、豆腐、燕窝等。

慎吃 辣椒、花椒、大蒜等辛辣、温热的食物；油炸食品、甜品等油腻厚味食物。

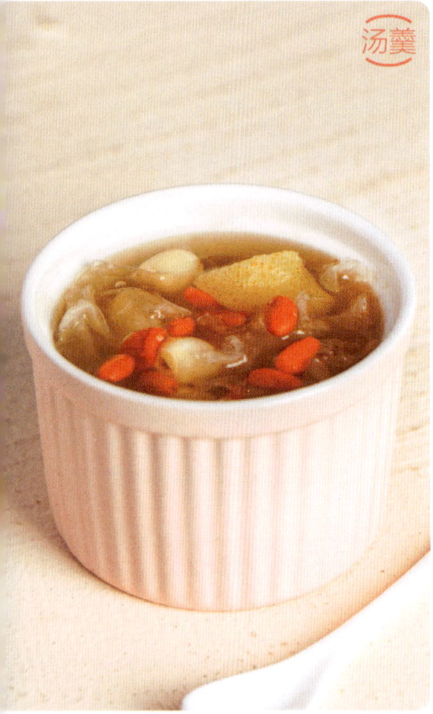

银耳莲子雪梨汤

滋阴润燥

适合人群 声音嘶哑、心烦不安的人

材料 干银耳、枸杞子各5克，莲子30克，雪梨200克。

调料 冰糖5克。

做法

1 干银耳洗净，用温水泡发，去根蒂，撕成小朵；莲子、枸杞子洗净；雪梨洗净，去核，连皮切块。

2 将银耳、莲子、冰糖放入锅内，加入适量清水，大火烧开后转小火熬至发黏；放入雪梨块、枸杞子，继续熬至银耳出胶即可。

功效 雪梨可滋阴润燥、清热降火，银耳可养阴生津、润肺化痰，莲子可养心安神。此汤对咳嗽、鼻咽干燥、心烦发热有一定的缓解作用。

蔗浆粥

固摄阴精

适合人群 口渴喜饮、大便干燥的人

材料 甘蔗 500 克，大米 50 克。

做法

1 甘蔗去皮，洗净，切段；大米洗净，浸泡 30 分钟。

2 锅内倒入适量清水大火烧开，放入大米、甘蔗段，小火煮成粥。

功效 甘蔗有生津止渴、清热养阴的功效。此粥有助于改善心烦口渴、身热烦躁、恶心呕吐、小便不利等症状。

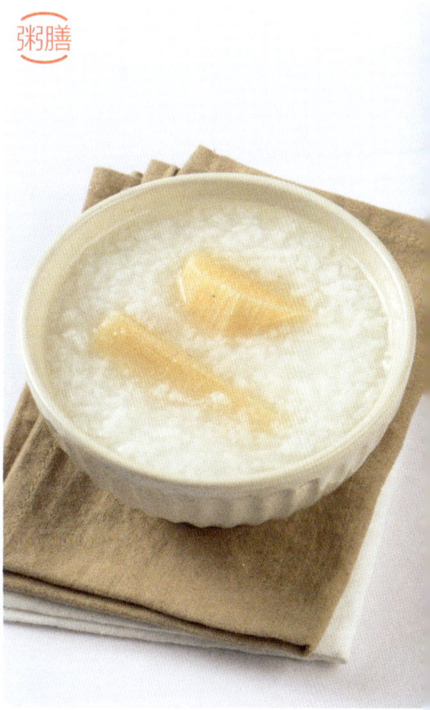

鲜百合粥

改善口干舌燥

适合人群 口干舌燥、失眠多梦的人

材料 鲜百合 30 克，糯米 50 克。

调料 冰糖 5 克。

做法

1 鲜百合剥皮，去须，洗净，掰片；糯米洗净，浸泡 4 小时。

2 砂锅中加入适量水，放入百合、糯米，大火煮开后转小火煮至米烂粥稠，加冰糖煮化即可。

功效 此粥有滋阴润肺、清热生津、养心安神的功效，有五心烦热、心悸失眠、口干咽燥症状的人最宜食用。

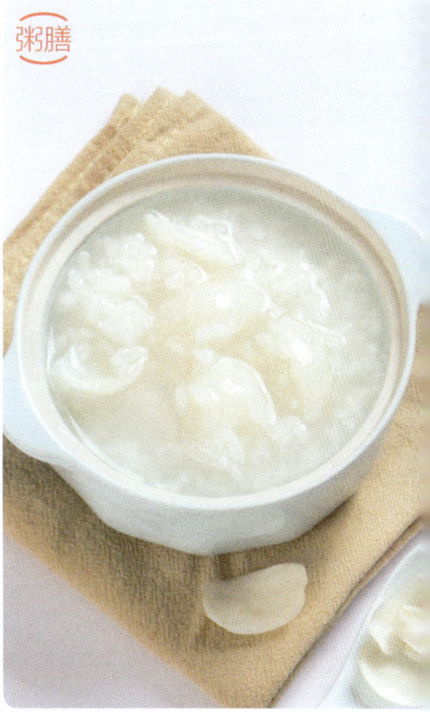

湿热体质

特点

- ☑ 口干口苦味酸腐
- ☑ 大便臭秽黏滞重
- ☑ 小便短赤排不畅
- ☑ 阴囊潮湿带下多

饮食宜忌

宜吃 红豆、白菜、冬瓜、丝瓜、苦瓜、黄瓜、西瓜、鲫鱼、鸭肉、莲子等。

慎吃 辣椒、生姜、大蒜、葱等辛热燥热的食物；羊肉、牛肉等温热大补的食物。

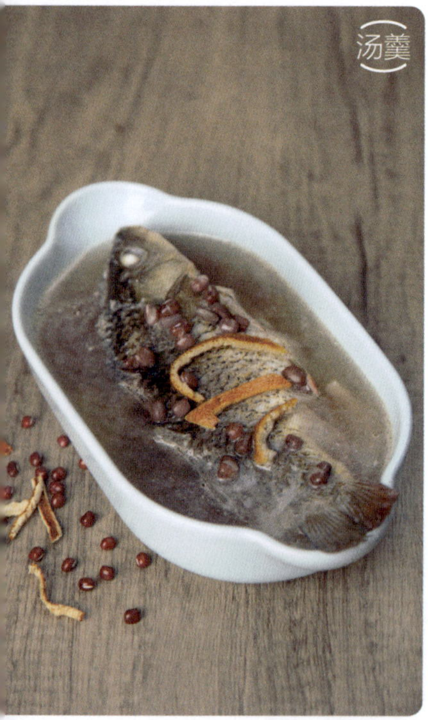

鲤鱼红豆汤

利水消肿

适合人群 四肢浮肿、按之凹陷的人

材料 鲤鱼1条（约750克），红豆50克。

调料 陈皮10克，大料1个，盐适量。

做法

1. 鲤鱼去鳞、鳃及内脏，洗净；红豆洗净，浸泡4小时。
2. 锅中放入鲤鱼和适量清水，大火烧开后，加入红豆、陈皮、大料，煮至豆熟时，加盐调味即可。

功效 鲤鱼可健脾祛湿、清热利水，红豆可消肿利尿、清热解毒。此汤有助于缓解身体浮肿、小便不利的症状。

荷叶冬瓜除湿茶

祛湿清热

适合人群 体形偏胖、口苦口干的人

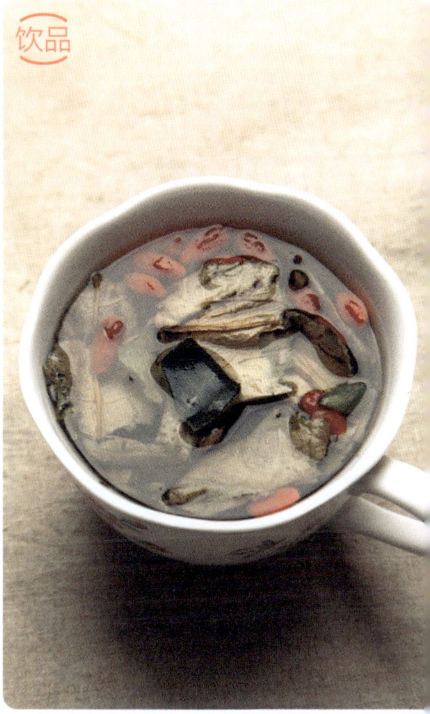

饮品

材料 荷叶8克，干冬瓜皮、枸杞子各10克。

做法

1 荷叶、干冬瓜皮、枸杞子洗净。

2 将所有材料放入杯中，倒入沸水，盖上盖子闷泡约5分钟即可。

功效 此饮品具有清热化湿、健脾消肿、帮助瘦身的功效，有助于改善体内湿热导致的肥胖、肢体困倦、大便黏腻等症状。

苋菜粥

清热解毒，利水除湿

适合人群 大便臭秽、有脓血便的人

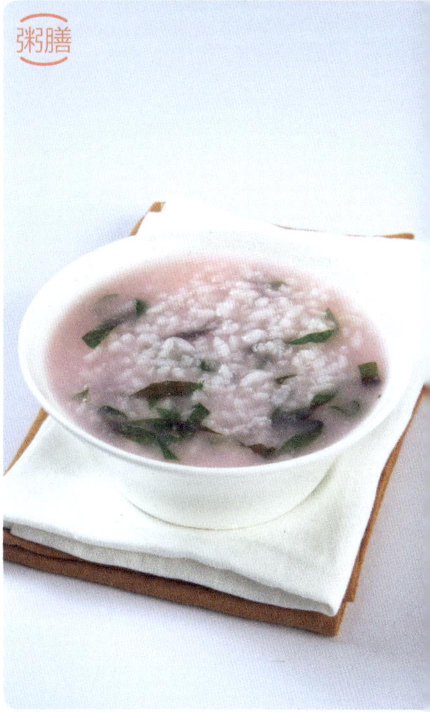

粥膳

材料 苋菜、大米各100克。

调料 盐2克。

做法

1 苋菜洗净，切细条；大米洗净，浸泡30分钟。

2 锅中加入大米和适量清水，大火煮开后转小火煮至粥熟，放入苋菜煮熟，加盐调味即可。

功效 苋菜可清热利湿、凉血止痢。此粥有助于改善湿热痢疾导致的肛门灼热、便意急迫却排便困难、便中带血、腹部疼痛等症状。

痰湿体质

特点

- ☑ 身重如裹睡不够
- ☑ 痰多口黏咽中堵
- ☑ 舌有齿痕腹部胀
- ☑ 满面油光打鼾多

饮食宜忌

宜吃 白扁豆、薏米、绿豆、冬瓜、豇豆、玉米、红薯、苋菜、海带、海藻、海蜇等。

慎吃 油炸食品、肥肉、甜食等油腻厚味食物;冷饮、凉茶、酒等容易加重湿气的饮品。

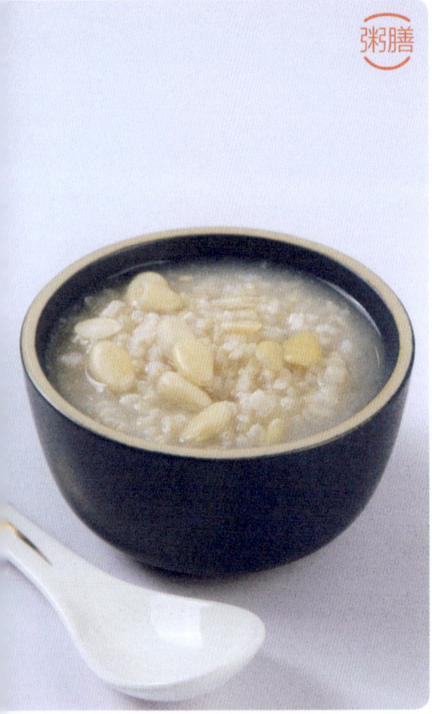

白扁豆糙米粥

改善痰湿积聚

适合人群 吐泻交作、食欲不振的人

材料 白扁豆 30 克，糙米 80 克。

调料 冰糖适量。

做法

1 白扁豆、糙米洗净，浸泡 4 小时。

2 锅内加适量水烧开，放入白扁豆、糙米，大火煮开后转小火煮至白扁豆熟软，加冰糖煮化即可。

功效 白扁豆有健脾和中、化痰祛湿的功效，搭配糙米煮粥食用，有助于缓解恶心呕吐、泄泻、消化不良的症状。

薏米红豆糙米饭

利湿消肿

主食

适合人群 经常昏沉欲睡、舌有齿痕的人

材料 糙米80克，薏米、红豆各40克。

做法

1 薏米、糙米、红豆分别淘洗干净，浸泡4小时。

2 将薏米、红豆和糙米一起倒入电饭锅中，倒入没过食材2个指腹高度的水，盖上锅盖，按下“蒸饭”键，等待电饭锅提示做好即可。

功效 薏米红豆糙米饭有利水燥湿、养脾消肿的功效，有助于缓解嗜睡倦怠、肥胖浮肿、舌体胖大的症状。

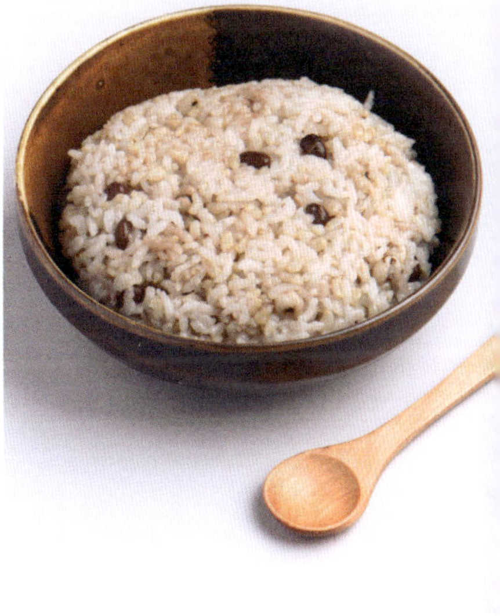

海带炖豆腐

化痰利湿，软坚散结

菜肴

适合人群 颈部有肿块、咽部不适、呼吸不畅的人

材料 豆腐200克，干海带50克。

调料 盐、葱花、姜末各适量。

做法

1 海带用温水泡发，洗净，切块；豆腐洗净，切块，放入沸水中煮一下，捞出凉凉。

2 锅内倒油烧热，放入姜末炒香，倒入豆腐块、海带块和适量清水煮沸，加盐调味，小火慢炖至海带、豆腐入味时出锅，撒上葱花即可。

功效 海带有消痰散结、利水消肿的功效，豆腐可健脾和中，二者搭配，对痰湿互结于体内导致的痰多痰黏、咽部异物感、肢体水肿有一定的调理作用。

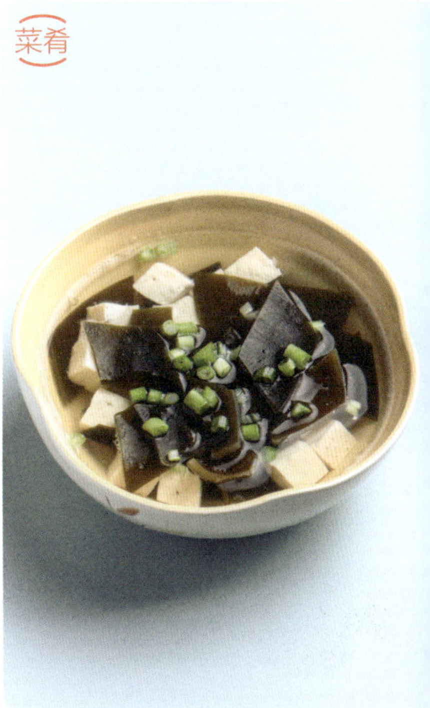

血瘀体质

特点

- ☑ 面目晦暗口舌紫
- ☑ 皮下无故有瘀斑
- ☑ 经期腹痛有血块
- ☑ 身有疼痛常不安

饮食宜忌

宜吃 山楂、黑豆、黄豆、香菇、茄子、油菜、洋葱、木耳、芒果、红糖等。

慎吃 螃蟹、冰激凌、生冷水果等寒凉食物；奶油、黄油、猪油等油腻食物。

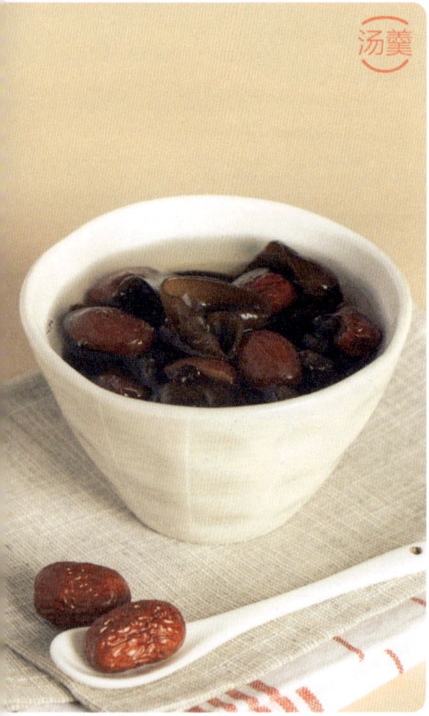

木耳红枣羹

活血通经

适合人群 经期小腹疼痛、经血色暗夹血块的人

材料 干木耳10克，红枣8枚。

做法

1 干木耳洗净，用温水泡发，撕成小朵；红枣洗净。

2 锅中加入适量清水，放入木耳、红枣，大火煮开后转小火煮30分钟即可。

功效 木耳可活血养血、化瘀通络，红枣可养血行气，二者搭配有助于改善痛经。

醋泡黑豆

活血化瘀

菜肴

适合人群 头晕胸闷、心悸失眠的人

材料 黑豆100克，醋20克。

调料 蒜瓣10克。

做法

1 黑豆洗净，沥干。

2 将黑豆放入平底锅内，用中火炒干，转小火炒至黑豆表皮裂开，关火待冷却。

3 取一个无油无水的干净容器，放入冷却的黑豆，倒入醋，再放入蒜瓣。将容器密封，放置于阴凉处或冰箱冷藏室中，7天后即可分次食用。

功效 黑豆和醋搭配可行气活血、化瘀通络，对血行不畅导致的高血压有一定的调理作用。

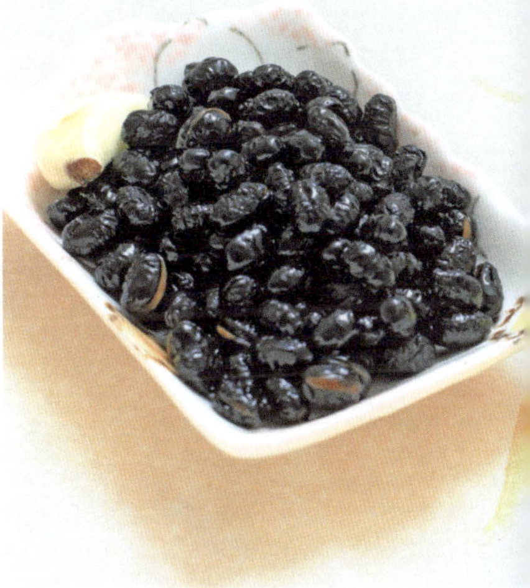

蒜泥茄子

活血消肿，通肠排毒

菜肴

适合人群 皮肤有红肿硬结的人

材料 茄子200克，大蒜20克。

调料 盐2克，醋5克，香油适量。

做法

1 茄子洗净，对半切开；大蒜去皮，切末。

2 将茄子上锅蒸20分钟，取出，放入盘中，凉凉。

3 将蒜末放在茄子上，加盐、醋调味，滴上香油即可。

功效 茄子和蒜搭配有活血消肿、排毒消炎、润肠通便的功效，有助于缓解皮肤局部红肿疼痛、腹胀便秘的情况。

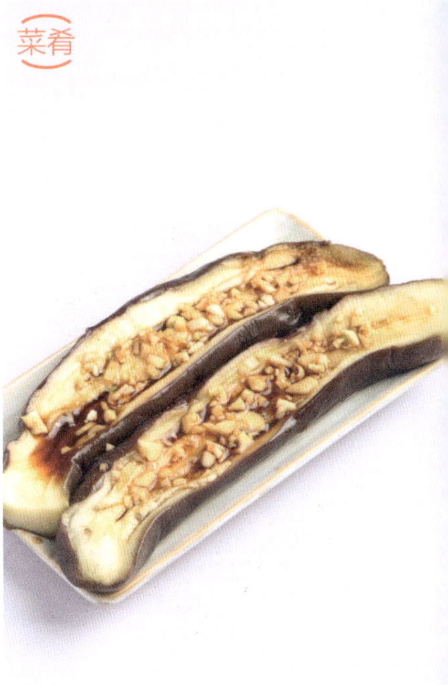

气郁体质

特点

- 胸胁胀痛易叹气
- 多愁善感爱焦虑
- 闷闷不乐常猜忌
- 紧张不安心脆弱

饮食宜忌

宜吃 高粱、刀豆、韭菜、蘑菇、洋葱、苦瓜、丝瓜、玫瑰花、橘子、海带等。

慎吃 乌梅、青梅、石榴等酸涩收敛的食物；咖啡、浓茶等饮品。

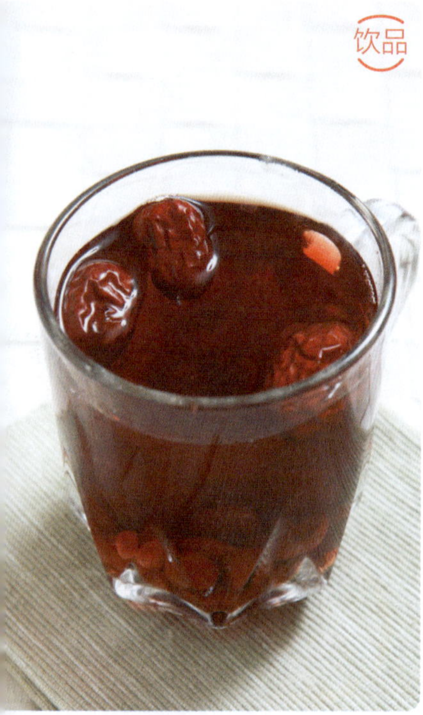

刀豆蜜饮

改善气机郁滞

适合人群 乳房胀痛、容易叹气的人

材料 刀豆20克，枸杞子5克，红枣3枚。

调料 蜂蜜5克。

做法

1 刀豆、红枣、枸杞子分别洗净，放入锅中，加适量水煮至豆熟。

2 凉至温热调入蜂蜜搅匀即可。

功效 刀豆有温中下气、行气消滞的功效，与红枣、枸杞子搭配，有助于缓解胸胁痞满、脘腹胀痛的症状。

姜橘饮

理气和胃，降逆止呕

适合人群 消化不良、爱打嗝的人

材料 橘子200克，红枣5枚，姜片15克。

做法

1 橘子去皮除子，切小块；红枣洗净，切开，去核。

2 将橘子块、红枣、姜片放入果汁机，加适量饮用水打成汁即可。

功效 橘子可理气健脾、除满消胀，生姜可行气和中、降逆止呕，二者搭配，可调理脾胃气滞引起的食后腹胀、恶心呕吐等症状。

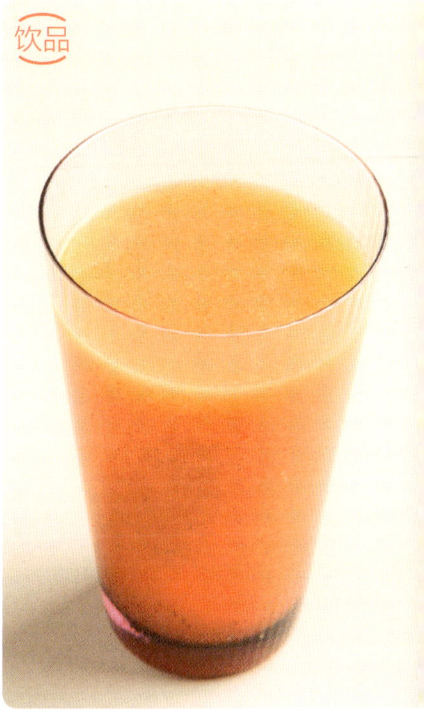

玫瑰花茶

帮助舒缓情绪、解压

适合人群 情绪紧张、感到焦虑的人

材料 玫瑰花5克。

做法 将玫瑰花洗净，放入杯中，冲入沸水，盖上盖子闷泡5分钟即可。

功效 玫瑰花有行气活血、疏肝解郁的功效。玫瑰花茶有助于稳定情绪，缓解压力。

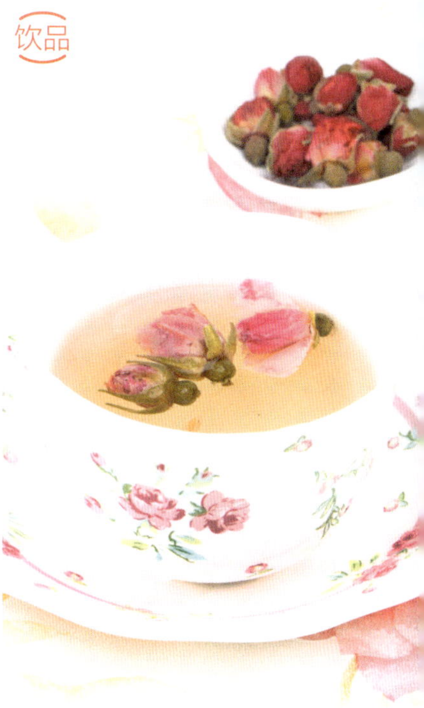

特禀体质

特点

- 冷热交替易咳喘
- 鼻痒流涕打喷嚏
- 皮肤划痕起风团
- 容易过敏抗病难

饮食宜忌

宜吃 山药、红枣、红薯、葡萄、黑莓、冬瓜、荸荠、猪肉、鸭肉、马齿苋等。

慎吃 辣椒、大蒜、麻辣烫、烧烤等辛辣燥热的食物。

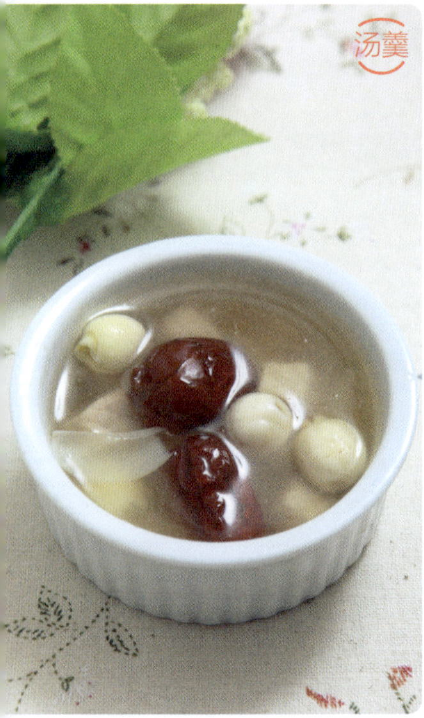

猪肉百合莲枣汤

补益身体，减轻过敏症状

适合人群 易患哮喘、荨麻疹的人

材料 猪瘦肉 200 克，莲子 10 克，百合 15 克，红枣 2 枚。

调料 冰糖适量。

做法

1 所有食材洗净，猪瘦肉切块，莲子去心。

2 将所有材料放入锅中，加适量水大火煮沸，去浮沫，转小火炖至食材软烂，加冰糖煮化即可。

功效 此汤可补益脾肾、增强人体免疫力，有助于减少过敏反应的发生。

红枣粥

固本培元，帮助增强抗病力

适合人群 抵抗力差的人

粥膳

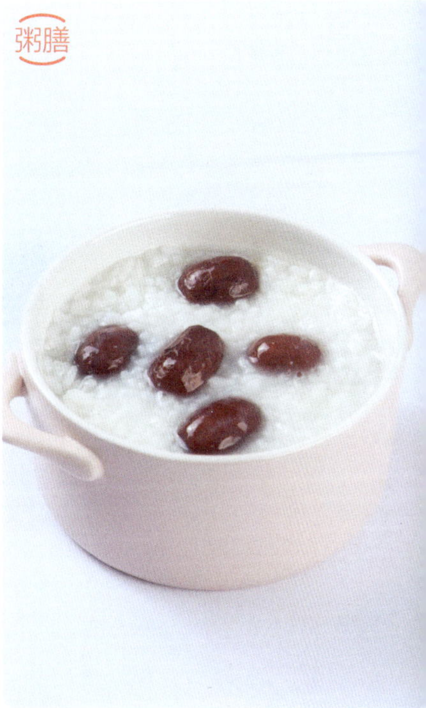

材料 红枣5枚，大米100克。

做法

1 大米洗净，浸泡4小时；红枣洗净，去核。

2 锅内加适量水烧开，放入大米和红枣，大火烧开后转小火煮至粥熟即可。

功效 红枣可养血益气、补虚健体。此粥有助于增强身体的抗病力。

蓝莓山药

补脾养胃，生津益肺

适合人群 容易打喷嚏、鼻塞、咽痒的人

菜肴

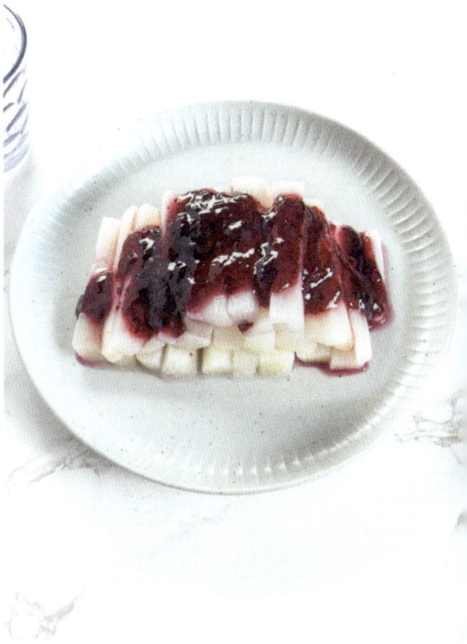

材料 蓝莓酱10克，山药150克。

做法

1 山药洗净，去皮，切成条。

2 将山药条放入蒸锅中蒸熟，取出冷却后装盘。

3 将蓝莓酱略加饮用水稀释，淋在山药条上即可。

功效 山药可补肺气、健脾胃、固肾精。这道菜可补脾养胃，生津益肺。

3个小妙招有效平衡阴阳，疏通气血

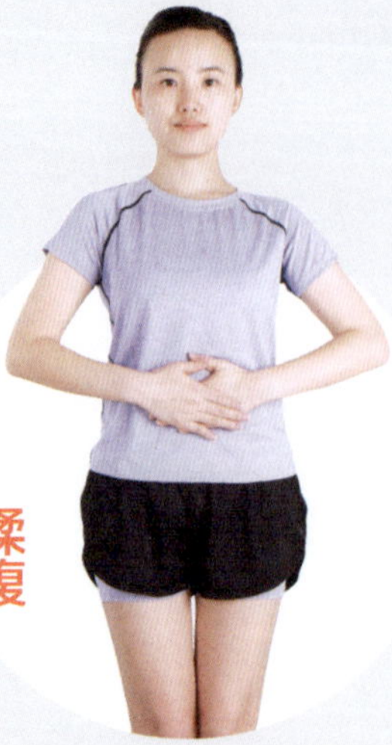

揉腹

阴脉之海，阴和在腹

深呼吸，放松肌肉，排除杂念，将左手掌贴在脐部，右手掌放在左手背上，以脐部为中心，按顺时针方向按揉50圈，再按逆时针方向按揉50圈。反复3~5次。任脉总任一身之阴经，调节全身阴经气血，被称为“阴脉之海”。任脉循行于腹部正中，揉腹可以调节阴经的气血，维持身体阴阳平衡。

阳脉之海，阳和在背

两手对搓发热后，紧按在腰眼处，稍停片刻，然后用力向下搓至长强穴（位于尾骨下方，尾骨端与肛门连线的中点处）。每次做50～100遍，每日早晚各做1次。督脉起于会阴部，沿脊柱上行至头部，与各阳经广泛联络，被称为“阳脉之海”。这个动作可以补肾温阳、通畅气血，确保人体阳气充足、平衡，强壮身体，预防疾病。

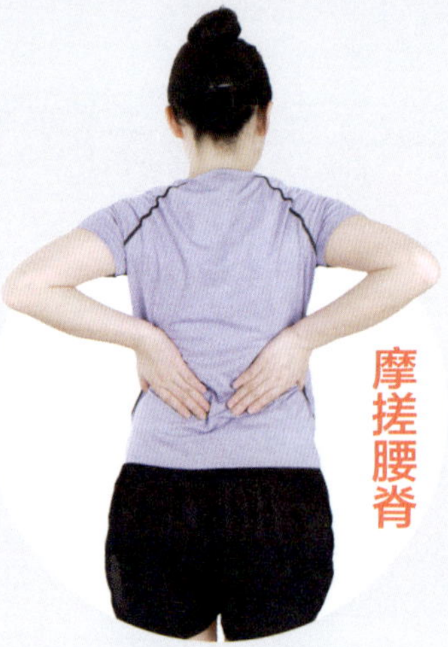

摩搓腰脊

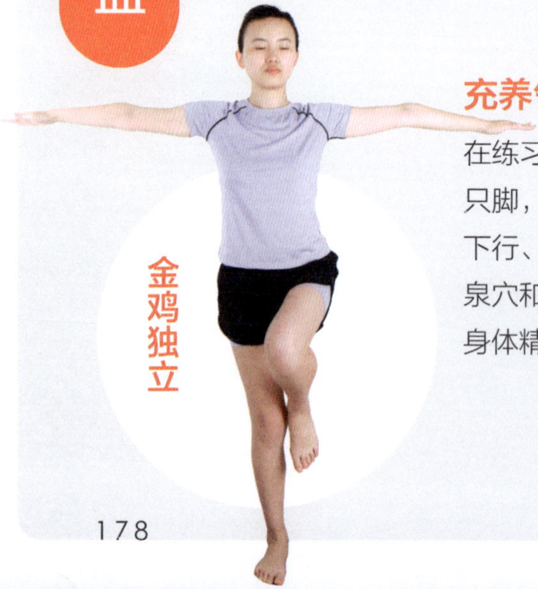

金鸡独立

充养气血，滋阴助阳

在练习时，将双眼微闭，手臂平伸，任意抬起一只脚，用另一只脚支撑全身。这个动作可以引血下行、引气归元，刺激肝经的太冲穴、肾经的涌泉穴和脾经的太白穴，帮助调节阴阳平衡，恢复身体精力。

第7章

四季养生食疗，顺应时令除病痛

春补

春季是万物复苏的季节，中医认为，肝脏与草木相似，草木在春季萌发、生长，在春季时肝脏功能也更活跃。因此，春季养生应以养肝护肝为先。

食养要点

1. 助阳气生发。适当多食葱、蒜、茼蒿、芥菜等辛味菜来生发阳气。
2. 减酸增甘。春季，人的肝火通常较旺，应少吃酸味食物，否则会使肝火更旺，伤及脾胃。可适当多吃甜味食物。
3. 饮食清淡防上火。春季时人易上火，容易出现小便赤黄、便秘、舌苔发黄的情况。肝火上升，会使肺阴更虚，病菌容易乘虚而入。因此，春季饮食宜清淡。
4. 多进食时蔬。春季应季绿色时蔬有助于疏肝养气。菠菜、芹菜、莴笋、香椿、韭菜、蒜苗等都是不错的选择。野菜也是不可多得的滋养品，如马齿苋、蕨菜、荠菜等。
5. 春季饮食应因地而异。初春，北方乍暖还寒，气温仍然比较低，仍宜温补，可以选择大葱、韭菜、羊肉等性温热的食物，以祛寒温阳；南方春季常阴雨连绵，阴雨季节，湿气较重，湿气困脾，宜吃些健脾祛湿的食物，如鲫鱼、鳝鱼、莲子等。

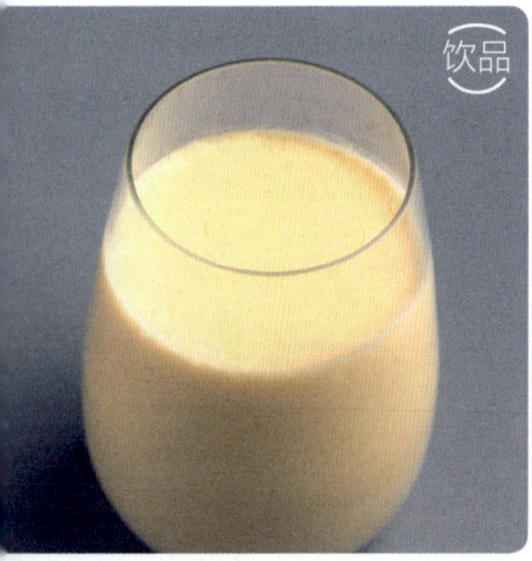

蜂蜜牛奶玉米饮

预防春季感冒

材料 玉米100克，牛奶200克，蜂蜜5克。

做法

1 玉米洗净，剥粒。

2 将玉米粒倒入豆浆机中，加牛奶至上下水位线之间，按下“豆浆”键，豆浆机提示做好后加蜂蜜搅匀即可。

用法 每日1杯。

功效 牛奶和玉米可强身壮骨，搭配蜂蜜制成饮品，不仅可促进食欲，还有助于增强抗病力，预防春季感冒。

天麻葛根绿豆芽汤

预防春季血压波动大

材料 天麻10克，葛根15克，绿豆芽50克。

调料 盐适量。

做法

1 绿豆芽洗净，去根；天麻、葛根洗净，加水煎汁，取汁备用。

2 锅中加入药汁和适量清水，煮开后放入绿豆芽稍煮，加盐调味即可。

用法 每日1次。

功效 天麻清肝降压，葛根通经活络，绿豆芽清热降火。此汤有稳定血压的功效。

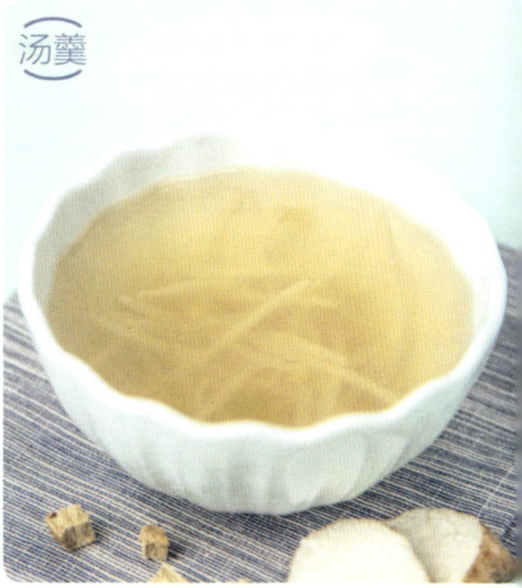

凤翅平菇汤

补虚养身

材料 平菇、鸡翅各200克。

调料 盐、香油、料酒、葱段、蒜瓣、姜片各适量。

做法

1 平菇洗净，切片；鸡翅洗净，加盐、料酒腌渍。

2 将鸡翅放入碗中，加入平菇片、料酒、葱段、姜片、蒜瓣和适量水。

3 将装有食材的碗放入蒸锅，蒸1小时，滴上香油，加盐调味即可。

用法 每周2次。

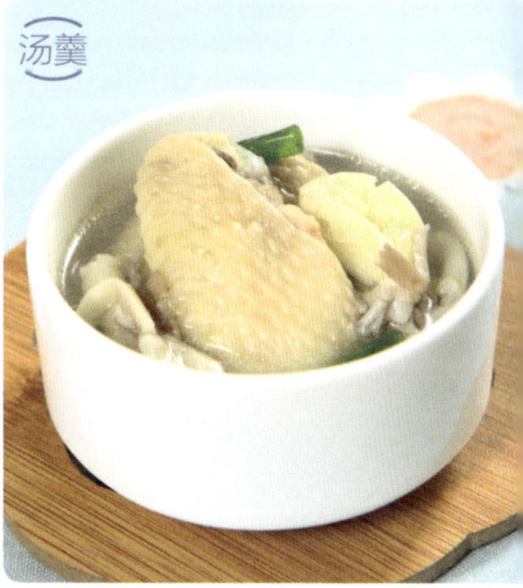

猪肝绿豆粥

补肝养血

材料 新鲜猪肝50克，绿豆、大米各100克。

调料 盐2克。

做法

1 绿豆、大米洗净，浸泡4小时；猪肝洗净，切片。

2 锅内加适量清水烧开，加入绿豆和大米，大火煮开后转小火煮至粥九成熟，放入猪肝片，煮至粥熟后加盐调味即可。

用法 每周2次。

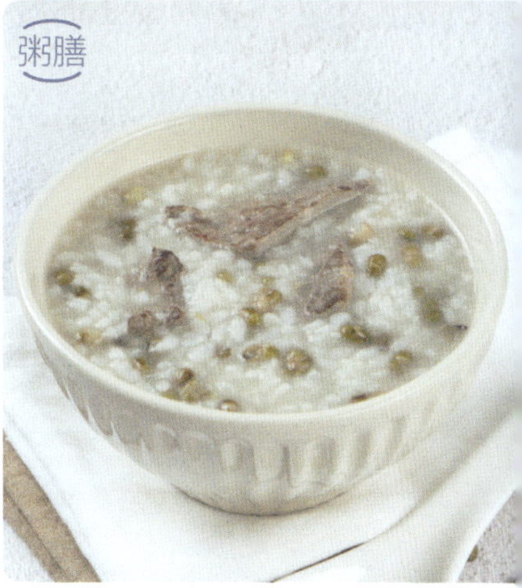

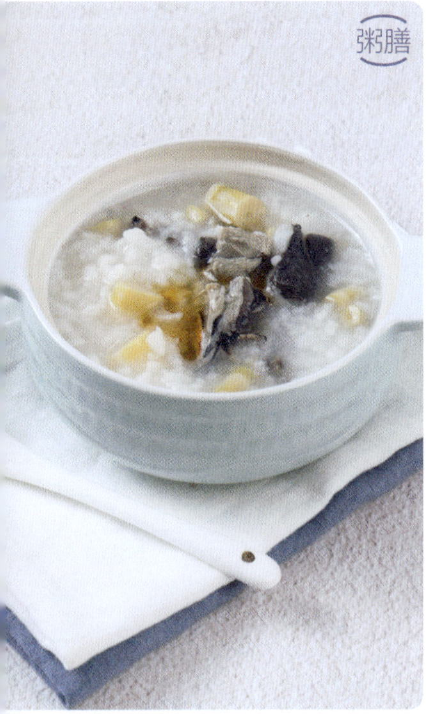

粥膳

春笋乌鸡粥

活血养肝，缓解春困

材料 乌鸡块、大米各100克，春笋块50克。

调料 盐3克，香油少许。

做法

1 大米洗净，浸泡30分钟；春笋块洗净，用沸水焯烫；乌鸡块洗净，凉水下锅，焯去血沫，捞出备用。

2 锅中放入适量清水烧开，放入大米熬煮15分钟，加入乌鸡块、春笋块继续煮40分钟，加入盐，滴上香油即可。

用法 每周2～3次。

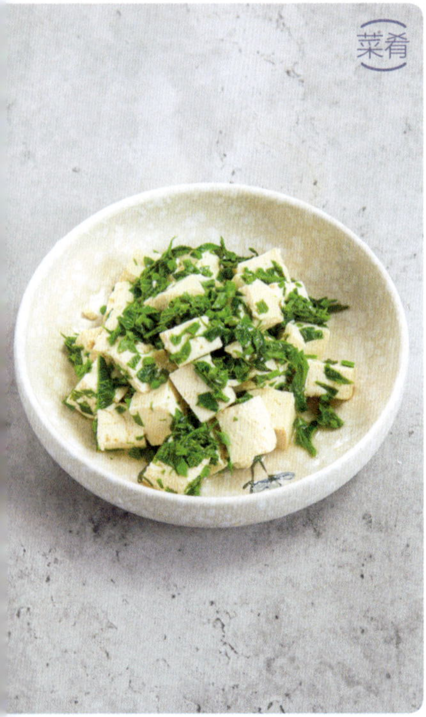

菜肴

香椿拌豆腐

祛风解毒，健胃理气

材料 豆腐200克，香椿100克。

调料 盐、香油各2克。

做法

1 豆腐洗净，切块，放入沸水中焯烫，捞出沥干，装盘备用。

2 香椿择洗干净，焯烫，捞出，过凉，切碎，放在豆腐块上，加入盐、香油拌匀即可。

用法 每周2～3次。

功效 这道菜有疏肝健脾、养肾开胃的功效，适用于春季肝郁脾虚引起的心情低落、消化不良、食欲不振等。

夏养

随着气温升高，夏季阳气渐盛，中医认为，夏季属火，火气通于心，心火易旺盛。此外，夏季雨水变得充沛，湿气增加，最易伤脾。因此，夏季养生要以清心火、祛脾湿为主。

食养要点

1. 少食肥甘厚味及燥热食物。夏季气候炎热，人体出汗较多，因此不宜食用肥甘厚味及燥热食物，如芥末、辣椒、肥肉等，以防体内邪火旺盛。
2. 多食酸苦。中医认为，此时应该多吃酸味食物以生津，多吃苦味食物以清心，如番茄、苹果、苦瓜、莲子等，可帮助清热解暑、排痱毒、抗菌消炎。
3. 应益气养阴。夏季天气酷热，容易耗气伤阴。宜吃一些益气养阴的食物来增强体质，但所选食物一定要清淡，不可过于滋腻，否则易伤胃。鸭肉、莴笋、番茄、山药、红枣、蜂蜜、莲藕、木耳、豆浆、百合等，都是夏日进补的佳品。
4. 不可因暑热而贪凉。夏季饮食不可过寒，冷食吃得过多易伤脾胃，引发吐泻。西瓜、绿豆汤等可解暑热，适量食用，可给身体带来舒适感，但注意不要在冰镇后食用。

莲子清心茶

去火除烦

材料 莲子心、绿茶各3克。

做法 将莲子心、绿茶洗净，一起放入杯中，倒入沸水，盖上盖子闷泡5分钟即可。

用法 每日1次。

功效 莲子可补脾止泻、养心安神；绿茶可生津止渴、清心除烦。二者搭配清热功效较强，特别适合夏季去火除烦时饮用。

饮品

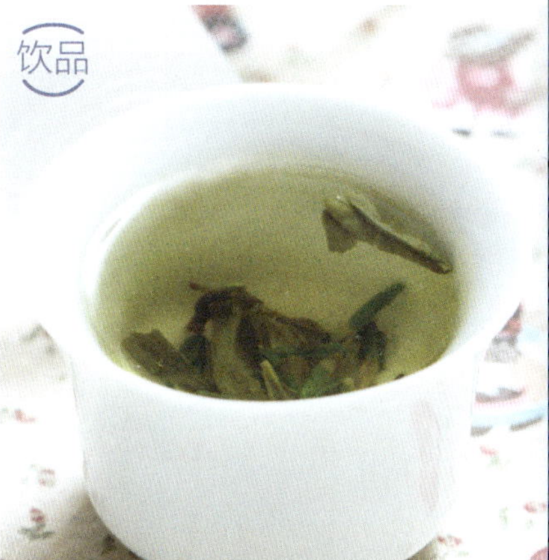

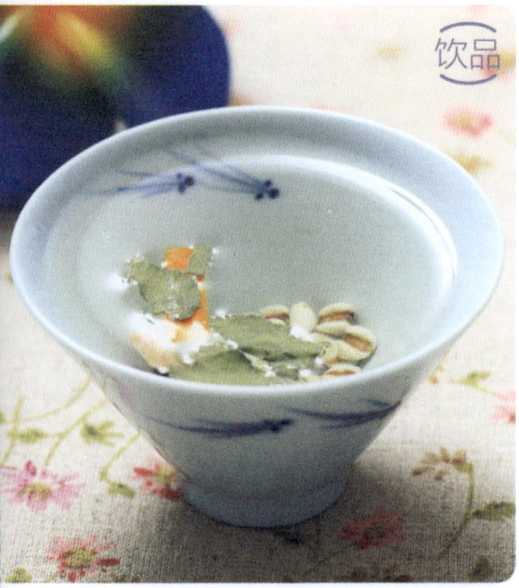

荷叶茯苓茶

健脾祛湿，防中暑

材料 茯苓、薏米各10克，荷叶、白术各6克，陈皮5克。

做法 将所有材料洗净，一起放入锅中，倒入适量清水，大火烧沸后转小火煎煮约20分钟即可。

用法 每日1次。

功效 茯苓可健脾和中、渗湿利水；薏米、白术可祛湿利水；荷叶可清暑利湿；陈皮可理气健脾、燥湿化痰。此饮品可清热利湿，预防中暑。

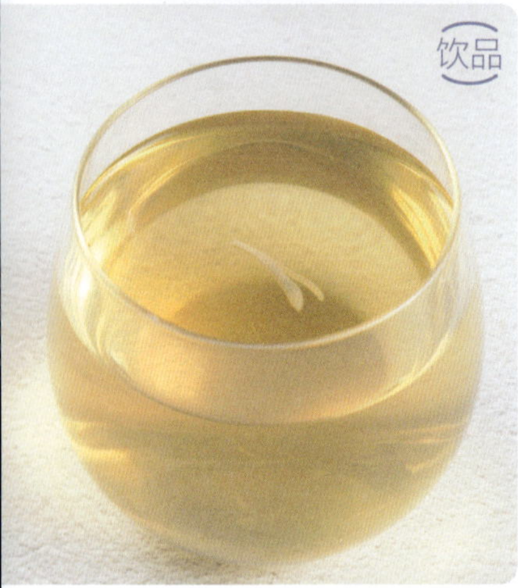

金银花薄荷饮

调理痱子，止痒护肤

材料 金银花15克，薄荷10克。

调料 冰糖适量。

做法

1 将金银花洗净，放入锅中，加水500毫升，煮15分钟。

2 再加入洗净的薄荷煮4分钟，去渣取汁，加入冰糖即可。

用法 温服，每日1次。

功效 金银花清热解毒，薄荷疏风清热，二者搭配可祛痱止痒。

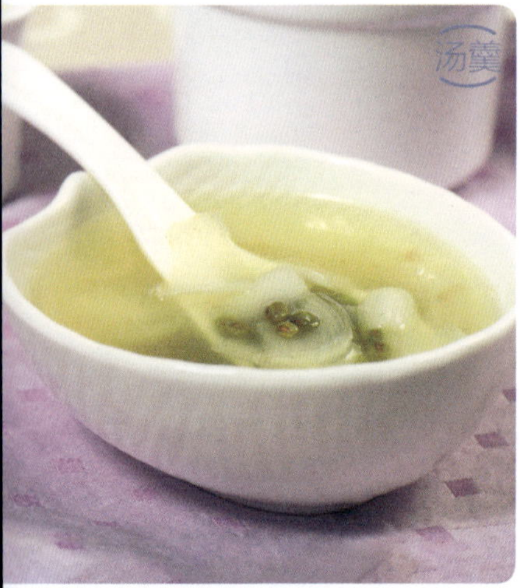

绿豆汤

清热解暑

材料 绿豆250克，鲜百合30克。

调料 冰糖适量。

做法

1 绿豆淘洗干净，浸泡4小时；鲜百合去除枯黄的花瓣，削去老根，分瓣，洗净。

2 汤锅置火上，加入绿豆和适量清水，大火煮开后转小火煮至绿豆软烂，放入百合煮熟，加冰糖煮化即可。

用法 每周2~3次。

山楂红枣莲子粥

缓解夏季心烦失眠

材料 大米100克，山楂肉50克，红枣6枚，莲子30克。

做法

1 大米洗净，浸泡30分钟；红枣洗净，去核；莲子洗净，去心；山楂肉洗净，切片。

2 锅内加适量清水烧开，加入大米、红枣和莲子，大火煮沸后转小火煮至莲子熟烂，放入山楂片煮熟即可。

用法 每日1次。

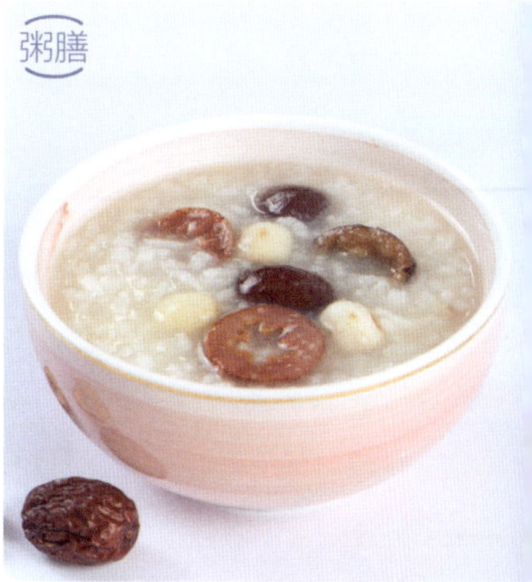

花生南瓜羹

改善伏天倦怠乏力

材料 熟花生仁50克，南瓜150克。

调料 冰糖适量，水淀粉少许。

做法

1 南瓜去皮除瓤，洗净，蒸熟，碾成泥；熟花生仁擀碎。

2 锅中倒入南瓜泥和适量清水烧开，下入花生碎，煮开后加冰糖调味，用水淀粉勾薄芡即可。

用法 每日1次。

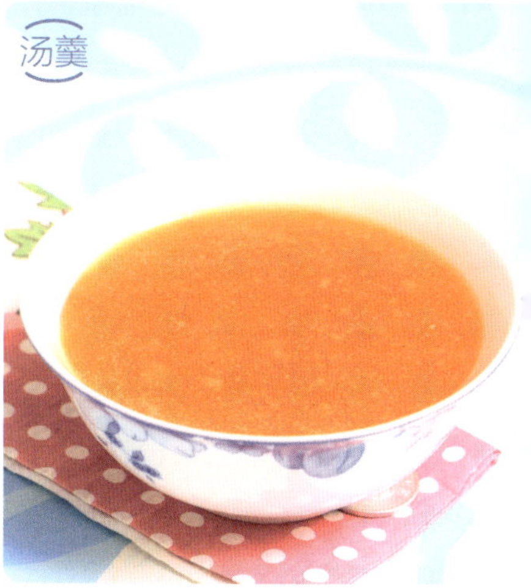

绿茶荷叶消暑粥

清热降火，利咽明目

材料 新鲜荷叶（或干荷叶）1张，绿茶、枸杞子各10克，大米100克。

调料 冰糖适量。

做法

1 大米洗净；枸杞子洗净；荷叶洗净，撕成小片，和绿茶一起用纱布包好。

2 锅内倒入适量清水烧开，放入茶叶包，煮至茶色明显时取出，加入大米熬煮成粥，加入枸杞子、冰糖稍煮即可。

用法 每周3~4次。

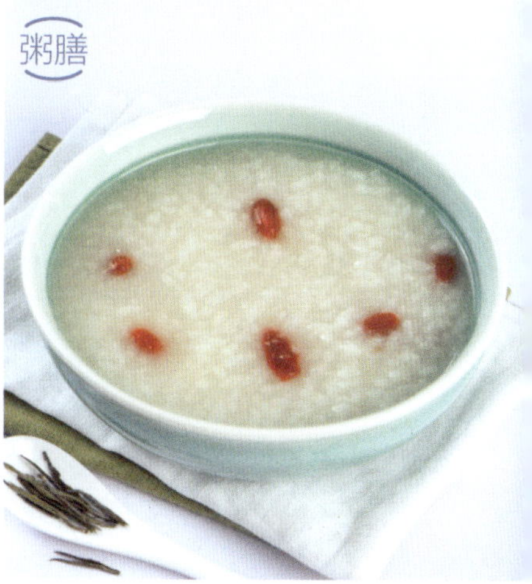

秋调

中医认为，秋季对应五脏中的肺，秋季气候干燥，昼夜温差大，而肺有喜润恶燥的特性，秋季燥邪易伤肺，因此，调理的重点应是滋阴润肺。

食养要点

1. 多食酸味食物。秋季宜收不宜散，酸味可收敛肺气，因此要多食酸味食物。橘子、山楂、石榴等都是不错的选择。
2. 少食辛热食物。尽可能少吃花椒、辣椒、韭菜、茴香等辛热食物，更不宜多吃油炸、烧烤食物，以免加重秋燥的症状。
3. 平补、润补相结合。秋季人体精气开始封藏，进食补品易吸收藏纳，有助于增强身体素质，因此，秋季是适宜进补的季节，但要采取平补、润补相结合的方法，以达到养阴润肺的目的。山药、银耳、百合、燕窝、红薯等都是不错的选择。
4. 滋阴润燥。秋季雨少天干，燥邪伤人，容易耗损津液，在饮食方面要注意多喝开水、菜汤、豆浆、粥等，适当吃些生津滋阴的食物，如梨、甘蔗、莲藕、秋葵、茭白等。

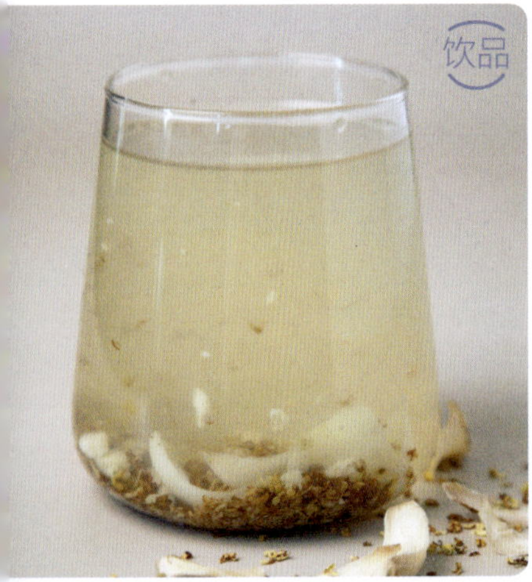

杏仁桂花茶

祛燥润喉

材料　杏仁5克，桂花3克，百合10克。

调料　冰糖适量。

做法

1 桂花、百合洗净；杏仁拍碎。

2 将所有材料与冰糖一起放入杯中，倒入沸水，浸泡约8分钟即可。

用法　每日1次。

功效　杏仁可滋阴补肺，桂花可解郁除烦、化痰止咳。此饮品有助于缓解秋燥引起的咽喉干燥、声音嘶哑，还有助于预防便秘。

秋梨膏

改善咳嗽痰多，养阴生津

材料 梨5个，川贝粉15克，甘草20克，罗汉果30克，红枣10枚。

调料 姜丝10克，冰糖、蜂蜜各适量。

做法

1 梨洗净，去核，切小块，放入搅拌机中，加入适量水搅打成糊；罗汉果洗净，掰碎；甘草洗净；红枣洗净，去核，切碎。

2 将打好的梨糊放入锅内，加入冰糖、姜丝、罗汉果、川贝粉、甘草和红枣，大火煮开后转小火慢熬30分钟。

3 将锅内的汁液过滤，去渣取汁，继续用小火熬，熬至锅中汁液开始变浓，不断搅拌，直到汁液变得浓稠时关火。

4 凉至温热后，加入蜂蜜搅拌均匀，装入密封容器中保存，随喝随取即可。

用法 每日1次。

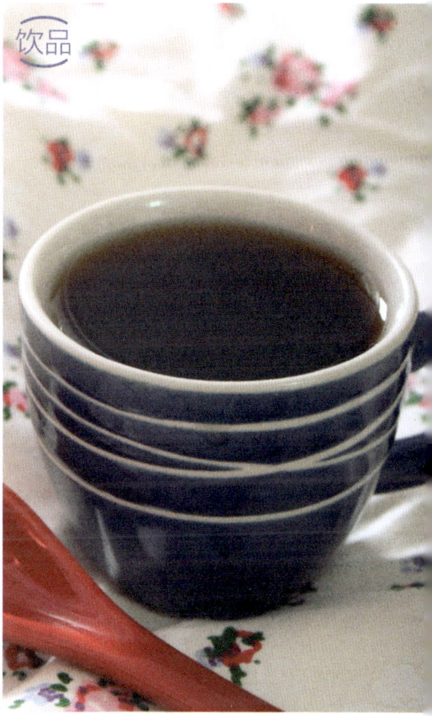

川贝母雪梨猪肺汤

补肺止咳

材料 猪肺120克，川贝母9克，雪梨300克。

做法

1 猪肺洗净，切片，放入沸水中煮5分钟，再用冷水洗净，沥干；川贝母洗净，打碎；雪梨洗净，去皮除核，切小块。

2 将所有材料放入沸水锅内，小火煮1小时即可。

用法 每日1次。

功效 雪梨可润肺清热、生津止渴；川贝母可清热润肺、化痰止咳；猪肺可补肺止咳。三者搭配，可帮助缓解咳嗽、咳痰、气喘。

温馨提示 干咳少痰、痰中带血者宜用川贝母，脾胃虚寒者、孕妇不宜用。

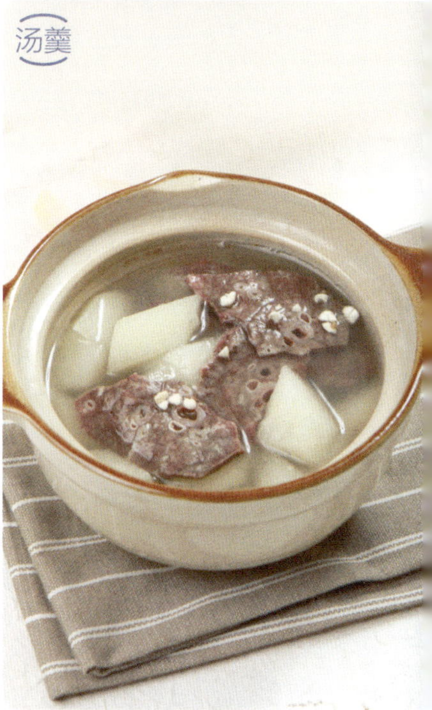

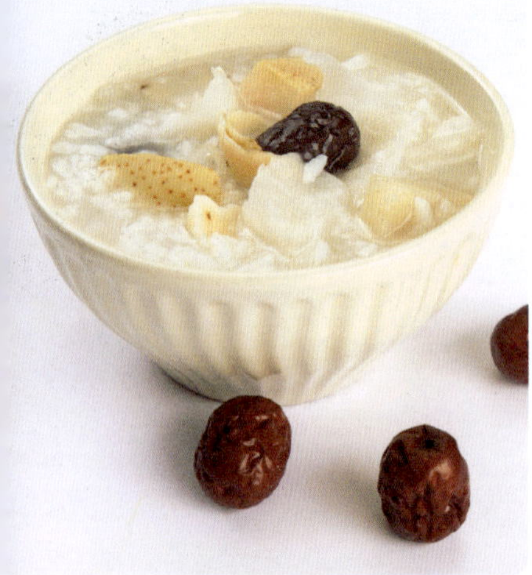

粥膳

雪梨银耳百合粥

滋阴润肺

材料 雪梨200克，大米100克，红枣5枚，干银耳、干百合各5克。

调料 冰糖5克。

做法

1 银耳泡发，洗净，去蒂，撕小朵；雪梨洗净，去核，连皮切块；大米洗净，浸泡30分钟；红枣洗净，去核；干百合洗净，泡软。

2 锅内加适量清水烧开，加入大米、银耳、红枣，大火煮开后转小火煮30分钟，放入雪梨块、百合煮10分钟，加入冰糖煮化即可。

用法 每周3~4次。

功效 百合可养阴润肺、清心安神，银耳可滋阴养肺，雪梨可润肺清热。三者搭配做粥，有生津止渴、滋阴养肺、化痰止咳的功效。

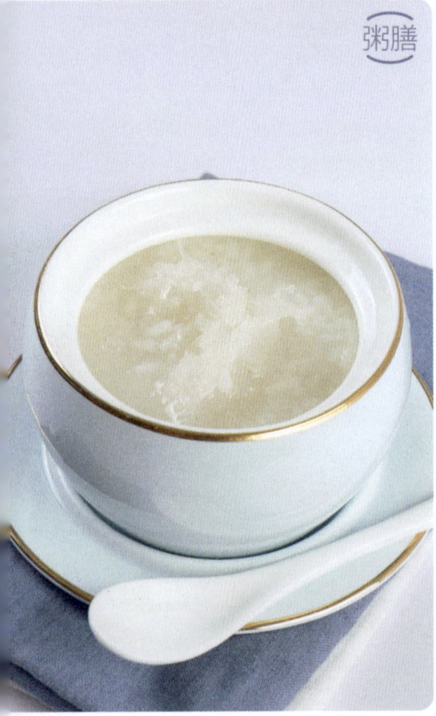

粥膳

燕窝粥

滋阴润燥

材料 燕窝（干品）15克，大米100克。

调料 冰糖适量。

做法

1 燕窝用温水浸润，拣去杂质，用清水洗净；大米洗净，浸泡30分钟。

2 锅内加入适量清水烧开，放入燕窝、大米，大火煮沸后转小火慢熬成粥，加冰糖煮化即可。

用法 每周3~4次。

功效 燕窝可养阴润肺，补脾益胃；搭配大米做粥可改善脾虚血少、阴虚火旺所致潮热、干咳。

冬护

温度降低，天寒地冻，冬季是需要“闭藏”的季节。中医认为“肾者，主蛰，封藏之本”，肾和冬季的特性相似。只有肾阳充足，人们才能御寒保暖，顺利过冬。

食养要点

1. 补养肾气。在这个季节应多吃温阳的黑色食物，不仅可以补养肾气，还可以抵抗寒冷。黑芝麻、木耳、黑豆、黑枣、黑米等都是不错的选择。
2. 宜选择温热补益的食物。在寒冷的天气里，应该选择一些温热补益的食物，以达到强身健体和暖身御寒的目的。桂圆、核桃、糯米、红枣、羊肉、海参等都是不错的选择。
3. 减咸增苦。在冬季，人体的肾气会相对旺盛，此时不宜过多食用咸味食物，以免使本来就偏亢进的肾水更亢进，致使心阳的力量减弱。减咸增苦可以抵御肾水亢进，滋养心气，维持人体的阴阳平衡。
4. 养阳散寒。冬季饮食要注意多元化，谷类、肉类、蔬果类应合理搭配，注重保护身体的阳气，积蓄能量。另外，还可以多吃坚果，如花生、核桃、榛子等，以应对寒冷，增强体质。

橘皮生姜饮

缓解冻疮，消肿止痛

材料 鲜橘皮 5 克，生姜片 3 克。

做法 将洗净的鲜橘皮和生姜片放入锅中，加适量清水煎煮15分钟即可。

用法 每日 1~2 次。

功效 橘皮与生姜搭配制作饮品，有活血散寒、消肿止痛的功效。

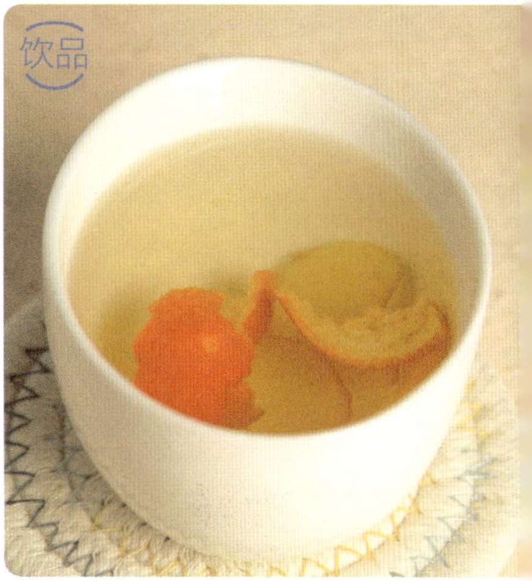

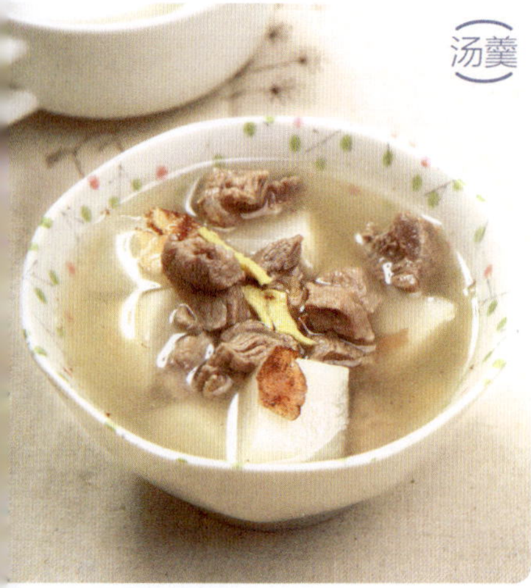

白萝卜当归羊肉汤

调理手脚冰凉

材料 羊肉200克，白萝卜150克，当归片6克。

调料 姜片、盐、料酒各适量。

做法

1 白萝卜去皮，洗净，切块；羊肉洗净，剁成小块，凉水入锅，焯熟，捞出；当归片洗净。

2 锅中倒入适量水，放入羊肉块、白萝卜块、当归片、姜片、料酒，大火烧开后转小火炖至肉烂，加盐调味即可。

用法 每周2~3次。

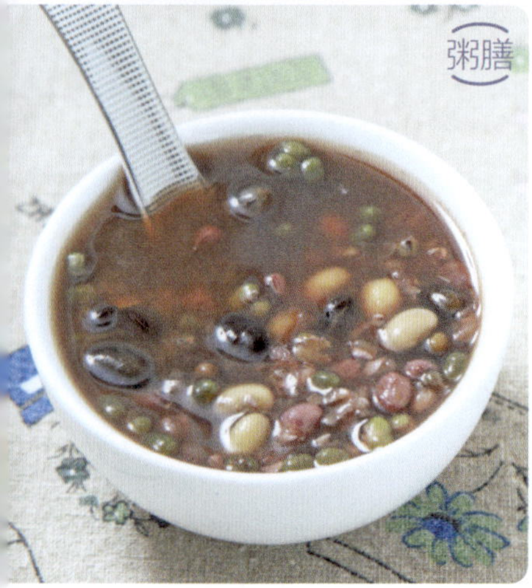

五豆粥

补养五脏，调脂控压

材料 黑豆、红豆、黄豆、眉豆、绿豆各30克，糙米100克。

做法

1 所有食材洗净，豆类浸泡4小时。

2 锅内加入适量水，放入所有食材，大火煮沸后转小火煮至豆烂米熟即可。

用法 每周3~4次。

功效 此粥有补养五脏、益气养血、调脂控压的功效。

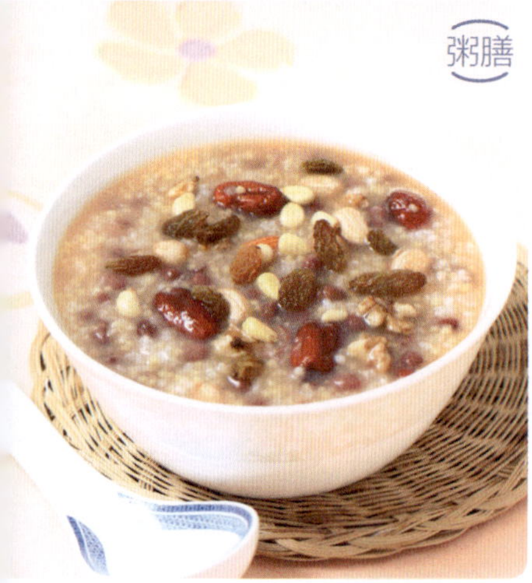

腊八粥

健脾和胃，益气和血

材料 大米50克，糯米、小米、红豆各30克，红枣8枚，核桃仁、松子仁、板栗肉、花生仁、葡萄干、杏仁各10克。

做法

1 所有食材洗净，糯米、红豆浸泡4小时。

2 锅内倒入适量清水烧沸，放入糯米、大米、小米、红豆，大火煮沸后转小火继续熬煮，六成熟时加入红枣、板栗肉、核桃仁、花生仁、杏仁和松子仁，撒葡萄干煮熟即可。

用法 每周1~2次。

滑蛋牛肉粥

增强抗寒能力

粥膳

材料 糯米100克，牛瘦肉50克，鸡蛋1个。

调料 葱花、香菜碎各少许，盐、料酒、酱油、胡椒粉、香油各适量。

做法

1 糯米洗净，浸泡4小时；牛瘦肉洗净，切片，加少许盐、料酒、酱油、香油、胡椒粉搅拌均匀，腌10分钟；鸡蛋磕入碗中，打散。

2 锅中加适量水烧开，下入糯米煮至八成熟，放入牛肉片煮熟，淋入鸡蛋液搅成蛋花，煮至糯米熟透，加盐调味，淋上香油，撒上葱花、香菜碎即可。

用法 每周3~4次。

功效 此粥可温通气血，增强身体抗寒能力。

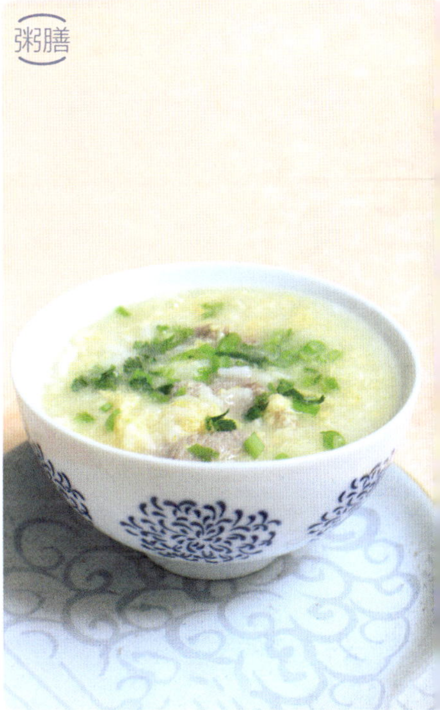

南瓜红米粥

温中益气，防寒保暖

粥膳

材料 大米、红米各50克，南瓜100克，红枣5枚，红豆20克。

调料 蜂蜜5克。

做法

1 红米、红豆洗净，浸泡4小时；南瓜去皮除瓤，洗净，切小块；红枣洗净，去核；大米洗净。

2 锅内加适量清水烧开，加入大米、红米、红豆、红枣，大火煮开后转小火煮40分钟，加入南瓜块煮至米烂豆软，放至温热，加蜂蜜调味即可。

用法 每周3~4次。

功效 南瓜和红米搭配可温中健脾、暖肾补虚，补充消耗的体力，有助于改善身体寒冷、疲劳、精神不振等症状。

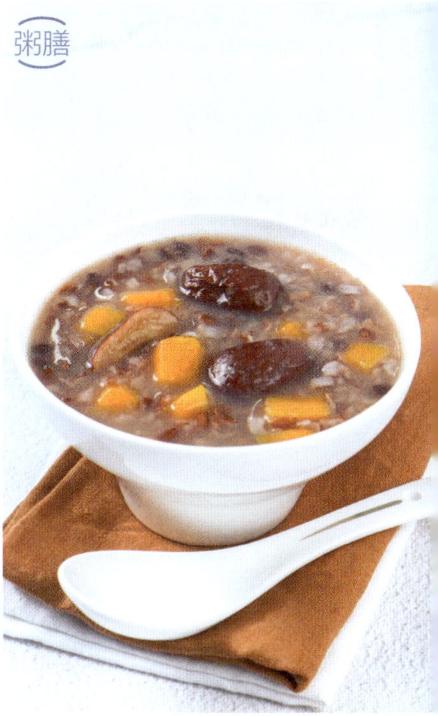

专题

四季应季食物速查

春季

苋菜
补肝养血

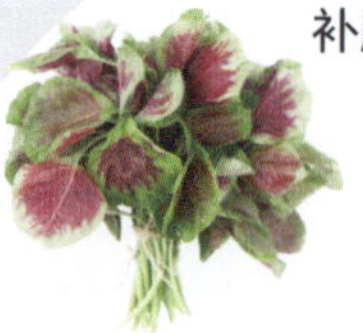

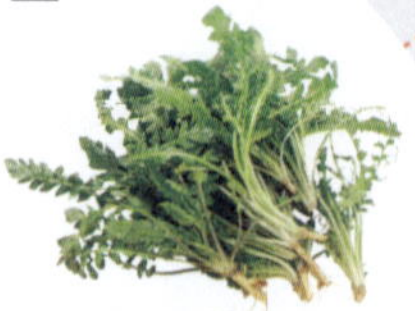

香椿
疏肝养胃

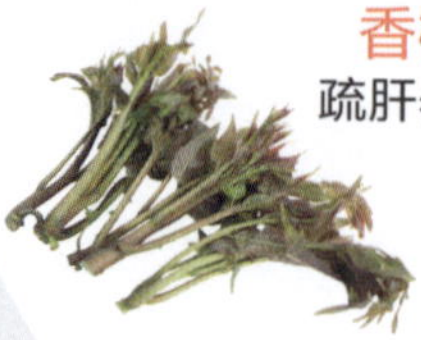

荠菜
养肝明目

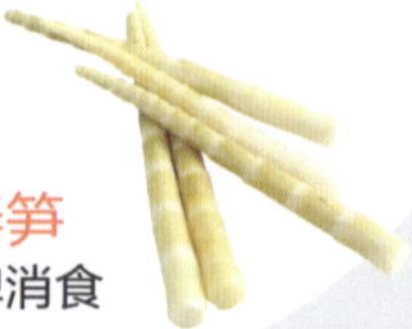

春笋
健脾消食

夏季

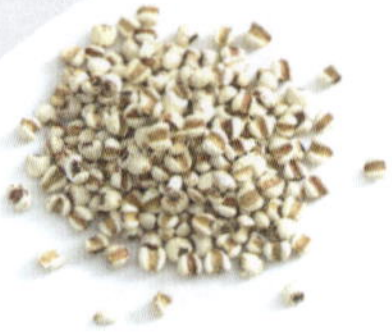

薏米
利湿清热

西瓜
除烦解暑

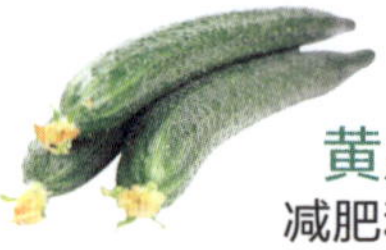

黄瓜
减肥利尿

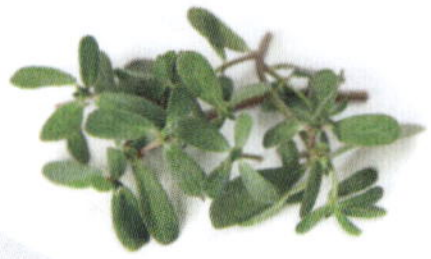

马齿苋
清热解毒

秋季

莲藕
润燥止渴

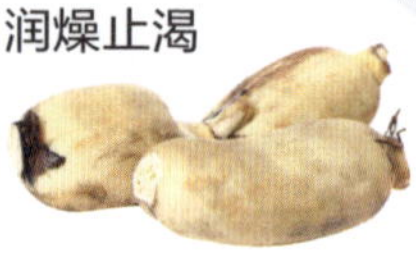

百合
润肺止咳

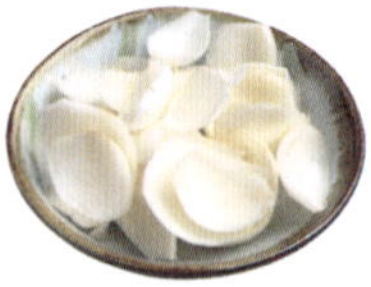

梨
清热润肺

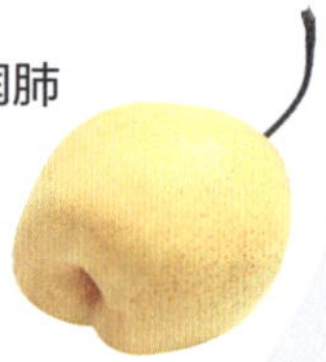

甘蔗
滋阴生津

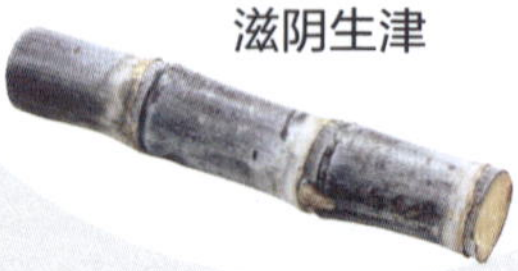

冬季

羊肉
温中暖下

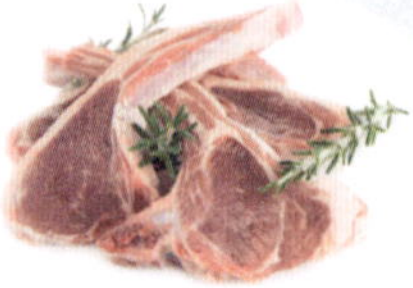

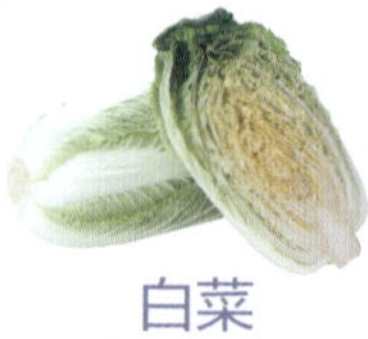

白萝卜
健脾和中

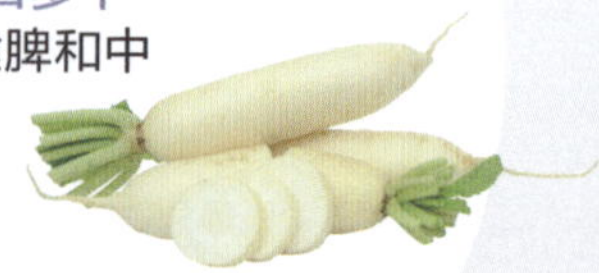

白菜
润肠通便

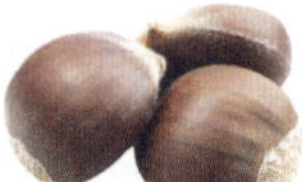

板栗
补肾助阳